互联网＋乡村医生培训教材

总主编　何清湖　宋春生

U0736580

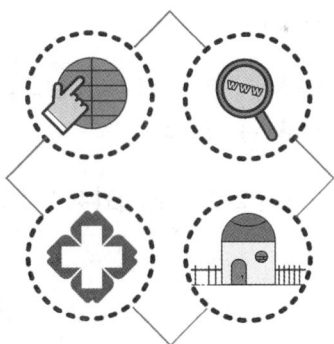

健康教育中医基本内容

（供乡村医生、全科医生等基层医护人员用）

主编　何清湖　郭　栋

全国百佳图书出版单位
中国中医药出版社
·北　京·

图书在版编目（CIP）数据

健康教育中医基本内容 / 何清湖，郭栋主编 . —北
京：中国中医药出版社，2021.7
互联网＋乡村医生培训教材
ISBN 978-7-5132-6761-8

Ⅰ . ①健…　Ⅱ . ①何… ②郭…　Ⅲ . ①中医教育—健
康教育—职业培训—教材　Ⅳ . ① R2-4

中国版本图书馆 CIP 数据核字（2021）第 031444 号

中国中医药出版社出版
北京经济技术开发区科创十三街 31 号院二区 8 号楼
邮政编码　100176
传真　010-64405721
三河市同力彩印有限公司印刷
各地新华书店经销

开本 787×1092　1/16　印张 13.5　字数 270 千字
2021 年 7 月第 1 版　2021 年 7 月第 1 次印刷
书号　ISBN 978-7-5132-6761-8

定价　54.00 元
网址　www.cptcm.com

服 务 热 线　010-64405720
购 书 热 线　010-89535836
维 权 打 假　010-64405753

微信服务号　zgzyycbs
微商城网址　https://kdt.im/LIdUGr
官 方 微 博　http://e.weibo.com/cptcm
天猫旗舰店网址　https://zgzyycbs.tmall.com

如有印装质量问题请与本社出版部联系（010-64405510）

《健康教育中医基本内容》编委会

曾　光（湖南中医药大学）

廖子龙（广西中医药大学）

谭　洁（湖南中医药大学）

学术秘书　周　珍（湖南中医药大学）

前　言

习近平总书记指出："没有全民健康，就没有全面小康。"2020年10月，中国共产党第十九届中央委员会第五次全体会议审议通过了《中共中央关于制定国民经济和社会发展第十四个五年规划和二〇三五年远景目标的建议》，其中明确指出："坚持把解决好'三农'问题作为全党工作重中之重，走中国特色社会主义乡村振兴道路，全面实施乡村振兴战略。"

随着社会主义新农村建设的不断推进、医药卫生体制改革的日益深化和农村疾病流行模式的逐步改变，农村居民对乡村医生的整体素质寄予了新的期待，农村卫生工作对乡村医生提出了更高要求。乡村医生是我国医疗卫生服务队伍的重要组成部分，是最贴近亿万农村居民的健康"守护人"，是发展农村医疗卫生事业、保障农村居民健康的重要力量。长期以来，受多种历史条件影响，我国乡村医生业务素养整体不高，乡村医疗服务水平比较低下，与乡村经济蓬勃发展、农村居民医疗卫生服务需求日益增长的速度不相适应。因此，全面加强乡村医生队伍建设，提升乡村医疗服务水平，构建和谐稳固的基层医疗服务体系，是新时代发展对乡村医疗服务提出的新要求，是达到全面实施乡村振兴战略目标的重要内容。

立足国情，紧扣需求，尊重规律，制定实施全面建成小康社会阶段的乡村医生教育规划，强化素质能力培养培训，加快乡村医生队伍向执业（助理）医师转化，提高整体服务水平，逐步缩小城乡基层卫生服务水平的差距，已经成为当前和今后一段时期深化医改、加强农村卫生工作、推进新农村建设、保障和改善民生的一项重要而紧迫的任务。

为全面落实党中央重要决策部署，中国中医药出版社和湖南中医药大学共同策划了《互联网＋乡村医生培训教材》的编写出版工作。旨在通过编写规范化教材，以互联网＋网络远程教学、面授讲座和临床辅导教学相结合等方式，提升乡村医生专业理论水平和临床操作技能，以满足新时代基层人民的健康需求。

为了编写好本套教材，我们前期做了广泛的调研，充分了解了基层乡村医生的切实需求，在此基础上科学设置了本套教材内容体系和分册章目。本套教材共设置了《中医基本理论》《经方临床应用》《中医经典名句》《中医适宜技术》《名医医案导读》《中医名方名药》《中草药辨识与应用》《健康教育中医基本内容》《初级卫生保健》《西医诊疗技能》《常见疾病防治》《危急重症处理》12本分册，编写过程中注重突出以下"五性"特色。

1. 科学性。力求编写内容符合客观实际，概念、定义、论点正确，论据充分，实践技能操作以卫生部门标准或规范、行业标准、各学会规范指南等为依据，保证内容科学性。

2. 实用性。《互联网＋乡村医生培训教材》主要是针对在职的乡村医生，在教材编写的基本要求和框架下，以实际需求为导向，充分考虑基层医疗"简、便、廉、验"的客观要求，根据乡村医生的切实需求设置教材章目，注重技能水平的提高和规范化。

3. 先进性。医学是一门不断更新的学科，在本套教材的编写过程中尽可能纳入最新的诊疗理念和技术方法，避免理论与实践脱节。

4. 系统性。在明确培训的主要对象是在职乡村医生的基础上，有针对性地设置了培训章节和条目，内容强调六位一体（预防、医疗、康复、保健、计划生育、宣传教育），并充分考虑到学科的知识结构和学员认知结构，注意各章节之间的衔接性、连贯性及渗透性。

5. 启发性。医者意也，要启发悟性，引导乡村医生在培训教育和工作实践中不断发现问题、解决问题，从而在工作中不断提高自己的医疗实践能力。

另外，本套教材在整体展现形式上也有较大创新：以纸质教材为主体，辅以多元化的数字资源，如视频、音频、图片、PPT 等，涵盖理论阐述、临床操作等内容，充分体现互联网＋思维。

为了尽可能高标准地编写好全国首套基层医生规范化培训教材，我们公开在全国进行了各分册编写人员的遴选，参编人员主要来自全国各大高校和三级甲等医院中学验俱丰的医学专家、学者。全体编写人员肩负使命与责任，前后历时两年余，反复打磨，在完成教材基本内容的基础上，又完善了教学大纲和训练题库，并丰富了数字教学资源，力求编写出一套以在职乡村医生为主要对象、线上线下相融合的基层医生继续教育精品教材，填补乡村医生规范化培训教材的空白。

习近平总书记指出：当今世界正经历百年未有之大变局，我国正处于实现中华民族伟大复兴的关键时期。当前，我国医疗卫生事业发展迎来历史机遇期，进一步转变医学目的，实现我国医疗卫生工作重心下移、战略目标前移，需要全体医务工作者的共同努力。我们真诚希望本套教材的出版和使用，能够为我国乡村医生系统规范化培训提供教材蓝本，为全面提升乡村医疗卫生水平提供助力。

由于我们是首次系统编写乡村医生培训教材，加之融合互联网技术的应用，没有太多经验可以借鉴，本套教材的内容和形式尚有不足之处，希望广大读者能不吝指出，以便我们及时修订和完善，不断提高教材质量。也真诚希望广大乡村医生能够有所收获，在充满希望的美丽乡村建设中，更加有所作为！

何清湖　宋春生

2020 年 11 月孟冬

编写说明

　　《"健康中国 2030"规划纲要》指出：健康是促进人的全面发展的必然要求，是经济社会发展的基础条件。实现国民健康长寿是国家富强、民族振兴的重要标志，也是全国各族人民的共同愿望。随着社会主义新农村建设的不断推进、医药卫生体制改革的日益深化和农村疾病流行模式的逐步改变，农村居民对乡村医生的整体素质寄予新的期待，农村卫生工作对乡村医生提出了更高要求。因此，立足国情，紧扣需求，尊重规律，制定实施全面建成小康社会阶段的乡村医生教育规划，强化素质能力培养培训，加快乡村医生队伍向执业（助理）医师转化，提高整体服务水平，逐步缩小城乡基层卫生服务水平的差距，已经成为当前和今后一段时期深化医改、加强农村卫生工作、推进新农村建设、保障和改善民生的一项重要而紧迫的任务，事关当前，惠及长远。《互联网＋乡村医生培训教材》的编写正是在此背景下策划推出的，希望通过编写一套规范化教材，以互联网＋网络远程教学、面授讲座和临床辅导教学相结合等方式，提升乡村医生的专业理论水平和临床操作技能，以满足新时代基层人民的健康需求。

　　《健康教育中医基本内容》是《互联网＋乡村医生培训教材》分册之一，编写目的是夯实基层医务人员自身中医药健康素养，解决乡村医生在进行中医药健康教育过程中的不规范、不科学、不严谨的问题，为乡村医生进行中医药健康教育提供基本素材。本教材主要围绕国家中医药管理局颁布的《健康教育中医药基本内容》大纲，根据乡村医生知识结构特点和工作需要进行编写。全书共八章。第一章中医基本知识，包括中医对生命的认识、中医对人与自然和社会关系的认识、中医对健康的认识、中医对疾病的认识及中医的诊治手段，也就是我们经常讲的中医的防治观、健康观、疾病观。第二章中医养生保健，介绍中医养生保健的治未病理念、基本原则和中医养生保健的常用方法。第三章中医药常识，包括中医诊治疾病的基本特点、中医就诊注意事项、中药的一般常识及家庭常备中成药。第四章为中医健康教育与文化传播，介绍中医健康教育的基本理念和方法。第五章介绍中医体质学说与养生保健，强调未病先防。第六章为重点人群的中医药养生保健，介绍了中医对老年人、妇女、儿童生理特点、病理特点、常见疾病的认识及采取的养生保健方法和常见疾病的预防保健方法。第七章为常见疾病的中医药预防和保健，选择常见病、多发病，如上呼吸道感染（感冒）、慢性支气管炎、支气管哮喘（缓解期）、过敏性鼻炎、高血压病、冠心病、糖尿病、高脂血症、慢性胃炎、消化性溃疡、颈椎病、骨质疏松、风湿性关节炎、骨关节炎、痛风、肩周炎、腰椎病、偏头痛、带状疱疹、湿疹等疾病，介绍中医的认识和预防保健方法。第八章为中医药应急知识，介绍了乡村基层常见急症中暑、抽搐、昏迷、厥脱、痉挛、急性有机磷农药中毒的中医药急救办法，以及自然灾害后常见疾病烂裆、湿疮、腹泻的防治。

具体编写分工：第一章由何清湖、郭栋、陈宏志编写；第二章由齐凤军、孙贵香、谭洁编写；第三章由刘朝圣、王晓妍、陈元编写；第四章由彭丽丽、孙相如、宋梅编写；第五章由杨巧菊、李敏编写；第六章由谢芳、张桂菊编写；第七章由陈日兰、黄春、崔俊武、廖子龙编写；第八章由曾光、周兴编写。

中医药是我国独特的卫生资源，基层医生是宣传中医药健康知识的重要力量。《健康教育中医基本内容》的出版，相信会对中医药文化进社区、进农村、进家庭产生积极作用。教材在编写过程中，针对乡村医生的特点，我们力求做到既保证科学性、系统性，又突出实用性、通俗性，使基层医务工作者能从中有所学、有所悟、有所助。由于时间比较仓促，加之水平有限，书中错漏之处请同道不吝赐教，以便再版时修订提高。

《健康教育中医基本内容》编委会

2021 年 3 月

目 录

第一章　中医基本知识

第一节　中医的基本观念 ……… 1
第二节　中医药的基本特征 …… 5

第二章　中医养生保健

第一节　四季养生保健 ………13
第二节　情志养生保健 ………17
第三节　饮食养生保健 ………19
第四节　居家环境养生保健 ……20
第五节　导引气功养生保健 ……22
第六节　推拿养生保健 ………28
第七节　艾灸养生保健 ………32
第八节　刮痧养生保健 ………37

第三章　中医药常识

第一节　中医诊治疾病的基本
　　　　特点 ……………40
第二节　中医就诊注意事项 ……43
第三节　中药的一般知识 ………44
第四节　家庭常备中成药 ………50

第四章　中医健康教育与文化传播

第一节　中医健康教育 …………65
第二节　当代中医药文化传播 …72

第五章　中医体质学说与养生保健

第一节　中医体质学说概述 ……81
第二节　中医体质分类与养生
　　　　保健 …………88
第三节　亚健康的调理 …………99

第六章　重点人群的中医药养生保健

第一节　老年人的基本特点及中
　　　　医养生保健 ………… 109
第二节　女性的基本特点及中医
　　　　养生保健 ……………128
第三节　儿童的基本特点及中医
　　　　养生保健 ……………144

第七章　常见疾病的中医药预防和保健

第一节　上呼吸道感染（感冒）… 158

第二节　慢性支气管炎　………　160

第三节　支气管哮喘（缓解期）…　162

第四节　过敏性鼻炎　………　164

第五节　高血压　………………　166

第六节　冠心病　………………　168

第七节　糖尿病　………………　170

第八节　高脂血症　………　172

第九节　慢性胃炎　………　173

第十节　颈椎病　………………　175

第十一节　消化性溃疡　………　177

第十二节　风湿性关节炎　……　179

第十三节　骨关节炎　…………　180

第十四节　痛风　………………　182

第十五节　肩周炎　……………　184

第十六节　腰椎病　…………　186

第十七节　偏头痛　…………　188

第十八节　带状疱疹　………　190

第十九节　湿疹　……………　192

第二十节　荨麻疹　…………　193

第八章　中医药应急知识

第一节　中医现场急救　………　196

第二节　中医药防治自然灾害后
　　　　常见病方案　…………　201

主要参考书目　………………　204

第一章 中医基本知识

第一节 中医的基本观念

一、生命观

中医对生命的认识源于《黄帝内经》（简称《内经》），其对生命的起源进行了深入而具体的论述。

首先，从哲学范畴上讲，万物及生命皆源于阴阳的运动变化。早在数十亿年以前，天地未开之时，宇宙是一个混沌状态，《易经》称之为"太极"，其中阴阳二气相混，但运动不止。随着时间的推移，阴气逐渐下降，凝而成地；阳气逐渐上升，聚而成天。天地成而有春温、夏热、秋凉、冬寒四时的气候变化，宇宙间具备了产生生命的环境条件。《素问·生气通天论》说："生之本，本于阴阳。"《素问·阴阳应象大论》曰："阴阳者，万物之能始也。"说明阴阳是化生万物之本，且又云"积阳为天，积阴为地……阳化气，阴成形"。《素问·天元纪大论》也说："在天为气，在地成形，形气相感而化生万物矣。"说明自然界生物的生命皆源于阴阳之气的运动变化。

其次，从人的生存而言，人类的诞生是宇宙演化到特定阶段的产物，是由天地阴阳之气交感合和而成的。生命起源于宇宙，是宇宙之神气演化的结果。《素问·阴阳应象大论》云："其在天为玄，在人为道，在地为化。化生五味，道生智，玄生神，神在天为风，在地为木，在体为筋，在脏为肝。"明确指出宇宙生命通过气化之"神"的作用，逐步演化出了人的脏腑形体。《周易·系辞传下》曰："天地氤氲，万物化醇；男女构精，万物化生。"天地阴阳二气密相交感，就产生了生命。《灵枢·本神》云："天之在我者德也，地之在我者气也，德流气薄而生者也。"四时六气、阳光雨露是"天之德",五行、五味是"地之气",天德地气上下交通,化生万物。因此,天地便成为人类繁衍生息的时空父母。

阴阳是生命的根本,人是阴阳的统一体。《素问·宝命全形论》曰:"人以天地之气生,四时之法成。"又云:"夫人生于地,悬命于天,天地合气,命之曰人。"人的生命来源于父母之精的结合。"精"是自然界天地之气的精华,是构成生命的原始物质,为生化之始基;"神"指生命活动。《灵枢·本神》指出:"生之来谓之精,两精相搏谓之神。"即男女交媾,阴阳精气结合,孕育了新的生命。《灵枢·决气》也曰:"两神相搏,合而成形,常先身生,是谓精。"《灵枢·天年》曰:"人之始生……以母为基,以父为楯。"所以说,人的生命源于父母,以母之精血为基础,以父之精气为外卫,父精母血相结合,二者相互作用,促成了胚胎的形成而产生新的生命,即"形具而神生"。

胚胎的形成标志着新的生命的开始。《灵枢·经脉》云:"人始生,先成精,精成而脑髓生,骨为干,脉为营,筋为刚,肉为墙,皮肤坚而毛发长。"明确指出构成人体的各种器官,如脑髓、骨、脉、筋、肉、皮肤、毛发等均是由父母的生殖之精化育而成。《灵枢·天年》又说:"血气已和,荣卫已通,五脏已成,神气舍心,魂魄毕具,乃成为人。"形和神是生命的基本要素,一个完整的生命体必须形神俱备,形神合一。胚胎的生长发育过程,首先是气血荣卫开通,使胚胎得以母血的不断营养。其次,由于母血的营养,脏腑组织逐渐形成。伴随着形体的生长发育,包括精神思维意识在内的各种生命功能也逐渐得到了发育。经过十月怀胎,由胚胎变为胎儿,发育成熟后分娩而为人。

中医学认为,人的生长壮老死的过程是自然发展的过程,且男女的生长与衰老的过程有所区别,各有规律。《素问·上古天真论》中,女子以七岁、男子以八岁为一生理阶段,分别论述了人的生理变化规律、衰老变化过程及其表现。其云:"女子七岁,肾气盛,齿更发长;二七而天癸至,任脉通,太冲脉盛,月事以时下,故有子;三七,肾气平均,故真牙生而长极;四七,筋骨坚,发长极,身体盛壮;五七,阳明脉衰,面始焦,发始堕;六七,三阳脉衰于上,面皆焦,发始白;七七,任脉虚,太冲脉衰少,天癸竭,地道不通,故形坏而无子也。""丈夫八岁,肾气实,发长齿更;二八,肾气盛,天癸至,精气溢泻,阴阳和,故能有子;三八,肾气平均,筋骨劲强,故真牙生而长极;四八,筋骨隆盛,肌肉满壮;五八,肾气衰,发堕齿槁;六八,阳气衰竭于上,面焦,发鬓斑白;七八,肝气衰,筋不能动;八八,天癸竭,精少,肾脏衰,则齿发去。肾者主水,受五脏六腑之精而藏之,故五脏盛,乃能泻。今五脏皆衰,筋骨懈堕,故发鬓白,身体重,步行不正,而无子耳。"

出齿、发、生殖生育能力是《内经》研究观察人体生长发育的重要标志。女子七岁、男子八岁"齿更发长",处于发育阶段。女子十四岁、男子十六岁天癸至,出现女子"月事以时下",男子"精气溢泻",而有生育能力。女子二十一岁、男子二十四岁，"真牙生而长极"。女子二十八岁"身体盛壮"，男子三十二岁"筋骨隆盛，肌肉满壮"，说明气血充盛，脏腑功能强健，体质类型已基本定型。女子三十五岁"发始堕"、四十二岁"发始白"，男子四十岁"发堕齿槁"、四十八岁"发鬓斑白"，此年龄段，人体开始走向衰老。女子四十九岁、男子六十四岁"天癸竭"，在女子"地道不通"即绝经、"无子"，在男子则"齿发去""精少"，此年龄段，人体生育能力丧失，已经走向衰老。

总之，中医学认为，人的生命来源于自然，是自然的一种现象，其生长壮老死的过程是生命的自然过程。人应该顺应自然规律，做到"天人合一"，方能健康长寿，这也是中医学整体观念的重要内容之一。

二、健康观

1989 年世界卫生组织（WHO）提出了 21 世纪健康新概念："健康不仅是没有疾病，而且包括躯体健康、心理健康、社会适应良好和道德健康。"中医学植根于传统文化，汲取儒、佛、道各家健康观念的精华。儒家主要强调道德情志层面，"大德必得其寿"，注意情趣调适和身体保健，强调修习六艺。佛家认为"消除业障，身心自在，气血冲和，万病不生"，主要强调自身的修行。道家则强调形神、内外兼修，以清静恬淡寡欲为养。医家较为注重形、神两个方面，即身体和精神的调养。以上四者，相辅相成，形成了独特而有丰富内涵的健康观。

1. 中医健康观的主要内容　中医学认为，健康主要涉及天与人、形与神、阴与阳等方面的平衡与和谐。

（1）天人相应的健康观指人与自然环境是一个整体。人体顺应天地、四时、环境、万物的变化，并与社会环境协调统一，此即《内经》所谓"人禀天地之气生，四时之法成""人与天地相参也，与日月相应也""天食人以五气，地食人以五味……气和而生，津液相成，神乃自生""天地之间，六合之内，其气九州九窍，五脏十二节，皆通乎天气"。人依赖于自然界而生存，自然界的运动变化必将直接或间接地影响着人体，即"天人相应"。因此要想健康就要与大自然相应，使外不伤于六淫，内不伤于七情，正如《素问·上古天真论》所言："恬淡虚无，真气从之，精神内守，病安从来？"

（2）形神合一的健康观指人的形体与精神相互统一。形是指躯体、身体，包括肌肉、血脉、筋骨、脏腑等组织器官；神是指思想、思维，是指以情志、意识、思维为特点的心理活动现象。《灵枢·天年》中说："神气舍心，魂魄毕具，乃成为人。"中医学认为，形神统一是人体健康的重要特征，人体的生命活动离不开形与神的协调统一。从生命起源来看，先有生命、形体，然后才有心理活动的产生，即所谓形具而神生，其中形是神的物质基础，神是形的主宰，二者是对立统一的辩证关系。人的身体与精神紧密地结合在一起，即形与神俱、形神合一，才能保持身体的健康。

（3）阴阳平衡的健康观是人体健康最基本的和谐。人体是一个处于动态平衡的有机的整体，表现在阴阳方面是互根互化、消长平衡，表现在脏腑之间是相生相克、相互制约。脏腑、经络、气血平衡，实质是人体阳气与气血津液等阴精相互平衡，维持着人体物质与功能的协调。《素问·生气通天论》认为"阴平阳秘，精神乃治；阴阳离决，精气乃绝"，其中"阴平阳秘"是人体最佳生命活动状态的高度概括。只要保持人体的阴阳平衡，人就不会生病，而要治疗疾病，则是以恢复人体的阴阳平衡为目标，即"以平为期"。

2. 中医健康生活方式 《素问·上古天真论》说："上古之人，其知道者，法于阴阳，和于术数，食饮有节，起居有常，不妄作劳，故能形与神俱，而尽终其天年，度百岁乃去。"基本概括了中医所提倡的健康生活方式。

（1）法于阴阳就是按照自然界的变化规律而起居生活，如"日出而作，日落而息"、随四季的变化而适当增减衣被等。

（2）和于术数就是根据正确的养生保健方法进行调养锻炼，如心理平衡、生活规律、合理饮食、适量运动、戒烟限酒、不过度劳累等。

（3）饮食有节即饮食要有规律、有节制，按照一定时间有规律地进食，能使人体建立起条件反射，保证消化、吸收功能有规律地进行活动。若能养成良好的饮食习惯，则消化功能健旺，对身体健康大有益处。

（4）起居有常不仅指入睡和起床要有规律，还包括日常生活要合乎人体生理活动，有利于维护中枢神经系统和内分泌系统的正常功能，使人体的新陈代谢正常，这样人的精神和形体就能循其道而长盛不衰。

（5）不妄作劳是说劳动或者运动不能过量，要适度，过犹不及。以妄为常，会导致早衰甚至早逝，所以要提倡"四戒"：一戒烟、二戒酒、三戒赌、四戒玩。"妄作劳"不仅仅指劳力而言，还包括劳心和房劳，不适当的、超出能力允许范围的劳作都属于逆向生乐、妄兴妄为。

（6）恬淡虚无指生活淡泊质朴，心境平和宁静，外不受物欲之诱惑，内不存情虑之激扰，物我两忘的境界。

（7）规避虚邪贼风指适时规避一切不正常的气候变化和有害于人体的外界致病因素。

三、疾病观

中医学认为，人体各脏腑组织之间以及人体与外界环境之间相互作用，维持着相对的动态平衡，从而保持着人体正常的生理活动。当这种动态平衡因某种原因而遭到破坏，又不能立即自行调节得以恢复时，人体就会发生疾病。

1. 正邪相争的发病观 中医学认为，疾病的发生是正邪相争造成阴阳失衡、脏腑功能失调、气血津液异常、经络功能紊乱的必然结果。疾病的发生关系到人体正气和致病邪气两个方面。所谓正气，即是指人体的功能活动（包括脏腑、经络、气血等功能）和抗病修复（新生）能力。所谓邪气，泛指各种致病因素，如外感六淫、内伤七情、疠气、痰饮、瘀血及食积等。中医发病学认为，任何疾病的发生，都是在一定的条件下，正邪相争的结果。整个疾病的过程，就是正邪相争的过程。在此过程中始终存在着"正""邪"之间的力量对比和消长盛衰变化，直接影响着疾病的发展和转归。

（1）"正气虚"是疾病发生的内在根据。正气存内，邪不可干。中医发病学特别重视人体的"正气"，认为在一般情况下，人体正气旺盛或病邪毒力较弱，则邪气不易侵犯机体，或虽有侵袭，亦不至于发生疾病。此时，人体内部阴阳气血、脏腑经络的矛盾运动，其发展变化仍处于生理活动的范围，即"正能御邪"，故不发病。反之，如果人体正气虚弱，抗病能力低下，不足以抗御邪气，或病邪之毒力过强，则病邪即可乘虚而入侵，使体内矛盾运动的发展变化，超出其生理活动的范围，从而导致机体脏腑组织阴阳气血的功能失调，即"正不胜邪"而发病。

（2）邪气是发病的重要条件。邪之所凑，其气必虚。中医学重视正气，强调正气在发病中的主导地位，但是亦应指出，中医发病学并不否认或排除邪气对疾病发生的重要作用，邪气虽然是发病的条件，但在一定的情况和条件下，甚至可以起主导作用，如高温灼伤、枪弹杀伤及虫兽咬伤等，即使正气强盛也难免被伤害，特别是那些具有较强传染性的"疫邪"，在一定条件下亦能起到重要的致病作用，甚至导致疾病的大流行。

所以中医学的发病学说既强调人体正气是疾病发生的内在根据，又不排除致病因素的重要作用。

2.独具特色的病理观　中医学的病理观有两个突出的特色：一是重视疾病发生、发展过程中的正邪消长变化。中医学的病理观以阴阳失调、邪正相争立论，阴阳失调是最基本的病理变化，而在疾病发生、发展的过程中，始终贯穿着邪正相争。正如《素问·通评虚实论》所说"邪气盛则实、精气夺则虚"，邪气与正气的消长变化决定了病理性质属实、属虚，还是虚实夹杂。二是重视病理的整体联系。这主要体现"证候"这一中医学特有的病理概念，证候是以阴阳为总纲，以脏腑学说为基础，经过脏腑辨证、气血津液辨证、六经辨证、卫气营血辨证等手段，来说明机体内外环境的统一性和局部病变与整体病理反映关系，十分合理地解释了局部与整体的关系，说明了任何局部病变都是整体病理反应的一部分，因而强调以整体统局部，两者兼顾的治则。

第二节　中医药的基本特征

一、预防为主

预防为主是中医学术体系和理论实践中的核心思想，其集中体现在中医所强调的"治未病"上。《素问·四气调神大论》云："是故圣人不治已病治未病，不治已乱治未乱，此之谓也。夫病已成而后药之，乱已成而后治之，譬犹渴而穿井，斗而铸锥，不亦晚乎。"强调人在健康状态时，即应通过合理的养生调理，防患于未然，防止疾病的发生。"圣人"就是指掌握了医道的人，"未病"是指疾病的萌芽状态或其可能的发展趋势，"治"包含了治疗、治理、管理等多重含义。具体来讲，治未病包括未病先防、欲病早防、已病防变、瘥后防复等多个方面的内容。

（一）未病先防

"未病先防"原则是中医预防思想的核心原则，也是中医学防治理论最具有特色的理念之一。这一原则主要按照"内养外防"的基本要旨，通过采取各种综合内养措施，调养气血、安定神志、康健形体、固摄真精，以内养正气，保持正气充沛旺盛；通过采取综合外防措施，节饮食、明地域、慎劳逸、适寒暑，外避邪气，预防致病因素的侵袭，两相得宜，以达长期保持正气内存、邪不可干的健康状态。

（二）欲病早防

欲病早防主要按照"邪伏防发"的基本原则进行，伏邪是指藏于体内而不立即发病的病邪，包括痰浊、瘀血、内毒、气机失常等，其可导致的疾病由过去的温病范畴逐渐发展成为包括外感和内伤的多数疾病。通过机体微显的症状、体征表现，辨明机体实际状况，及时采取措施，以养生调摄为主，以一定的治疗手段为辅，消除未起之患的始动、促发因素，及时调摄、恢复机体的失谐状态，从而有效恢复并保持机体阴平阳秘、身心和谐的健康状态。

（三）既病防变

"既病防变"原则主要按照"逐邪务早、先安防变"的基本宗旨，在机体患病之后，特别是患病之初，针对疾病发展过程中已经出现的先兆症状和可能出现的病情趋势，及时采取有效措施加以治疗，同时辅以全面合理的调养措施，精心调养，科学防治，以阻止病情发展、传变，复原机体正气，消除疾病，恢复健康。

（四）瘥后防复

"瘥后防复"是在机体病后初愈状态下的"未病先防"，更是防止机体病情重复恶化的"既病防变"。"瘥后防复"原则主要按照"调摄为主、治疗为辅"的基本宗旨，采取各种相应措施，着力祛除留滞未尽之余邪，恢复机体气血精神、脏腑功能，促使机体完全恢复健康状态。

"治未病"是中医保健的特色和优势，是中医健康文化的核心理念之一。2000多年来，"治未病"的思想经过历代医家的发展与完善，成为中医药理论体系最具有特色、不可或缺的组成部分，成为引导中医学术发展的最基本、最重要的学术理念。在医学理念上，中医"治未病"贯穿中医发展始终，注重人与自然、人与社会的和谐统一，这与西医学注重预防接种、清除和控制自然环境中的不良因素的方式思路完全不同，体现了中医药学先进的医学思想，是中医药的最大特色；在理论体系上，中医治未病逐步构成了"未病先防、欲病早防、已病防变、瘥后防复"的基本构架，尤其以中医健康养生文化为核心的未病先防成为文化认同，倡导人们珍惜生命，注重养生，防患于未然；在技术层面上，形成了独具特色的丰富多样的技术方法，将中医药优势与人民群众的日常生活紧密连接在一起。

二、形神合一

中医不仅重视外在的形体，而且重视精神意识思维活动对健康的影响。形神合一，是指形体与精神的结合，是生命存在的主要保证。所谓形，包括人体的脏腑、皮肉、筋骨、经脉以及气血津液等营养物质；所谓神，是指人的精神、意识、思维活动以及整个生命活动的外在表现。形乃神之宅，是神的物质基础，只有形体完备，才能产生正常的精神活动，即"形体不敝，精神不散"（《素问·上古天真论》）。神乃形之主，是生命活动的统帅，只有精神调畅，才能促进脏腑的功能活动，保持阴平阳秘的生理状态。所以无神则形不可活，无形则神无以附，两者相辅相成，不可分离。

正因为形神合一，才共同构成了人的生命。形神合一的理论，揭示了形与神之间在生命活动过程中相互依存和相互促进的辩证关系。健康的人，应是形、神双方都保持着正常的活动，即健康的形体是精力充沛、思维敏捷的物质保证，而充沛的精神和乐观的情绪又是形体健康的主要条件。所以中医养生学非常重视形体和精神的整体调摄，提倡形神共养，做到养形调神，守神全形，使得形体健壮而精力充沛。

中医学历来把精、气、神视为人生"三宝"。其中，精和气都是构成人之形体的基本物质，是立命之本。相对而言，精是生命之源，是人体组成的原始基础，而气则是生命的要素，更着重说明其运动变化的状态，如《素问·金匮真言论》说："夫精者，身之本也。"精神活动是人体生命活动的主宰，它不仅体现了生命过程中正常的心理活动，而且有良好的精神状态，还可以增强机体适应环境和抵抗疾病的能力，起到强体防病、益寿延年的作用。但如果精神情志活动过于剧烈或持续，超过了人体正常生理功能的调节范围，就会使脏腑气机紊乱，阴阳气血失调，导致多种疾病的发生。

由于良好的情绪是人体的一种最有助于健康的力量，所以精神心理保健即调神是中医养生学的一个重要原则。如《素问·阴阳应象大论》云："以圣人为无为之事，乐恬憺之能，从欲快志于虚无之守，故寿命无穷，与天地终，此圣人之治身也。"调神摄生的内容也很丰富，可从多方面入手，主要要求人们思想上保持安定清静的状态，心境坦然，淡泊名利，不贪欲妄想。同时做到精神愉快，心情舒畅，喜怒不妄发，尽量减少不良的精神刺激和过度的情绪波动。另外也可通过练气功而意守入静，以神御气；或通过绘画、书法、音乐、下棋、旅游等有意义的活动，来陶冶情感，修性怡神。

三、五脏为本

藏象学说是中医学认识人体健康与疾病重要理论基础。藏是指藏于体内的内脏，象是表现于外的生理病理的征象。古代对藏象学说的形成主要有三个来源：古代的解剖知识、对生理病理现象的观察、长期反复的临床验证。

中医学认为，人体是以五脏为中心，配合六腑，通过经络系统"内联脏腑，外络肢节"的作用实现的。五脏是构成整个人体的五个系统，人体所有组织器官都包括在这五个系统之中。人体以五脏为中心，通过经络系统，把六腑、五体、五官、九窍、四肢百骸等全身组织器官有机地联系起来，构成一个表里相关、上下沟通、密切联系、协调共济、井然有序的统一整体，并且通过精、气、神的作用来完成机体统一的功能活动。这种五脏一体观充分地反映出人体内部各组织器官不是孤立的，而是相互关联的有机的统一整体。人体各个脏器、组织或器官都有各自不同的生理功能，这些不同的生理功能又都是整体功能活动的组成部分，从而决定了机体的整体统一性。人体各个组成部分之间，在结构上是不可分割的，在生理上是相互联系、相互制约的，在病理上是相互影响的。

在对脏腑功能的论述上，《素问·灵兰秘典论》认为："心者，君主之官也，神明出焉。肺者，相傅之官，治节出焉。肝者，将军之官，谋虑出焉。胆者，中正之官，决断出焉。膻中者，臣使之官，喜乐出焉。脾胃者，仓廪之官，五味出焉。大肠者，传道之官，变化出焉。小肠者，受盛之官，化物出焉。肾者，作强之官，伎巧出焉。三焦者，决渎之官，水道出焉。膀胱者，州都之官，津液藏焉，气化则能出矣。"强调心为诸脏主宰，心主神明，能调节机体各个脏腑的功能活动，亦能调节机体与外部环境的平衡协调，使人健康长寿。

五脏的名称中西医之间并不是一个完全对应的关系。例如，西医学认为脾是淋巴器官，而中医学则认为"脾主运化"，其功能涵盖了整个消化系统。人的精神意识完全是大脑的功能，中医的认识是"心主神明"，而西医学上的心脏本来是一个循环器官，与精神意识没有关系。中医学五脏的某些形态和功能与西医学的这些器官的形态和功能有些相似，但中医学的五脏早已超出了解剖的约束，演变成了关于人体功能系统的特殊单位，中医学的五脏概念中，并不排斥解剖结构，但实际上又远远大于解剖结构，不同器官的功能向某一脏的概念集中，形成内容丰富的藏象学说。

四、综合调摄

（一）中医诊断上的综合性

望、闻、问、切四诊，是中医诊察疾病不同的 4 种诊断方法，各有其独特的作用，在临床运用时，必须将它们有机地结合起来，做到"四诊合参"，从而能全面而系统地了解病情，做出正确的诊断。

1. 望诊 望诊首先是望神，神是人体生命活动的体现。如神志清楚，语言清晰，目光明亮，反应灵敏，称为有神，是健康或病情轻浅的表现。如精神萎靡，表情淡漠，目光晦暗，反应迟钝，甚至神志不清，称为无神，表示病情较重。通过望神可以对患者的病情和预后进行评估。

望形态是指望形体和动态。如形肥食少为脾虚有痰。形瘦善饥，为胃中有火。蜷卧喜静，多属寒证。烦躁喜动，多属热证。张口抬肩、喘息不能平卧是喘症，项背强急、角弓反张是痉病；久病循衣摸床、撮空理线是危重证候。

望舌主要观察舌质和舌苔，舌质是舌的肌肉部分，舌苔是舌面附着的苔状物。舌质可以反映五脏的虚实，舌苔可以察外邪侵入人体的深浅。正常人是淡红舌，薄白苔。若舌质淡白主虚，主寒；舌质红主热；紫舌主瘀血；白苔主表证、寒证；黄苔主里证、热证，黄而厚腻是湿热或痰热。苔薄病情轻，苔厚病情重，舌苔由薄增厚，表示病进，由厚变薄表示病退。临床上通常把舌质和舌苔变化联系起来，综合判断。

望痰是指望痰色、痰质和量。痰色白清稀，多为寒邪；痰色黄、黏稠、有块，或痰中带血，多为热邪；痰液清稀多泡沫，多为风邪；痰少黏稠难出，咳痰带血，多为阴虚；咳痰量多，白滑易咳出，多为湿邪；咳吐脓血痰或咳痰腥臭，多为湿热。

望小儿指纹。5 岁以下小儿诊脉困难，常代以诊指纹，即观察小儿食指掌面靠拇指一侧的浅表静脉，以第一节为风关，第二节为气关，第三节为命关。纹在风关是邪浅病轻，纹达气关是感邪较重，纹透命关则病尤重。正常指纹红黄相兼，隐现于风关之内。

2. 闻诊 包括听声音和嗅气味两个方面。

听声音系一种闻诊方法。根据患者的发声、语言、呼吸、咳嗽、呕吐、呃逆、嗳气、太息、喷嚏、肠鸣等声音变异，判断疾病的寒热虚实。例如初病声嘶多属实证，久病失音多属虚证；声高气粗重浊多属实证，反之则属虚证；狂言、谵语常见于实证、热证，郑声、独语、错语常见于寒证、虚证。

嗅气味即通过嗅闻患者身体、口腔和各种排泄物的气味，诊断疾病。如口气秽臭，多属胃热；口气酸臭，多属胃有宿食；口气腐臭，多是牙疳或有内痈。排泄物恶臭者，多属实热；略带腥味者，多属虚寒等。

3. 问诊　是指询问症状，通过问诊了解既往病史与家族病史、起病原因、发病经过及治疗过程，主要痛苦所在，自觉症状，饮食喜恶等情况。中医问诊的主要内容，明朝张景岳曾编有十问歌，进行了比较全面的概括："一问寒热二问汗，三问头身四问便，五问饮食六问胸，七聋八渴俱当辨，九问旧病十问因，再兼服药参机变，妇女尤必问经期，迟速闭崩皆可见，再添片语告儿科，天花麻疹全占验。"

4. 切诊　切诊包括脉诊和按诊两部分内容。脉诊是按脉搏。按诊是在患者身躯上一定的部位进行触、摸、按压，以了解疾病的内在变化或体表反应，从而获得辨证资料的一种诊断方法。

切脉又称诊脉，是医者用手指按患者腕后桡动脉搏动处，借以体察脉象变化，辨别脏腑功能盛衰，精气血津虚滞的一种方法。正常脉象是寸、关、尺三部都有脉在搏动，不浮不沉，不迟不数，从容和缓，柔和有力，流利均匀，节律一致，一息搏动 4～5 次，谓之平脉。

（二）中医治疗上的综合性

1. 治疗原则　治疗原则是治疗疾病时所必须遵循的法则，又称"治之大则"。治疗原则是在整体观念和辨证论治理论指导下，根据四诊所获得的客观资料，在对疾病进行全面分析、综合与判断的基础上，而制订出来的对临床立法、处方、遣药具有普遍指导意义的治疗规律。

（1）治病求本。本，本质、本原、根本、根源之谓。治病求本，就是在治疗疾病时，必须寻找出疾病的根本原因，抓住疾病的本质，并针对疾病的根本原因进行治疗。它是中医辨证论治的一个根本原则，也是中医治疗中最基本的原则。

（2）调和阴阳。阴阳失调是人体失去生理状态而发生病理变化的根本原因，治疗疾病就是要解决阴阳失调——偏胜偏衰的矛盾，使之重归于新的动态平衡。"故凡治病者，在必求于本，或本于阴，或本于阳，知病之所由生而直取之，乃为善治。若不知根本，则茫如望洋，无可问津矣"（《医门法律》）。解决人体阴阳两方面所发生的自身不能解决的矛盾，使机体重新恢复阴阳的协调平衡。

（3）扶正祛邪。一方面通过增强正气的方法，驱邪外出，从而恢复健康，即所谓"正盛邪自去"，另一方面，消除致病因素的损害而达到保护正气，恢复健康的目的，即所谓"邪去正自安"。临床上要分清虚实的主次缓急，以决定扶正祛邪的主次、先后，以"扶正不致留邪，祛邪不致伤正"为度。扶正适用于以正虚为主，而邪不盛实的虚证，多采取补益、滋阴、养血等方法。祛邪适用于以邪实为主，而正未虚衰的实证，临床上常用汗法、吐法、下法、清热、利湿、消导、行气、活血等法。

2. 治疗手段　中医在治疗手段上具有综合性的特点，是集针、药等各种方法为一体的。中医学除有药物的内服、外用外，还有针刺、艾灸、按摩、推拿、正骨、食疗等多种预防治疗手段。综合治疗自古就被广大中医所认识、重视与运用，传统中医大家多是精医能针识药。《内经》中就有"毒药治其内，针石治其外""病形已成，乃欲微针治其外，汤液治其内"等服务方法与原则。《伤寒论》中也有"太阳病，初服桂枝汤，反烦不解者，先刺风池、风府，却与桂枝汤则愈"等具体病证的针灸与药物的合理运用。唐代著名医家孙思邈认为"若针而不灸，灸而不针，皆非良医也；针灸不药，药不针灸，尤非良医也"，显然把是否同时精通针和药作为评判医生优劣的一个标准。金元四大家更是擅长针药并用的医家。现代研究也表明，针药相互结合可达到作用互补、疗效叠加、减轻药物不良反应的目的。

具体来讲，中医治疗手段有内治法、外治法等。内治法是在整体观念和辨证论治思想指导下，依据病情选用口服药物治疗疾病的一种方法，常用的内治法剂型有汤剂、丹剂、丸剂、散剂、片剂和糖浆合剂等。外治法是运用药物或手术方法直接施于患者体表或病变部位，以达到治疗目的的一种方法，常用的外用药物剂型有膏药、软膏、散剂、丹剂、洗剂和酊剂等。中医药在养生保健和疾病防治方面拥有一些独具特色的方法，如针灸、推拿、拔罐、足浴、刮痧、膏方等。

五、中和有度

（一）医道自然

中医学和西医学在理论起源上有着根本的不同，中医学是生成论，如《道德经》所言"道生一，一生二，二生三，三生万物，万物负阴而抱阳，冲气以为和"，强调事物之间是普遍联系的。西医学是构成论，其哲学基础是还原论和二元论，强调事物之间的系统和差异，将人体分为系统、器官、组织和细胞。正是因为这样，中医养生以"天人相应""形神合一"为其整个学术的核心，其所有的认识论、方法论和技术都围绕这一核心展开。例如，其强调人与外环境的协调，认为人的生命活动与自然环境、社会环境的协调是人类养生保健、持续发展的根本；强调体内气机、身心的整体协调，运用阴阳五行学说、经络学说、藏象学说结合生命发展规律来阐述人体的生老病死、防病治病及延年益寿的内在规律，把精、气、神称为人之三宝，是养生保健的重心所在。从动态出发，中医养生以"权衡以平""审因施养"为最根本的养生法则，一切养生理论与方法均遵从这一原则。例如：中医养生保健强调生命是一个动态的过程，健康是一个动态稳定的生命状态，天、地、人三者对健康的影响因素复杂多变。因此要"法于阴阳，和于术数"，顺应自然环境、社会环境和生命变化的内在规律，使饮食、起居、运动等生命活动的节奏，随着时间、空间的移易和四时气候的改变而进行调整。

（二）和谐适度

"中和"是中华优秀传统文化的核心价值追求，也是生生之道的基本保证。"和谐适度"是中医养生的另一个突出特征。无论在理论上还是在方法上，中医养生都强调不偏不倚、以和为贵。例如：养生保健贯穿于衣、食、住、行、坐、卧各个方面，寓养生于日常生活之中，强调整体和谐，人与人之间、人与社会之间、人与自然之间都要和谐。各方面和谐适度，才能保证体内阴阳平和、气血和调，守其中正、保其冲和，以达健康长寿。饮食要节制，静养休息要适度，形劳、房劳、神劳不可太过，七情调和不可过亢等，都具体体现了这一特征。晋代养生家葛洪提出"养生以不伤为本"的观点，不伤的关键就是遵循自然及生命过程的变化规律，方法适度，注意调和。

健康长寿是一个长期的目标，非一朝一夕可以实现，需要持之以恒地进行杂合以养。因此，中医养生非常重视各种养生保健方法的实用性，这种实用性包括实效性和可操作性，特别是可操作性是人们能持之以恒的保证。例如，中医养生从理论上强调养生贵在生活化，注意从人们日常生活衣、食、住、行的方方面面总结养生方法，注重药膳、针灸、按摩、贴敷等各种方法的简、便、效、廉，都是实用性的具体体现。

第二章 中医养生保健

第一节 四季养生保健

一、四季养生基本原则

四季养生即因时养生，是指按照时令节气的阴阳变化规律，运用相应的养生手段保证健康长寿的方法，遵循"天人相应，顺应自然"的基本原则进行养生的方式。春夏秋冬是自然界正常的气候变化，人们生活在自然界中，一切的生命活动也就与四时气候息息相关，相应地，在不同的季节，也就应当运用不同的养生保健方法以调整机体自身的变化来适应自然环境。

四季养生的关键是养阴阳，其总原则是春夏养阳，秋冬养阴，顺应生、长、化、收、藏的自然趋势；四季养生的重点是养五脏，肝应于春，心应于夏，脾应于长夏，肺应于秋，肾应于冬；另外，养生要和天时气候同步，按照春、夏、秋、冬四季寒、热、温、凉的变化来养生。

二、四季饮食养生保健

春季饮食养生保健：中医学认为春天是阳气生发的季节，饮食上应该顺应天时的变化，通过饮食调养阳气以保持身体的健康。春季总的饮食养生原则：①主食中选择高热量的食物。②保证充足的优质蛋白质。③保证充足的维生素。所谓高热量的食物，是指除主食中米面杂粮外，适量加入豆类、花生等热量较高的食物。所谓优质蛋白质，是指奶类、蛋类、鱼肉、禽肉、猪牛羊瘦肉等。青菜及水果的维生素含量较高，如春笋、菠菜、白菜、莴苣等含有较多的维生素，是增强体质，抵御疾病的重要物质。此外，春季为肝气旺盛之时，不宜多食酸味食品，以免使肝气过盛而损害脾胃。

夏季饮食养生保健：中医学认为夏天烈日酷暑，人体的腠理开泄，出汗较多，体内的阳气易于随汗而丢失，所以应该注意防暑养神，并通过饮食调养以保持身体的健康。夏季饮食养生的总原则：①饮食以清淡为主。②保证充足维生素。③保证充足的无机盐。④适量的蛋白质补充。夏令炎热，可以多食用一些杂粮来补充身体的过量消耗，不可过食热性食物；味厚肥腻的食物也宜减少，容易使人上火而生痘长疮。炎热的气候，容易耗伤人体的水分，因此宜时常服用菊花、金银花、山楂、乌梅、藿香等为主要成分配制的涤暑清凉饮料。六一散、绿豆汤也宜常饮，也可经常熬煮荷叶粥、莲子粥、冬瓜汤等解暑利湿。

秋季饮食养生保健：应当注重养护肺及脾胃，注意预防干燥致病。秋令瓜果大量应市，但不宜食用太多，容易损伤脾胃，尤其过量食用性质寒凉的瓜果会使人感到食欲减弱、胃部胀满，饭后消化困难。老人及慢性病患者应根据自己的体质状况，有选择地食用。水果种类繁多，一般来讲，除龙眼、椰汁、石榴等水果外，多数水果性偏寒凉，故素体脾胃虚弱之人食之不宜过多。平时注意多喝开水、淡茶、果汁、豆浆等饮品及时补充水分；还可食用蜂蜜、百合、莲子、芝麻、木耳、银耳、冰糖等以滋润人体；可经常食用米粥、扁豆粥、芝麻粥等粥类来增强食欲、调理身体。

冬季饮食养生保健：冬季是阳气潜藏，阴气盛极，草木凋零，蛰虫伏藏的季节。天气寒冷影响人体的内分泌系统，使人体的甲状腺素、肾上腺素等分泌增加，加速蛋白质、脂肪、碳水化合物三大类热源营养素的分解，增加机体的御寒能力，同时也造成人体热量散失过多，所以立冬后适当进补对御寒很有好处，适量增加蛋白质、脂肪以及维生素和矿物质的吸入，对抵御低温很有好处，例如多吃一些糯米、高粱、栗子、大枣、核桃仁、桂圆、韭菜、南瓜、生姜、牛肉、羊肉等温热性质的食物。此外，咸味入肾，补益阴血，根据"秋冬养阴""冬季养肾"的原则，冬季可以适量多吃点鲜味食物，如海带、紫菜以及海蜇等，具有补益阴血等作用。

三、四季起居养生保健

春季起居：可以适当晚睡、早起，适宜外出散步、春游，人体宜经常沐浴阳光，同时因为气温升高，各种细菌、致病微生物开始生长、繁衍，所以春季要格外注意室内卫生，保持室内空气清新，阳光充足，从而能有效预防春季常见的流行性感冒、脑膜炎、腮腺炎等疾病。

夏季起居：主张晚睡早起；而中午 1～3 时是夏季一天中气温最高的时候，人容易出汗，极易疲劳，且当午饭后，消化道的血供增多，大脑的血供就更为减少，所以中午人们总是精神不振，昏昏欲睡，加之晚睡所导致的睡眠不足，因此要逐渐增加午休时间，以消除疲劳，保持精力充沛，让大脑和全身各系统得到休息，以防"夏打盹"。午睡时间要因人而异，一般以半小时到 1 小时为宜。

秋季起居：应当早睡早起。秋高气爽，天气渐寒，尤其早晚温差较大，衣着要随气候及时增减，但不宜骤增骤减。秋令气候比较干燥，空气中湿度较小，人此时易于皮肤干燥，因此，居室内应注意保持一定的湿度。

冬季起居：可以选择早睡晚起，待太阳升起后进行日常活动。注意去寒就温，逐渐增加衣物，以免受寒。同时也应当主动地、有目的地进行室内或室外活动。实践证明，坚持冬季锻炼，可以增强人体糖、脂肪、蛋白质的分解代谢，改善组织、器官的营养状况，从而提高机体的御寒能力，达到延缓衰老的目的。冬季可进行运动量较小、时间稍长、舒展缓慢的运动，如传统保健运动、步行、舞蹈、气功等，避免出汗太多，易损害健康。

四、四季运动养生保健

春季运动养生保健：历代养生家一致认为，在春光明媚、风和日丽、鸟语花香的春天，应该踏青问柳，登山赏花，临溪戏水，行歌舞风，陶冶性情，使自己的精神情志与春季的大自然相适应，以利春阳生发之机。

夏季运动养生保健：夏属火，与心相应，所以在夏季，要重视精神的调养。《素问·四气调神大论》指出："使志无怒，使华英成秀，使气得泄，若所爱在外，此夏气之应，养长之道也。"就是说，夏季要神清气和，快乐欢畅，胸怀宽阔，精神饱满，对外界事物充满浓厚兴趣，培养乐观外向的性格，以利于气机的通泄。与此相反，若懈怠厌倦，恼怒忧虑，则有碍气机。嵇康《养生论》说，夏季炎热，"更宜调息静心，常如冰雪在心，炎热亦于吾心少减，不可以热为热，更生热矣"，这里指出了"心静自然凉"的夏季养生法，很有参考价值。

秋季运动养生保健：初秋进行耐寒锻炼，可以利用秋令的凉爽来进行耐寒锻炼，不仅可以提高身体素质，且增强御寒能力为冬季到来做准备。常见方式是冷水浴和游泳，其中冷水浴有 4 种：一是头面浴，以冷水洗头洗脸；二是脚浴，双足浸泡水中，可循序渐进将水温由 20℃逐渐降低到 5℃；三是擦浴，用毛巾浸冷水擦身，不宜用力过猛、时间过长；四是淋浴，可先用双手摩擦全身感觉发热，继而用冷水先擦在面部、手臂及大腿等处，待适应后用冷水冲洗，要边洗边擦，持续 10 分钟左右。游泳适宜在室内恒温处进行，游泳前需提前淋浴并热身以防不适应水温。冷水浴和游泳后要注意及时擦干，穿上较为宽松的衣物，并搓热关节附近皮肤以预防关节炎。患有严重高血压、冠心病、风湿病、空洞型肺结核、坐骨神经痛及高热的患者不适宜进行冷水浴或在水温较低的泳池中游泳。

冬季运动养生保健：冬日虽寒，仍要持之以恒进行自身锻炼，但要避免在大风、大寒、大雪、雾露中锻炼。在冬天早晨，由于冷高压的影响，往往会发生逆温现象，此时，在室外进行锻炼不如在室内锻炼。

五、四季五脏养生保健

春季养肝护肝为本，肝应春气，春当养肝，中医学认为"肝主春"，即人体五脏之一的肝脏是与春季相应的。中医讲究五行（金、木、水、火、土），春季则属于五行中的木，而人体五脏的"心、肝、脾、肺、肾"对应五行，肝也属木，肝脏与木的物性是一致的。另外，肝脏在春季时功能最为活跃，因为春天温暖的气候将会使人的活动日渐增加，促使新陈代谢亦将日趋旺盛，在人体内无论是血液循环，还是营养供给，都会相应加快、增多，以适应人体各种生命活动的需求。若能在此时好好调养肝脏，便可增强人的免疫功能，提高人的体质，正所谓"正气存内，邪不可干"。

夏季养生重在养心，夏季阳气外发，阴邪伏于内，气血运行亦相应地旺盛起来，活跃于人体表象。"阴盛则阳病，阳盛则阴病，阳盛则热，阴盛则寒"阴阳相互之争即病，而平衡即治未病，所以夏季养生重在阴阳平衡，这个平衡又是动态的、相对的、变化的。根据五行学说，夏季养生的重点在于养心，在于精神调摄，保持愉悦而稳定的情绪，勿要大悲大喜，以免以热助热，火上加油。《内经》认为"火热为夏，内应于心，心主血，藏神"，所以夏季养生的要点在于温补阳气、养心。神气充足则人体的功能旺盛而协调，神气涣散则产生病象。七情过激皆可伤心，也直接伤及内脏，影响脏腑气机，而导致疾病的发生，在这个意义上，夏季养神就显得极为重要。

秋季养生重在养肺，秋季在五脏关系中属肺，而肺的生理功能是主气司呼吸，主行水，朝百脉，主治节，以宣发肃降为其运动形式，肺应秋气，养阴润燥。秋季暑热已过，燥气当令。中医学认为，燥为秋季六节气的主气，称为"秋燥"，其气清肃，其性干燥。燥邪伤人，容易耗伤津液，所谓"燥胜则干"，津液既耗，必现一派燥象，肺主气，司呼吸，开窍于鼻，外合皮毛，于季节为秋。肺为娇脏，"喜润恶燥"，易受外来邪气的侵袭，尤其是秋令时节之燥邪。"燥易伤肺"，容易发生咳嗽或干咳无痰、口干舌燥等症。秋季对应腑之大肠，肺津伤则见口干、舌燥、咽痛、目涩、鼻衄、干咳少痰、皮肤粗糙、大便干结等症状。所以秋令时节应注意滋养肺脏，防止秋燥伤肺，使肺气得清，呼吸平和。

冬季养生重在养肾，肾为先天之本，其主要生理功能是主藏精，主水，主纳气。在寒冷的冬季，由于阳气的闭藏，人体新陈代谢水平相应较低，因而要依靠生命的原动力"肾"来发挥作用，以保证生命活动适应自然界变化。中医学认为：肾含真阴真阳，五脏之阴非肾阴不能滋，五脏之阳非肾阳不能养；肾阴为生长发育的基本物质，肾阳则是活动的基本动力；肾阴是肾阳的物质基础，肾阳是肾阴的功能表现。因此肾脏的养护牵涉五脏六腑及一身的阴阳平衡。《素问·六节藏象论》曰："肾者，主蛰，封藏之本，精之处也；其华在发，其充在骨，为阴中之少阴，通于冬气。"而中医学藏象理论认为，五行中肾属水，而冬应水，故而肾与冬季气候相应。也因此在冬季，最易受到外界气候刺激影响且功能敏感的脏器为肾，而恰恰在此时也是保养肾藏、养精蓄锐的最好时机。

六、冬病夏治，夏病冬治

"冬病夏治，夏病冬治"是中医学的一种特殊治疗方法。冬病夏治适用于病情冬重夏轻的慢性衰弱性疾病，夏病冬治适用于夏重冬轻的慢性衰弱性疾病。冬重夏轻者，素体阳虚；夏重冬轻者，素体阴虚。这两类阴阳各适其偏的特殊体质，古代就存在有的人"能春夏不能秋冬"，有的人"能秋冬不能春夏"（语出《灵枢》，"能"通"耐"）。

"冬病夏治"是中医学预防防治疾病中的特色疗法，是根据《素问·四气调神论》中"春夏养阳"的原则，结合夏季气温高，人体阳气充盛，体表经络气血旺盛的有利契机，通过适当地结合三伏贴疗法来调整人体的阴阳平衡，从而达到防治疾病的目的。冬病夏治，一方面借助夏季阳气生发、人体阳气有随之旺盛之趋势、体内凝寒之气易解的状态，对阳虚者用补虚助阳药或阴寒内盛者用温里祛寒药，以达到扶阳祛寒的目的；另一方面可以为秋冬储备阳气，到了冬季阳气充足、阴精敛藏而不外泻，从而达到调整阴阳，提高抗病能力的目的。冬病夏治的方法有针刺、艾灸、理疗、按摩以及内服温养阳气的中药和食物等。

"夏病冬治"源于《黄帝内经》中"秋冬养阴"的养生法则。所谓"秋冬养阴，夏病冬治"，是借助自然界气候变化来调补阴阳，正如"人与天地相参也，与日月相应也"的"天人相应"理论。冬病夏治的代表治法为三伏灸，夏病冬治的代表治法为三九灸。三九灸是巩固加强三伏灸的疗效，目的是通过调补阴阳，祛寒扶正，两者相互配合，能显著提高人体免疫力，效果相得益彰。其治法有各种艾灸法、药物贴敷等，主要体现温阳散寒、补虚助阳的原则。

第二节　情志养生保健

一、情志养生原则

情志又称为情感、情绪，是精神心理活动的综合反映，是人们对于外界事物正常的心理思维反应。情志养生指的是人们可以主动调节个人情感，有效排解不良情绪，从而避免不良情绪损害身体。首先，人们应当正确对待七情六欲的产生，知道各种情感的波动是正常的人性表现，是生理要求和心理动态的集中反映，一定合理限度的情绪波动不仅不会危害健康，反而有利于平衡身心健康。其次，应当认识到七情六欲对于身体生理状态是有影响的。第三，认识到不良的过度情绪对人体的危害，就应当学会适当调节情绪的方式方法，从而维护身心健康。除了平时刻意地维护良好心态之外，排解、疏导情绪有一定的方法。

二、情志四季养生

1. 春季精神调养 春属木，与肝相应，肝主疏泄，在志为怒，恶抑郁而喜调达。故春季养生，既要力戒暴怒，更忌情怀忧郁，要做到心胸开阔，乐观愉快，对待自然万物要"生而勿杀，予而勿夺，赏而不罚"（《素问·四气调神大论》），在保护生态环境的同时，培养热爱大自然的良好情怀和高尚品德。历代养生家一致认为，在春光明媚，风和日丽，鸟语花香的春天，应该踏青问柳，登山赏花，临溪戏水，行歌舞风，陶冶性情，使自己的精神情志与春季的大自然相适应，以利春阳生发之机。

2. 夏季精神调养 夏属火，与心相应，所以在夏季，要重视精神的调养。《素问·四气调神大论》指出："使志无怒，使华英成秀，使气得泄，若所爱在外，此夏气之应，养长之道也。"就是说，夏季要神清气和，快乐欢畅，胸怀宽阔，精神饱满，对外界事物充满浓厚兴趣，培养乐观外向的性格，来利于气机的通泄。与此相反，若懈怠厌倦，恼怒忧虑，则有碍气机。嵇康《养生论》说，夏季炎热，"更宜调息静心，常如冰雪在心，炎热亦于吾心少减，不可以热为热，更生热矣"，这里指出了"心静自然凉"的夏季养生法，很有参考价值。

3. 秋季精神调养 秋内应于肺，肺在志为忧，悲忧易伤肺。肺气虚，则机体对不良刺激耐受性下降，易生悲忧情绪。秋高气爽，秋天是宜人的季节，但气候渐转干燥，日照减少，气温渐降；草枯叶落，花木凋零，易产生忧郁、烦躁等情绪变化。因此，《素问·四气调神大论》指出"使志安宁，以缓秋刑，收敛神气，使秋气平；无外其志，使肺气清，此秋气之应，养收之道也"，保持神志安宁，以避肃杀之气，收敛神气，以适应秋天容平之气。

4. 冬季精神调养 为了保证冬令阳气伏藏的正常生理不受干扰，要求精神安静。"无扰乎阳"，更是指出冬季应养精蓄锐，有利于春的阳气萌生。

冬季是闭藏的季节，人体阳气潜藏于内，阴精固守充盛，在精神情志方面应顺应冬季"藏"的特性，保持安宁平静，即如《素问·四气调神大论》中所说："使志若伏若匿，若有私意，若已有得。"其意是在冬季要保持精神安静，必须控制情志活动，应隐而不宣，又如同获得珍宝那样感到内心愉悦。如过度兴奋、激动或忧伤、焦虑，则易扰动体内潜伏的阳气，甚至使阳气耗散，从而导致疾病的发生。在冬令季节只有做到安神定志、清心寡欲，才能使机体与外界环境保持相应与平衡，才能养精蓄锐、平安少疾。

三、情志养生方法

1. 运动怡情 强调通过积极参加集体锻炼活动从而使得气血流畅、舒筋活络而精神焕发、心旷神怡，有利于从不良情绪中解脱出来，通过肌肉运动缓解精神紧张，通过体力劳累还能起到安眠、静神的作用。可以采取的方式如外出旅游、户外散步、打球、爬山、传统保健运动等，以有交流、有组织的集体运动为宜。

2. 音乐清神 医学研究表明，音乐的旋律、节奏、音量、音调等能与人体生理活动产生共振，刺激相应器官发生兴奋或抑制，使人产生愉悦感、消除不良情绪。精神紧张、焦躁难安时可听轻音乐，孤独寂寞时可以听节奏明快的音乐，失落沮丧可以听激昂、雄壮的音乐等。

3. 爱好移情 培养一个能够长期坚持的兴趣爱好是排解情绪、疏导压力的最好途径。轻歌曼舞、读书吟诗、种花垂钓、琴棋书画都可以选择一项长期坚持，能修身养性、移情易性，长期坚持会收到身心上不可思议的进步与健康。

第三节 饮食养生保健

一、饮食养生原则

饮食有节，即饮食要有规律、有节制，按照一定时间有规律地进食，能使人体建立起条件反射，保证消化、吸收功能有规律地进行活动。若能养成良好的饮食习惯，则消化功能健旺，对身体健康大有益处。饮食有节指进食、进饮都应当有规律、有节制。"食养""食补"，是泛指利用饮食来达到营养机体、保持健康或增进健康的活动。中医食疗的方法有许多，总起来说，符合六个原则就能达到养生保健之效：①杂食有益健康。②少吃保养身体。③五味偏淡为宜。④饮食合时宜温。⑤食疗助阵养生。⑥谨守饮食宜忌。

二、饮食养生保健

饮食养生保健包括三个方面。一是合理的饮食结构：注意饮食种类搭配，在保证人体营养需求的前提下，尽量选择天然新鲜食物，以五谷杂粮为基础，多吃蔬菜水果，适当搭配鱼肉禽蛋等，注意保证糖类、蛋白质、脂肪、矿物质、维生素、膳食纤维等营养的充足，且食物结构主次分明，讲究荤素搭配、以素为主且配合主食的原则。二是饮食的按时定量：通常是每日 3 餐，按时用餐，遵守早上吃好、中午吃饱、晚上吃少的原则；特殊体质如老人或消化系统较弱的人要注意饮食宜清淡可口，且可适当减少每餐食量而增加进餐次数，如每日 5 餐制；切忌过饥或过饱，也不能五味偏嗜，会损伤脾胃而导致疾病。三是及时补充水分：首先要科学饮水，主要饮用干净、新鲜经过煮沸的自来水或经过清洁的山泉水和井水；除了感到干渴时一定要喝水之外，每日最好能定时饮用 5～6 次水，每次约 250mL，成人保证每天总饮水量在 2L 左右，尤其在清晨起床后第 1 次饮水量可适当增大以补充整个夜间消耗的水分；饮水温度要适宜，空腹饮水较好，睡前少量饮水能够促进睡眠中的血液循环，而对于老人或肾功能较弱的人来说下午 5 点以后尽量减少饮水，以免夜间尿频而影响休息；喝粥及饮茶等方式也是健康的补水方法，而有消化性溃疡或失眠者忌饮茶，饮茶也不宜过浓。

三、药膳养生保健

药膳在我国有着非常悠久的历史，自从有了人类，药膳就被运用在日常生活过程中。早在《内经》中就有关于药膳的记载，《素问·脏气法时论》中言："五谷为养，五果为助，五畜为益，五菜为充，气味合而服之，以补精益气。"而且在《神农本草经》《备急千金要方》《食疗本草》等经典医书中都有专门论述药膳的内容，也都阐明了"医食同源"的道理。药膳是由中药、食物或药食两用的食品及调料三部分组成，制作成的具有一定色、香、味、形、器、养的菜肴、糕点、粥品、饮品等美味食品，形是食品，性似药品，取药之性，用食物之味，共同配合，相辅相成，起到食借药力、药助食功的协同作用，收到药物与食物的双重功效。中医将人体的体质分为气虚型、阳虚型、湿热型、血瘀型等多种类型。不同体质的人可选择适合自己的药膳。从众多的食物和药物来看，平性食物居多，温热性食物次之，寒凉性食物较少。因此在配制和服用药膳前，就要先辨别食物的性和味，再根据人体的体质或病理情况合理选择使用，以达到扶正祛邪、辨证调治的目的。"正气内存，邪不可干"，人体只有提高免疫功能，增强自身的"正气"才能健康无病。

四、冬令进补

冬令是"进补"时节。天寒地冻，人体消耗较大，可适当加强高热、高营养、味浓色重、补益力强的食物，如羊肉、狗肉、牛肉、鸡肉、鹿茸、蛤蚧、海参、阿胶、黄鳝、蛋类等动物类食品；植物方面可以进食参类、杜仲、山药、核桃仁、龙眼肉、银耳、当归、何首乌、枸杞子、菟丝子等药食；另外适量饮酒也能够在冬季补充热量、振奋精神。进补前先引补，立冬后进补，要给肠胃一个循序渐进的适应过程，所以要做好引补，比如食用性质温和的花生红枣汤、生姜炖牛肉等。

第四节　居家环境养生保健

一、居家环境养生原则

人是自然的一部分，人自身的规律是与自然的规律协调一致的。养生就要"顺应天时"，顺应自然规律，使得人与环境协调发展。

1. 室内空气流通　应经常开窗、开门，使外面的新鲜空气顺利进入室内，排出室内的浊气，同时去除室内异味。不要在室内吸烟，保持室内干净整洁，不放置有异味的东西；还可适量种植一些适宜室内养殖的植物，一方面可净化空气，还可养心怡神。

2. 室内光照适宜　《遵生八笺》中有云："吾所居座，前帘后屏，太明即下帘，以和其内映，太暗即卷帘以通其外耀。内以安心，外以安目。心目皆安，则身安矣。"说明过强或过弱的光照都不利于人体的健康。适量的阳光中的紫外线具有杀菌作用，它能提高人体的免疫力，预防佝偻病等疾病。而且，充沛的阳光有利于调节人们的心理。当居住的室内没有充足的阳光时，人们应该通过人工光照来补充，当居住的室内光照太强时，可以通过帘子等来减弱光照。

3. 合理的居室结构　合理的居室结构应是有良好私密性的卧室，宽敞明亮的起居室，干净、便捷的厨房和卫生设施，可与外界环境相融的阳台等。室内光照要充足而柔和，卧室的整体色泽宜宁静柔和，起居室则宜色泽明快。合理的居室结构能使人保持心境平和安宁，让人得到充分的休息。

二、自然环境养生保健

在中医养生家看来，人产生于自然环境，是自然环境的一部分，人自身的规律是同大自然的运行规律协调一致的。养生就要顺应天时，把人放在大自然的大环境下进行养生，顺应自然规律，使得人与环境协调发展。适合养生保健的自然环境需要具备以下几个条件：水源充足、阳光充沛、空气清新、幽静美丽。自然环境优美和谐，不但可以让人赏心悦目，还有利于人的健康。人与环境之间是辩证统一的关系，如果是适宜人生存的环境，则可以增强人体的体质、防治疾病、延年益寿。反之，如果是不适宜人生存的环境，则会损害人体健康，严重的还会导致死亡。人类只有趋利避害，顺应环境的运行规律，建立与环境之间的动态平衡，才能真正达到"尽享天年"的目的。因此，人们在进行养生保健时，不能忽略环境养生这一项，更不能忽略环境与养生的关系，而将环境与养生割裂开来，只有真正理解环境养生的内涵才能真正去实践其他养生保健方法。

三、气候环境养生保健

据四时气候环境的变化，提出其独特的养生的观点，认为"春冻未泮，衣欲下厚上薄，养阳收阴，继世长生养阴收阳，祸则灭门。故云冬时天地气闭，血气伏藏，人不可作劳出汗，发泄阳气，有损于人也。又云冬日冻脑，春秋脑足俱冻。此乃圣人之常法也""人有患天行时气者，皆由犯此也。即须调气息，使寒热平和，则免患也"。故有"衣食寝处皆适，能顺时气者，始尽养生之道。故善摄生者，无犯日月之忌，无失岁时之和"之说。

四、居家睡眠养生保健

营造一个良好的睡眠环境，保持其宁静以及恬淡，尽可能与外界喧嚣的城市隔离。卧室内应该控制光线，不能过于明亮，确保卧室长期空气流通，良好采光，保持合适的温度以及湿度。另外，还应该选择适合患者的床铺、床垫，选择最舒适的睡姿。平常还可以多吃一些有助于睡眠的食物，实施药膳保健，通过良好营养摄取促进睡眠。临睡可进行全身按摩，保持身体放松，对两侧内关穴、神门穴、足三里穴、三阴交穴、涌泉穴等穴位进行按摩，最后按摩头部，帮助促进睡眠。另外，也可以每晚临睡前利用温水泡脚，以帮助睡眠质量的提升。睡眠养生需注意的是睡前不能喝浓茶、烈酒，不能喝咖啡，也不能过多喝水。

五、因人因地因时制宜

葛洪提出养生要因地制宜：葛洪是道教理论家、医学家和气功学家，也是一名养生学家，养生法则主张"能审机权"，就是要根据人体的阴阳状态，养生时要因时、因地、因人制宜，要根据时令、地域以及人体的体质、性别年龄等不同，注意顺应生命规律，制定相应的养生方法。葛洪在《内经》天人相应的思想指导下，认为人生活在自然界中，并与自然界息息相关。人体的气血运行盛衰，脏腑经络的生理功能，都将随着四季气候与昼夜的变化而变化。因此，只有顺应四时之气候环境去养生才有益健康，指出"早起不在鸡鸣前，晚起不在日出后"，并认为"是以善摄生者，卧起有四时之早晚……长生之理尽于此矣""冬不欲极温，夏不欲穷凉，不露卧星下，不眠中见肩，大寒大热，大风大雾，皆不欲冒之"。

第五节　导引气功养生保健

一、导引气功养生原则

导引气功养生是在中医养生理论指导下，运用特定的方法，配合呼吸和意念来调节人体身心健康的一种祛病延年的身心锻炼方法。通过自我调控意念、呼吸和身躯来调整内脏活动，加强自身稳定机制，从而达到祛病益寿的目的。

导引气功分动功与静功两大类。外功以内功为基础，静极才能生动，所谓"内练精气神，外练筋骨皮"，精气神充足了，筋骨才能强壮。静功并非静止，而是"外静内动"，是机体的特殊运动状态。静以养神，以吐纳呼吸为主要导引练功方法；动以练形，以运动肢体为主要练功方法。无论静功还是动功，都离不开调心、调息、调身这三项练功的基本手段，也就是意守、呼吸、姿势三个环节。静则生阴，动则生阳，动静兼练，"三调"结合，于是阴阳调和，祛病延年。

（一）调息、调身、调心三原则

1. 调心　排除杂念，净化大脑，清虚静定，便于全神练功。是导引、气功锻炼的中心环节，通过排除杂念，达到"入静"状态。入静是初练导引、气功的一大障碍，由于入静与效果有关，"入静"就是通过"意守"，改"胡思乱想"为"静思专想"，进而做到"无思无想"，恬静愉快，悠然自得。"意守"就是把注意力集中于体内某一定的部位或某种活动，或意想某种对身体有益的事情。

2. 调息　即自觉控制呼吸，其基本要求是"细、静、匀、长"，逐步达到无声无息。出入绵绵、若存若亡的境地。初练时，求其自然，不可勉强，慢慢做到从有声到无声，由短促到深长。古代称"闭气""引气""行气""运气"等。若运气攻患处，给自己治病称"行气"；若运气外出，发气给他人治病，则称"布气"。

3. 调身　就是自觉控制身体的姿势和动作。调身一般分行、立、坐、卧、做。五种情况都必须与调心和调息配合进行。调身的总要求是宽衣解带，舒适自然，不拘形式。

（1）行。要平正不摇，注意道路，气贯丹田，呼气提肛，吸气放松。如行导引、太极拳等各家各派的动功功法。

（2）立。两足平行与肩同宽，双膝微屈，躯干平直，含胸收腹，两臂向前半举，屈时屈腕如抱球状，两目半闭凝视鼻端，然后调息，意守丹田，此所谓"三圆式站桩"。

（3）坐。有自由式和盘膝式两种：自由式，选适当高度之椅、凳或床，双脚踏地而坐，双腿分开与肩同宽，双手仰掌叠放一起置于小腹前，目半睁，视鼻端，或双手合掌如佛，目半睁视指端。盘膝坐，有单盘膝、双盘膝和自然盘膝。单盘膝是将一侧小腿放另一小腿上面；双盘膝是先将右小腿放在左小腿上面，再把左小腿搬起放在右小腿上面，两小腿交叉，两足底朝天放在大腿上；自然盘膝是两小腿自然交叉成八字形，两足压在大腿下。上身姿势皆同自由式。行功应备软垫，两腿发麻时，可行自我按摩后收功。

（4）卧。适于病弱或失眠者，可于睡前行此功。以右侧卧位为佳，头稍向前。下面的一只手自然屈肘放枕前，手心向上，上面一只手自然放在大腿上、手心向下，或放丹田处，手心按腹。腿部姿势为，下腿自然伸直或略屈，上腿屈膝120°放至下腿上。

（5）做。指日常劳作时，根据工作的性质，采取合理的不易疲劳姿势，配合意守丹田和腹式呼吸，其精神实质是时时处处都可意守丹田练内功；总之，调身即调整形体，使自己的身体符合导引练功姿势。

（二）选择适当的地点、时间

1. 选择适当的地点　导引气功需要选择适当的地点和适当的条件，养生家孙思邈对导引地点和条件也进行了进一步说明："彭祖曰：'和神导气之道，当得密室，闭户安床暖席，枕高二寸，半身偃卧，冥目，闭气于胸中，以鸿毛著鼻上而不动，经三百息，耳无所闻，目无所见，心无所思，如此则寒暑不能侵……'"

2. 选择适当的时间 在时间的选择上，养生家孙思邈《备急千金要方·卷二十七养性·调气法第五》中说："凡调气之法，夜半后到日中前，气生得调，日中后到夜半前，气死不得调。"古人认为调气导引选择夜半后到日中前这一段时间最为合适，也就是说早晨练习为最好的时间。

二、导引养生保健方法

（一）五禽戏

五禽戏由三国时期著名医家华佗所创，是一套以模仿虎、鹿、熊、猿、鸟五种动物的动作而成的养生健身功。五禽戏的名称始载于《后汉书·华佗传》，其具体的术式见于梁·陶弘景的《养性延命录》，其图谱最早见于明·罗洪先的《万寿仙书》。五禽戏在后世的流传中，许多养生学家加以发挥，演变出许多不同的术式，但其基本特点依然是要求意守、调息、动形相配合。新编五禽戏健身法由于是模仿熊、虎、鹿、猿、鸟五种动物的形态动作而创，所以在进行功法锻炼时要表现出动物的不同特性，如浑憨、凶猛、灵巧、恬静和柔和等，同时也要配合不同的意念活动与呼吸法。

【动作要领】

五禽戏是一种外动内静、动中求静、动静具备、有刚有柔、刚柔相济、内外兼练的仿生功法，锻炼时要注意全身放松，意守丹田，呼吸均匀，做到外形和神气都要像五禽，达到外动内静，动中求静，有刚有柔，刚柔并济，练内练外，内外兼备的效果。

1. 全身放松练功时，肌肉、神经、精神都要放松 要求松中有紧，柔中有刚，切不可用僵劲。只有放松使出来的劲才会柔中有刚，才使动作柔和连贯，不至僵硬。

2. 意守丹田 即排除杂念，用意想着脐下小腹部，有助于形成腹式呼吸，做到上虚下实，即胸虚腹实，使呼吸加深。

3. 呼吸均匀练功前，先做几次深呼吸，调匀呼吸 练功当中，呼吸要自然平稳，最好用鼻呼吸，也可口鼻并用。但不可张口喘粗气，而要悠悠吸气，轻轻呼气，做起动作来才会自然形成腹式呼吸。

4. 动作象形，练五禽戏要求动作、外形、神气都要像五禽 如练虎戏时，要表现出威猛的神态，目光炯炯，摇头摆尾，扑按搏斗等，有助于强壮体力。练鹿戏时，要仿效鹿那样心静体松，姿势舒展，要把鹿的探身、仰脖、缩颈、奔跑、回首等神态表现出来。练熊戏时，要像熊那样浑厚沉稳，表现出撼运、抗靠、步行时的神态。熊外似笨重，走路软塌塌，实际上在沉稳之中又富有轻灵。练猿戏时，要仿效猿猴那样敏捷好动，表现出纵山跳涧、攀树蹬技、摘桃献果的神态。练鸟戏要表现出亮翅、轻翔、落雁、独立等动作神态。

【功效作用】

五禽戏健身法刚柔相济，具有疏经通络，强健脏腑，灵活肢体关节，伸展脊椎的功用，适合大多数人的锻炼，包括某些慢性疾病。通过坚持本功法的锻炼，对人体神经系统、心血管系统、呼吸系统、运动系统和消化系统有一定的调节作用，对治疗诸如脾虚气滞、慢性胃炎、胃溃疡、高血压、便秘、慢性支气管炎、骨关节病、脊柱疾病及前列腺肥大等都有一定的作用。

具体功法见数字资源。

（二）二十四式太极拳

太极拳是武术、艺术、引导术、中医等的完美结合，它以中国传统儒、道哲学中的太极、阴阳辨证理念为核心思想，集颐养性情、强身健体、技击对抗等多种功能为一体，其习练者针对意、气、形、神的锻炼，非常符合人体生理和心理的要求，对人类个体身心健康及人类群体的和谐共处，有着极为重要的促进作用。

【动作要领】

1. 心静体松　所谓"心静"，就是在练习太极拳时，思想上应排除一切杂念，不受外界干扰；所谓"体松"，不是全身松懈疲沓，而是指在练拳时保持身体姿势正确的基础上，有意识地让全身关节、肌肉及内脏等达到最大限度的放松状态。

2. 圆活连贯　"心静体松"是对太极拳练习的基本要求，是否做到"圆活连贯"正是衡量一个人功夫深浅的主要依据。太极拳练习所要求的"连贯"是指多方面的，其一是肢体的连贯，即所谓的"节节贯穿"，肢体的连贯以腰为枢纽，在动作转换过程中，则要求：对下肢，是以腰带胯，以胯带膝，以膝带足；对上肢，是以腰带背，以背带肩，以肩带肘，在以肘带手。其二是动作与动作之间的衔接，即"势势相连"，前一动作的结束就是下一个动作的开始，势势之间没有间断和停顿。而"圆活"是在连贯基础上的进一步要求，意指活顺、自然。

3. 虚实分明　要做到"运动如抽丝，迈步似猫行"，首先要注意虚实变换要适当，即肢体各部在运动中没有丝毫不稳定的现象。习练中，下肢以主要支撑体重的腿为实，辅助支撑或移动换步的腿为虚；上肢以体现动作主要内容的手臂为实，辅助配合的手臂为虚。总之，虚实不但要互相渗透，还需在意识指导下变化灵活。

4. 呼吸自然　太极拳练习的呼吸方法有自然呼吸、腹式顺呼吸、腹式逆呼吸和拳势呼吸。以上几种呼吸方法，不论采用哪一种，都应自然、匀细，徐徐吞吐，要与动作自然配合。初学者采用自然呼吸。

【功效作用】

1. 矫正脊柱　太极拳几乎每一式都会用到腰，对脊柱的形态和结构有良好的作用。经常打太极拳，脊柱的活动幅度比较好，骨质疏松的发生率也会较低。

2. 调节呼吸 太极拳可以提高肺组织的弹性，增加胸廓的活动度，同时还会增强肺的通气功能。太极拳，多半是以腹式呼吸为主，呼吸深长均匀，在反复的动作中，腹肌和膈肌经常运动，因此可以增加透气功能。

3. 加强代谢 太极拳对脂类、蛋白质类及无机盐中钙、磷的代谢有良好的促进作用。曾有实验证实，老年人打太极锻炼 5 ~ 30 钟后，血内的胆固醇含量下降，其中以胆固醇增高的老人，下降尤为明显。对动脉硬化的老人进行锻炼前后的代谢研究发现，经过 5 ~ 6 个月锻炼后，老人血中的白蛋白含量增加，球蛋白及胆固醇的含量却明显减少，且动脉硬化的症状也会大大减轻。

4. 改善心血管功能 太极拳的动作可以改善肌肉、关节、呼吸的运动，特别是横膈运动。加强血液和淋巴的循环，减少体内的瘀血现象。太极拳要求"气沉丹田"，也就是说要求气向下沉。通过膈肌和腹肌的收缩与舒张，使腹压不断改变，加快血液的流通，也就改善了血液循环的状况。

5. 调节神经系统功能 太极拳要求"心静""用意"，注意力要集中，对大脑活动有良好的锻炼作用。神经系统调节是支配所有系统与器官活动的枢纽，太极拳要求眼神到上肢、躯干、下肢，要上下不乱，前后连贯，需要良好的支配和平衡能力，无形中调节了神经系统功能。

6. 促进消化预防便秘 太极拳通过中枢神经系统活动能力的提高，改善消化系统的功能。太极拳对胃肠道起到机械刺激的作用，改善消化道的血液循环，促进消化，预防便秘。

具体功法见数字资源。

（三）八段锦

八段锦是中国古代流传下来的一种气功动功功法。八段锦由八节组成，体势动作古朴高雅，故名。八段锦形成于 12 世纪，后在历代流传中形成许多练法和风格各具特色的流派。八段锦具有柔和缓慢、圆活连贯、松紧结合、动静相兼、神与形合、气寓其中的特点。八段锦的体势有坐势和站势两种。坐势练法恬静，运动量小，适于起床前或睡觉前穿衣锻炼。站势运动量大，适于各种年龄、各种身体状况的人锻炼。

【动作要领】

1. 松静自然 松静自然，是练功的基本要领，也是最根本的法则。松，是指精神与形体两方面的放松。静，是指思想和情绪要平稳安宁，排除一切杂念。放松与入静是相辅相成的，入静可以促进放松，而放松又有助于入静，二者缺一不可。自然，是指形体、呼吸、意念都要顺其自然。

2. 准确灵活 准确，是指练功时的姿势与方法要正确，合乎规格。在学习初始阶段，基本身形的锻炼最为重要。灵活，是指习练时对动作幅度的大小、姿势的高低、用力的大小、习练的数量、意念的运用、呼吸的调整等，都要根据自身情况灵活掌握，特别是对老年人群和体弱者，更要注意。

3. 练养相兼 练，是指形体运动、呼吸调整与心理调节有机结合的锻炼过程。养是通过上述练习，身体出现的轻松舒适、呼吸柔和、意守绵绵的静养状态。习练本功法，在求动作姿势工整、方法准确的同时，要根据自己的身体情况，调整好姿势的高低和用力的大小，对有难度的动作，一时做不好的，可逐步完成。对于呼吸的调节，可在学习动作期间采取自然呼吸，待动作熟练后再结合动作的升降、开合与自己的呼吸频率有意识地进行锻炼，最后达到"不调而自调"的效果。

【功效作用】

八段锦柔筋健骨，养气壮力，具有行气活血、协调五脏六腑的功能。现代研究也已证实，八段锦能改善神经体液调节功能和加强血液循环，对腹腔脏器有柔和的按摩作用，对神经系统、心血管系统、消化系统、呼吸系统及运动器官都有良好的调节作用，是一种较好的体育运动。

具体功法见数字资源。

（四）易筋经

相传天竺和尚达摩为传真经，只身东来，一路扬经颂法，后落迹于少林寺。达摩内功深厚，在少林寺面壁禅坐九年，以致石壁都留下了他的身影。易筋经实为明末天台紫凝道人所创，首见于明末潘霡所撰的《卫生要术》中的"易筋经十二势"。易筋经是传统强身壮体功法之一，历史悠久，种类繁多，民间流传极广。

【动作要领】

易筋经要求精神放松，形意合一，意识平静，不做任何附加的意念引导。要求呼吸自然、柔和、流畅，不喘不滞，以利于身心放松、心平气和及身体的协调运动。易筋经动作刚柔相济，虚实相兼，锻炼应循序渐进，持之以恒。练功的时间、次数、姿势的选择及动作的强度等都要因人、因时、因地而异，一般以练功后微微出汗为宜。衣服要宽松适度，以免妨碍锻炼并注意不可因出汗着凉。

【功效作用】

易筋经是推拿练功和强身健体的主要的练功方法之一。易筋经之"易"，是改变、变换，可引申为增强之意；"筋"是指经络、筋骨、肌肉等软组织；"经"，则是指方法。易筋经就是通过特定的方法进行自我调身、调息、调心的锻炼，改变和增强经络、筋骨、肌肉等软组织的功能，同时调整脏腑功能，起到整体自我改善作用，是一种强壮身体的功法。

具体功法见数字资源。

第六节　推拿养生保健

推拿又称"按摩"，古称"按跷"，指运用手和手指的技巧，刺激人体一定部位或穴位，从而达到预防、保健目的的养生方法，是我国传统的摄生保健方法之一。由于推拿养生保健的方法简便易行，平稳可靠，所以受到养生家的重视，并将其作为益寿延年的方法，积累、整理、流传下来，成为深受广大群众喜爱的养生措施。

一、推拿养生保健原则

推拿养生保健主要是通过对身体局部刺激，促进整体新陈代谢，使人体各部分机能协调统一，保持机体阴阳相对平衡，以增强机体的自然抗病能力，达到舒筋活血、健身、防病的效果。

（一）疏通经络，行气活血

由于推拿按摩大多是循经取穴，按摩刺激相应穴位，可使气血循经络运行，防止气血滞留，达到疏通经络，畅达气血之目的。从西医学角度来看，推拿按摩主要是通过刺激末梢神经，促进血液、淋巴循环及组织间的代谢过程，以协调各组织、器官间的功能，提高机体的新陈代谢水平。

（二）调和营卫，平衡阴阳

由于营卫气血流注全身，可贯通表里内外，脏腑肌腠，使全身成为一个协调统一的整体。营卫相通，气血调和，机体皆得其养，则内外调和，阴平阳秘。推拿养生就是依据中医理论原则，结合具体情况而分别运用不同手法，以柔软、轻和之力，循经络、按穴位，施术于人体，通过经络的传导来调节全身，借以调和营卫气血，增强机体健康。从西医学角度来看，推拿按摩后血液循环加快，皮肤浅层的毛细血管扩张，肌肉放松，关节舒利，被施术部分温暖舒适，全身轻松、身心愉快，使人精神振奋，消除疲劳，持之以恒，对保证身体健康具有促进作用。

二、推拿养生基本手法

常用的基本手法可分为摆动类、摩擦类、叩击类、按压类、捏拿类和活动关节类、小儿推拿手法等，每一类手法其作用各不相同，临床上可根据具体的养生需要，选用不同的养生方法。

（一）摆动类手法

摆动类手法是指通过腕部有节奏的摆动，使压力轻重交替地呈脉冲式持续作用于机体的一类手法，包括有一指禅推法、揉法、揉法等。

1. 一指禅推法 将拇指指端、指腹或桡侧偏峰置于体表，运用腕部的来回摆动带动拇指指间关节的屈伸，使压力轻重交替、持续不断地作用于治疗部位上。本法适用于全身各部穴位，具有活血通络、行气止痛、调和营卫、缓解痉挛、健脾和胃、调节脏腑功能的作用，常用于颈椎病、肌肉痉挛、麻木不仁、头痛、失眠、高血压、胃脘痛等。

2. 揉法 用手掌尺侧面的背部及掌指关节背侧突起处，在操作部位做来回翻掌、旋转的动作。本法适用于肩部、腰背及四肢等肌肉丰厚的部位，具有祛风散寒、通经活络、活血止痛、缓解痉挛等作用，治疗疼痛、肢体麻木瘫痪、肌肤不仁、软组织损伤等引起的运动功能障碍。

3. 揉法 以指、掌、掌根、小鱼际、四指近侧指间关节背侧突起、前臂尺侧肌群肌腹或肘尖为着力点，在治疗部位带动受术皮肤一起做轻柔缓和的回旋动作，使皮下组织层之间产生内摩擦的手法。根据着力部位的不同，又可以分为中指揉法、拇指揉法、掌揉法、掌根揉法、小鱼际揉法、膊揉法、肘揉法、拳揉法等。本法用于全身各部，具有消积导滞、活血化瘀、消肿止痛、舒筋通络等作用，适用于头痛、眩晕及外伤引起的红肿疼痛等。

（二）摩擦类手法

摩擦类手法是以在肌肤表面摩擦的方式进行的一类手法，包括摩法、擦法、推法、搓法、抹法等。

1. 摩法 用食指、中指、无名指指面或大鱼际肌腹或手掌面，着力于一定治疗部位，通过肩关节在前外方向的小幅度环转，使着力面在治疗部位做有节奏的环形平移摩擦的手法。根据着力面不同，可分为指摩法、鱼际摩法与掌摩法。本法常用于胸腹、胁肋部，其作用是急摩为泻，缓摩为补，可理气和中、消积导滞、活血祛瘀、解除痉挛、松解粘连，用于外伤肿痛等。

2. 擦法 用手掌紧贴皮肤，稍用力下压并做上下方向或左右方向直线往返摩擦，使之产生一定的热量，称为擦法，有掌擦、鱼际擦和指擦之分。本法适用于全身各部位，其作用是宽胸理气、健脾和胃、舒筋活络、消肿止痛、祛风散寒等，用于胸闷、胃肠疾患、腰背疼痛、风湿痹痛及软组织损伤等。

3. 推法 用指、掌、拳、肘面等部位紧贴治疗部位，运用适当的压力，进行单方向直线移动的手法。本法适用于全身各部位，其作用是理筋活络、消肿止痛、宽胸理气、镇静安神，治疗肩背痛、腰腿痛、肢体麻木、胸胁胀痛、胸闷不舒、头痛、失眠等病证。

4. 搓法 用双手掌面着力，对称地夹住或托抱住患者肢体的一定部位，双手交替或同时相对用力做相反方向来回快速搓揉，并同时做上下往返移动，称为搓法。本法常用于腰背、胸胁或四肢部，以上肢最为常用。其作用是疏经通络、散结开郁、调和气血，用于肩背痛、腰背痛、肌肤麻木、胸胁胀痛等。

5. 抹法 用拇指指腹或手掌面紧贴皮肤，略用力做上下或左右缓慢的往返移动。本法常用于头面部及颈项部，具有开窍醒神、镇静明目、宽胸理气、通络止痛之功，适用于高血压、头痛、眩晕、面瘫、胸胁胀痛等。

（三）叩击类手法

叩击类手法是以拍击的方式作用于机体，或使机体产生振动感应的一类手法，常见的包括拍法、击法等手法。

1. 拍法 用拇指腹或手掌腹面着力，五指自然并拢，掌指关节微屈，使掌心空虚，然后以虚掌做节律地拍击治疗部位，称为拍法。临床上常分为指拍法、指背拍法和掌拍法3种。本法用于四肢、腰背部及下肢，具有舒筋活络、调和气血、解痉止痛的作用，适用于四肢麻木不仁、偏瘫、腰背疼痛、风湿痹痛及肌肉痉挛等。

2. 击法 用拳、指尖、手掌侧面、掌根或桑枝击打一定部位或穴位上，称为击法。本法适用于全身各部，以头顶、肩背、腰臀、四肢多用，有舒筋通络、缓解痉挛、消瘀止痛等功效。临床配合其他手法治疗各种痹证、痿证、筋伤、关节疼痛、颈椎病、肩周炎、肌肉劳损、退行性脊柱炎、腰椎间盘突出症、失眠、抑郁等。

（四）挤压类手法

挤压类手法是指术者用指、掌或肢体的其他部位按压或对称性挤压体表的一类手法，常用方法包括按法、捏法、拿法等。

1. 按法 术者以指、掌、肘尖着力，先轻渐重，由浅而深反复按压治疗部位的手法。本法可分为拇指按法、中指按法、掌根按法、掌按法、肘按法，具有理气和中、开通闭塞、活血止痛的作用，适用于治疗胃脘痛、腰背痛、头痛、眩晕及风湿痹痛、肢体麻木等。

2. 捏法 指用拇指和食指、中指相对，夹提皮肤，双手交替向前捻搓的手法。本法具有舒筋通络、行气活血、镇静明目的作用，适用于肌肉痉挛疼痛、头痛、眩晕等病证。

3. 拿法 指用拇指和食指、中指，或用拇指和其余四指的指腹，或全掌缓缓地相对用力，将治疗部位夹持、提起，并同时捻搓揉捏的手法。本法多用于颈项部、肩部及四肢部，具有活血通络、祛风散寒、缓解痉挛等作用，适用于颈椎病、肩周炎、肌肉痉挛疼痛、关节疼痛等。

（五）振动类手法

术者以较高频率的节律性轻重交替刺激，持续作用于人体的手法称为振动类手法。本类手法主要包括抖法、振法等。

1. 抖法　指用双手或单手握住患肢远端做小幅度的上下连续颤动，使关节产生疏松感的手法。本法具有舒筋活络、调和气血、滑利关节、消除疲劳的作用，可用于上下肢麻木瘫痪、四肢肌肉痉挛疼痛、肩周炎等。

2. 振法　指用中指端或手掌按压在治疗部位上做连续不断有节律的颤动，使治疗部位发生幅度很小而速度较快振动的手法。本法用于脘腹部，具有理气和中、祛瘀消积、解痉止痛的作用，适用于消化不良、胃肠功能紊乱等胃肠疾患及肌肉痉挛疼痛等。

（六）活动关节类手法

活动关节类手法指对患者的肢体关节进行屈伸、内收、外展、旋转、牵拉等的一类手法，其形式可根据关节的结构特点和病证治疗的需要选用。操作时，患者肌肉要尽量放松，活动关节的幅度、力量要恰当。不可突然强力扳拉，以免引起损伤。该类手法包括摇法、拔伸法、扳法等手法，因该法对操作者专业要求较高，故需专业人员操作。

（七）小儿推拿手法

小儿推拿与成人推拿不同，应根据小儿的生理、病理特点施以适当的推拿手法，常用手法有推法、清法、退法、运法、拿法、揉法、摩法、捏法等。小儿肌肤娇嫩、腠理疏松、形气未充，因此在操作过程中手法要轻柔和缓、均匀持久，切忌用力过大过猛。在推拿的过程中可加用润滑剂，防止皮肤受损。小儿推拿可用于小儿腹泻、疳积、小儿麻痹后遗症、遗尿、五迟五软、支气管哮喘等病证。

（八）注意事项

推拿每次以20分钟为宜。为了加强疗效，防止皮肤破损，在施术时可选用一定的药物作润滑剂，如滑石粉、香油、按摩乳／油、精油等。若局部皮肤破损、溃疡、骨折、结核、肿瘤、出血等，禁止在此处做推拿保健。推拿后有出汗现象时，应注意避风，以免感冒。此外，在过饥、过饱、酗酒或过度疲劳时，不宜保健推拿。

三、传统保健按摩

1. 揉太阳　用两手中指端，按两侧太阳穴旋转揉动，先顺时针转，后逆时针转，各10～15次。具有清神醒脑的作用，可以防治头痛头晕、眼花、视力下降。

2. 按双眉　用双手拇指关节背侧按摩双眉，自眉头至眉廓，经攒竹、鱼腰、鱼尾、丝竹空等穴。做时可稍稍用力，自己感觉略有酸痛为度，可连续按摩5～10次，有明目、醒神之功。

3. 熨目　两手相摩擦，搓热后，将手掌放于两眼之上，称为"熨目"。反复熨眼 3 ～ 5 次，再用食、中、无名指轻轻按压眼球，稍停片刻。做熨目，宜在黎明时分，具有养睛明目的作用。

4. 摩耳　两手掌按压耳孔，再骤然放开，连续做十几次。然后用双手拇指、食指循耳郭自上而下按摩 20 次。再用同样方法按摩耳垂 30 次，以耳部感觉发热为度。常做此法，可增强听力，清脑醒神。

5. 擦颈劳　颈劳位于颈项部，第三颈椎棘突下旁开 0.5 寸。双手搓热，以拇、食指捏揉颈劳穴，再以全掌交替擦颈项部 30 次。颈项是人体经脉通往头部和肢体的重要通道。每日常行此法有舒筋活络、消除颈部疲劳、防治颈椎病、血管性头痛、脑血管病的功效。

6. 揉肩井　肩井位于肩部，当大椎穴（督脉）与肩峰连线的中点取穴，手足少阳、阳维之交会穴。以双手全掌交替揉摩双肩，以拇、食、中指拿捏肩井，每日 20 ～ 30 次。此法具有缓解颈部疲劳，防治肩周炎、颈椎病的作用。

7. 摩腹　用手掌面按在腹上，先以顺时针方向，再以逆时针方向，各摩腹 20 次。立、卧位均可；饭后，临睡前均可进行。饭后摩腹，有助于消化吸收；临睡前摩腹，可健脾胃、助消化，并有安眠作用。

8. 搓劳宫　以双手掌心相对，顺时针搓压劳宫穴 30 次；再用一手的拇、食指相对搓另一只手的手指，从指根向指尖，五指依次一遍，再用一手掌擦另一只手的手背，双手交替进行；最后将两手掌心劳宫穴相互搓热为止。劳宫为心包经的荥穴，每日常行此法，可起到养心安神、调和内脏、活血润肤等功效。

9. 按肾俞　先将双手搓热，再以手掌上下来回推拿肾俞穴 50 ～ 60 次，两侧同时或交替进行。此法可于睡前或醒后进行，也可日常休息时操作。每日用双手摩腰部，使腰部发热，可以强肾壮腰，防治肾虚腰痛等腰部疾患。

10. 摩涌泉　先将两手互相搓热，再用左手手掌按摩右足涌泉穴，右手手掌按摩左足涌泉穴，可反复擦搓 30 ～ 50 次，以足心感觉发热为度。此法适宜在临睡前或醒后进行。若能在操作前以温水泡脚，然后再实施，则效果更佳，此手法具有调肝、健脾、安眠、强身的作用。

第七节　艾灸养生保健

艾灸养生保健是指在中医经络、腧穴理论的指导下，在身体某些特定穴位上施灸，以达到和气血、调经络、养脏腑、益寿延年的目的，这种养生方法又称之为保健灸法。《扁鹊心书·须识扶阳》说："人于无病时，常灸关元、气海、命门、中脘，虽未得长生，亦可保百年寿也。"保健灸不仅用于久病体虚之人的防病治病，健康人亦可用于强身保健，是我国独特的养生方法之一。

一、艾灸养生保健原则

保健灸的主要作用是温通经脉，行气活血，培补先天、后天，调和阴阳，从而达到强身、防病、抗衰老的目的。

1. 温通经脉，行气活血　气血运行具有得温则行、遇寒则凝的特点。灸法其性温热，可以温通经络，促进气血运行。

2. 培补元气，预防保健　因艾为辛温阳热之药，以火助之，两阳相得，可补阳壮阳，真元充足，则人体健壮，故艾灸有增补元气、预防疾病之功效。

3. 健脾益胃，培补后天　灸法具有补益脾胃、强壮后天的作用，在中脘穴施灸，可以温运脾阳，补中益气。常灸足三里，即可促进消化系统功能，增加人体对营养物质的吸收，以濡养全身，亦可达到防病治病、抗衰防老的效果。

4. 升举阳气，密固肌表　灸法有升举阳气、密固肌表、抵御外邪、调和营卫之功，常用于气虚下陷、卫阳不固之证。

二、艾灸方法

（一）艾灸的常用方法

艾灸法从形式上可分为艾条灸、艾炷灸、温针灸及温灸器灸 4 种方法，其中保健灸以艾条灸最为常用。近年温灸器灸因其简单、便捷也逐渐进入家庭。

1. 艾条灸法　使用特制的艾条在穴位上熏灸或灼烫的方法。常用的包括温和灸、回旋灸和雀啄灸。

（1）温和灸。将艾条一端点燃后，对准穴位，距穴位所在皮肤 2～3cm 进行熏灸，以穴位处产生温热而不感到灼热为度。此法适用于各种病证。

（2）回旋灸。将点燃后的艾条对准穴位或患部熏灸，患者感到温热后，就将艾条缓慢地来回移动或做环形移动，扩大温热刺激的范围。适用于风湿痹痛、面神经麻痹及病损表浅而面积大者的皮肤病等。

（3）雀啄灸。将燃着的艾条对准穴位，像鸟雀啄食一样，有节奏地一起一落，出现热烫感觉就抬起。如此反复多次，给予穴位多次短暂的热刺激。常用于治疗小儿疾病、急救晕厥等。

2. 艾炷灸法　将艾炷放在穴位上施灸的方法，可分为直接灸和间接灸。

（1）直接灸。将艾炷直接放在穴位上施灸，待艾炷快燃尽时，即患者感到烫时，立刻换一个艾炷点燃，每燃一个艾炷叫一壮。根据病情决定施灸壮数，并根据穴位所在的部位，酌情选用大小适宜的艾炷。头部宜用麦粒大小的艾炷，腹部宜用大一些的艾炷。

（2）间接灸。灸时隔以姜片、蒜片、盐粒等点燃施灸的方法。隔姜灸多用于阳虚证，如体弱或动则气喘、出汗、无力等；隔蒜灸多用于治疗外科疾患如疖肿初起等；隔盐灸常用于治疗虚脱等。

3. 温针灸法 温针灸法一种是针、灸并用的方法，先将针刺穴位，得气后，取 2 ～ 3cm 长的艾段，套在针柄上，点燃其下端，使艾条的热通过针体传到穴位。

4. 温灸器灸法 温灸器是一种专门用于施灸的器具，用温灸器施灸的方法称为温灸器灸，常用的有温灸架、温灸筒、温灸盒 3 种类型。

（二）艾灸的常用穴位

1. 足三里 为强壮要穴。位于小腿前外侧，当犊鼻下 3 寸，距胫骨前缘外开一横指。简易取穴：用自己的掌心盖住自己的膝盖骨，五指向下，中指尽处便是此穴。常灸足三里，可健脾益胃，促进消化吸收，强壮身体，中老年人常灸足三里还可预防中风。用艾条、艾炷灸均可，时间可掌握在 15 ～ 20 分钟，以穴处稍红为度。养生家还主张常在此穴施瘢痕灸，使灸疮延久不愈，可以强身益寿。

2. 神阙 位于当脐正中处。神阙为任脉之要穴，具有补阳益气、温肾健脾的作用。可采用艾条温和灸，每次灸 10 ～ 15 分钟，每日 1 次，灸 10 次后停 10 ～ 20 天，然后再灸。也可用间接灸法，如将盐填脐心上，置艾炷灸之，有益寿延年之功。

3. 中脘 位于腹正中线脐上 4 寸处，为强壮要穴，具有健脾益胃、培补后天的作用。一般可用艾条温和灸、艾炷直接灸、艾炷隔姜灸，每次灸 10 ～ 20 分钟，艾炷灸 5 ～ 7 壮，隔日 1 次。

4. 膏肓 位于第四胸椎棘突下旁开 3 寸处，常灸膏肓穴，有强壮作用。常用艾条灸 15 ～ 30 分钟，或艾炷灸 7 ～ 15 壮。

5. 涌泉 脚趾卷屈，在前脚掌中心凹陷处取穴，此穴有补肾壮阳、养心安神的作用。常灸此穴，可健身强心、益寿延年，一般可灸 3 ～ 7 壮。

6. 关元 在下腹部，前正中线上，当脐中下 3 寸。关元为养生保健、强壮体质的要穴，也是老年人常用的保健灸穴。艾条温和灸每次施灸 10 ～ 20 分钟，以灸至局部皮肤红晕发热为度，每周灸 1 ～ 2 次，秋冬季也可每日连续灸；亦可艾炷隔姜灸。此法唯孕妇不宜使用。

7. 气海 在下腹部，前正中线上，当脐中下 1.5 寸，为人体强壮保健要穴。常灸能培补元气，调理气机，对真元之气不足，下焦气机失调所致的腹泻、阳痿、遗精、月经不调均可调理。艾条温和灸每次灸 10 ～ 20 分钟至小腹温热、皮肤潮红为止。每天艾灸 1 次，能调整和提高人体免疫功能，增强人的抗病能力。

8. 三阴交 在足内踝尖上 3 寸，胫骨内侧面后缘。本穴为足三阴经交会穴，主治肝、脾、肾三脏的疾病，为滋阴养血的要穴，有健脾和胃、补益肝肾、调经血、主生殖的作用。常用艾条温和灸和雀啄灸每次 20 ～ 30 分钟，每日 1 次，至少连续灸 1 个月；亦可艾炷直接灸，每次 5 ～ 10 壮，隔日或每周 1 次，连续 1 ～ 3 个月。

（三）艾灸的注意事项

1. 艾灸的禁忌证　应尽量避免在头面部或重要脏器、大血管附近的穴位施灸或选择适宜的灸法，特别不宜用艾炷直接灸。另外，孕妇少腹部禁灸；凡高热、大量吐血、中风闭证及肝阳上亢头痛症，一般不适宜用灸法；对于过饱、过劳、过饥、醉酒、大渴、大惊、大恐、大怒者，慎用灸法。

2. 不良反应及处理措施　实施艾灸过程中可能出现胸闷、心慌、晕厥，皮肤瘙痒、刺痛、水疱等不良反应。应以受术者的病情、年龄、体质等决定施灸量的多少。如出现晕灸现象，应立即停止艾灸，让受术者平卧于空气流通处，松开领口，给予温开水，闭目休息即可。对于猝倒神昏者，可以针刺水沟、十宣、中冲、涌泉、百会、气海、关元、太冲、合谷等穴以急救。如施灸后皮肤出现红晕是正常现象，若艾火热力过强，施灸过重，皮肤易发生水疱。如果水疱较大用消毒针刺破后消毒，防止感染，数日内可痊愈，1 个月内局部可能留有色素沉着。

三、常见病艾灸方法

1. 感冒　常由外感风寒，客于肺卫，以鼻塞、流涕、喷嚏、头痛、恶寒、发热、苔薄白、脉浮等为主要表现。

主穴：风池、大椎、曲池、合谷、尺泽。

配穴：风寒加风门、肺俞、列缺；气虚加足三里；身痛加大杼；腹痛、腹泻加神阙。

灸法：艾条温和灸每穴每次灸 20 ～ 30 分钟，灸至局部皮肤潮红为度，每日 1 ～ 2 次，3 日为 1 个疗程。艾炷隔姜灸每穴每次灸 5 ～ 7 壮，每日 2 ～ 3 次，3 日为 1 个疗程。

2. 面瘫　常由风寒外袭，入中面部经络，以一侧面部肌肉瘫痪、额纹消失、眼裂增大、露睛流泪、鼻唇沟变浅、口角歪向健侧为主要临床表现。本病相当于西医的周围性面神经麻痹。

主穴：翳风、颊车、地仓、合谷、阳白。

配穴：风邪胜者加灸太阳、风池；气虚者加灸足三里。

灸法：艾炷隔姜灸或隔蒜灸每穴每次灸 5 ～ 7 壮，每日 1 次，7 次为 1 个疗程；艾条温和灸每穴每次灸 6 ～ 15 分钟，每日 1 次，10 次为 1 个疗程。

3. 泄泻　亦称腹泻，常由脾胃虚弱、湿邪内盛而致，以排便次数增多、粪便稀薄为临床表现。

主穴：天枢、足三里。

配穴：胃脘胀痛者加中脘、内关；湿盛者加上巨虚、阴陵泉；脾胃虚弱者加脾俞、公孙、气海；命火虚弱者加命门、肾俞、关元、神阙；肝木乘脾者加脾俞、太冲。

灸法：艾条温和灸或回旋灸每穴每次灸 30 分钟，每日 1 次，10 日为 1 个疗程；艾炷隔姜灸每穴每次灸 5 ～ 7 壮，每日 1 次，10 日为 1 个疗程。

4. 痛经 以月经期前后或月经期中发生周期性小腹疼痛或痛引腰骶为主要临床表现。多因体质素弱，气血不足，冲任失调，胞宫失养，复因情志失调、或经期受寒饮冷，以致经血滞于胞宫而成。本病相当于西医的原发性痛经。

主穴：中极、气海、三阴交。

配穴：气血亏虚加脾俞、胃俞；肝肾不足加肝俞，肾俞；寒凝加归来、地机；气滞加肝俞、太冲。

灸法：艾条温和灸每穴每次灸 15 ～ 20 分钟，每日 1 次，5 次为 1 个疗程。于月经前 5 天开始施灸，灸至月经来潮，连灸 3 个疗程；艾炷隔姜灸，艾炷如枣核大，每次每穴灸 5 ～ 7 壮，每日 1 次，5 次为 1 个疗程。

5. 膝痹 常因膝关节周围软组织慢性劳损、肝肾不足、外邪痹阻经脉所致。不通则痛，不荣则痛，以膝关节疼痛、肿胀、活动受限为主要临床表现。活动或天气变化时疼痛加重，常反复发作。本病相当于西医学的膝关节骨性关节炎。

主穴：局部压痛点。

配穴：血海、梁丘、犊鼻、膝眼，阴寒重者加阴陵泉、足三里。

灸法：艾条温和灸每穴每次艾灸 15 ～ 20 分钟，以灸后穴位局部皮肤潮红为度，每日 1 次，10 次为 1 疗程；隔姜灸每穴每次艾灸 7 ～ 10 壮，每日 1 次，10 次为 1 疗程。

6. 颈痹 常因督脉劳损、气血不足、感受外邪等导致经脉痹阻，以项部疼痛麻木，连及头、肩、上肢，颈部活动受限，并可伴有眩晕等为主要表现。本病相当于西医的颈椎病。

主穴：颈部压痛点、颈夹脊、大椎、肩井。

配穴：督脉劳损者加命门、腰阳关；气血不足者加足三里、神阙；风寒盛者加风门、肺俞；气滞血瘀者加膈俞。

灸法：艾条温和灸每穴每次艾灸 15 ～ 20 分钟，以灸后穴位局部皮肤潮红为度，每日 1 次，10 次为 1 疗程；隔姜灸每穴每次艾灸 7 ～ 10 壮，每日 1 次，7 次为 1 疗程；温盒灸法每次每部位灸 20 ～ 30 分钟，1 次可艾灸数穴，每日 1 次，7 次为 1 个疗程。灸法对颈椎病的颈型、神经根型、椎动脉型疗效较好，同时要劳逸结合，减少颈部劳损，防风寒，配合颈部功能锻炼。

7. 腰痛 常因肝肾不足、外邪侵袭、经脉气血痹阻所致，以腰部及腰骶部的慢性疼痛时轻时重、缠绵不愈，休息可缓解、劳累后加重、有固定压痛点为临床表现。本病相当于西医学的慢性腰肌劳损。

主穴：腰部压痛点、腰夹脊穴。

配穴：肝肾不足者加肾俞、志室；阳虚者加命门、腰阳关；寒湿重者加大肠俞、气海俞。

灸法：艾条温和灸每次选取 2 ～ 4 穴，每穴每次艾灸 15 ～ 20 分钟，以灸后穴位局部皮肤潮红为度。每日 1 次，10 次为 1 个疗程；隔姜灸每穴每次艾灸 5 ～ 7 壮。每次选取 3 ～ 4 穴，每日 1 次，7 次为 1 个疗程。

8. 失眠　又称"不寐"，是以不易入睡为特征的一类病证。轻者入睡困难，有睡而易醒，有醒后不能再睡，亦有时睡时醒等，严重者则整夜不能入睡。常伴有头痛、头昏、心悸、健忘、多梦等症。本证多见于西医学的神经衰弱、神经官能症及贫血等疾病中。

取穴：三阴交、神门、心俞、百会、内关、足三里。

灸法：艾炷隔姜灸每穴每次可用黄豆大小的艾炷灸 5 ～ 10 壮，每晚 1 次，5 次为 1 个疗程；艾条温和灸每穴每次灸 6 ～ 15 分钟，每晚 1 次，10 次为 1 个疗程。

第八节　刮痧养生保健

刮痧是以中医经络腧穴理论为指导，通过特制的刮痧器具和相应的手法，蘸取一定的介质，在体表进行反复刮动、摩擦，使皮肤局部出现红色粟粒状，或暗红色出血点等"出痧"变化，从而达到活血透痧、防治疾病目的的一种中医保健方法。

一、刮痧养生保健原则

1. 调整阴阳　刮痧通过刺激体表的经络穴位，改善和调整脏腑功能，从而促进机体的阴阳平衡。

2. 疏通经络　刮痧通过工具和力的作用，起到温煦经络且疏血散滞的作用，从而疏通经络，畅达气血。

3. 活血止痛　刮痧改善了刮拭组织周围的血液循环，增加组织血流量，提高局部组织痛阈，从而起到活血止痛、祛瘀生新的作用。

二、刮痧方法

（一）刮痧的器具

刮痧的工具包括刮痧板和刮痧介质，凡是边缘比较光滑的物体，都可以当作刮痧板。目前多选用水牛角、玉石、砭石。古人常用水、麻油、桐油、猪脂等具有润滑作用的物质及药剂作为刮痧介，目前多用刮痧油和美容刮痧乳。

（二）刮痧的基本方法

1. 刮痧板握持方法　单手握板，将板放置掌心，一侧由拇指固定，另一侧由食指和中指固定，也可由拇指以外的其余四指固定。刮痧时利用指力和腕力调整刮痧板角度，使刮痧板与皮肤之间夹角约45°，以肘关节为轴心，前臂做有规律的移动。

2. 刮痧常用体位 患者取舒适体位，腰背部刮痧一般取俯卧位，面部、颈肩部、上肢一般取坐位。

3. 刮痧的顺序 指对人体进行保健刮拭时，所选择刮拭部位的顺序。刮痧顺序总原则是从上向下，先头面后手足，先背腰后胸腹，先上肢后下肢，逐步按顺序刮痧。一般先刮颈项部，再刮脊柱两侧，然后再刮胸腹及四肢部位；面部应循轮匝肌走向，颈项部注意避开颈动脉窦；胸腹部乳头禁刮。

4. 刮痧的力度与时间 刮痧的力度、时间与受术者的年龄、性别、体质、病情状况以及出痧程度等因素有关，刮痧板接触皮肤，力量适中，以受术者可承受为度，做单方向的均匀刮拭，每一个方向刮 15 ～ 30 次，范围较大则每一部位刮拭 3 ～ 5 分钟，治疗性刮痧或局部保健 20 ～ 30 分钟，全身整体保健刮痧 40 ～ 50 分钟为宜。部分受术者不易出痧，不可强求出痧。出痧者 3 ～ 5 天痧退，痧退后方可在原部位进行再次刮拭。

（三）刮痧的注意事项

1. 一般事项 刮痧时应避风、注意保暖，以防刮痧时皮肤局部汗孔开泄，风邪袭人，加重病情。出痧后饮一杯温水，并休息 15 ～ 20 分钟。出痧后 30 分钟以内忌洗浴，不要刻意追求出痧。刮痧部位的痧斑未退之前，不宜在原处进行再次刮拭出痧。

2. 禁忌证 危重病证禁用刮痧，如急性传染病、重症心脏病、高血压、中风、出血倾向性等疾病；刮治部位的皮肤有疖肿、破损、疮痈、斑疹、皮下不明原因包块、急性扭伤、创伤或骨折部位、浮肿部位、严重过敏者禁用刮痧。妊娠妇女的腹部和腰骶部，妇女经期下腹部、面部均不宜刮痧。

3. 晕刮处理 在刮痧过程中，患者出现头晕、目眩、心慌、冷汗、面色苍白、四肢发凉、恶心欲吐或神昏跌倒等现象称为晕刮。多因患者精神过度紧张或对疼痛特别敏感，空腹、过度疲劳，或刮拭时间过长，刮拭部位过多所致。因此，以刮痧进行养生保健时，刮拭部晕刮时应立即停止刮拭，迅速让患者平卧，取头低脚高位，让患者饮用温糖水，注意保温，及时点按人中穴，用刮痧板按揉患者百会、内关、足三里、涌泉等穴，静卧片刻即可恢复。

三、常见病刮痧方法

1. 痧症 多发于夏秋两季，微热恶寒，头昏、恶心、呕吐，胸腹或胀或痛，甚则上吐下泻，多起病突然。取背部脊柱两侧自上而下刮治，如见神昏可加用太阳、印堂穴。

2. 中暑　督脉从颈部正中线往下刮到腰椎。膀胱经从枕骨下方两侧发际凹陷处往胸椎与肩胛骨中线刮到腰部。

3. 感冒　先刮擦前额、太阳穴，然后刮背部脊柱两侧，也可配刮肘窝、肩窝，如有呕恶者加刮胸部。

4. 头昏脑胀　取颈背部顺刮。配合刮治或按揉太阳穴等。

5. 失眠　刮头顶的百会穴（由前向后）、神门、涌泉穴等效果显著。

6. 发热咳嗽　取颈部向下至第四腰椎处顺刮，同时刮治肘部、曲池穴。如咳嗽明显，再刮治胸部。

7. 风热喉痛　取第 7 颈椎至第 7 胸椎两旁（蘸盐水）刮治，并拧提颈部前两侧肌肉（胸锁乳突肌）约 50 次。

8. 呕吐　取脊柱两旁自上而下至腰部顺刮，如伤食所致呕吐腹泻，取脊椎两侧顺刮；如胸闷、腹胀剧痛，可在胸腹部刮治。

9. 腹痛　取背部脊柱旁两侧刮治，也可同时刮治胸腹部。

10. 疳积　取长强穴至大椎穴处刮治。

11. 小腿痉挛疼痛　取脊椎两旁（第 5 胸椎至第 7 腰椎）刮治，同时刮治腘窝。

12. 风湿痹痛　取蜂房 100g，用酒浸 3 日后，蘸酒顺刮颈、脊柱两旁，同时取腘窝、肘部或痛处进行刮治，每日两次。

第三章　中医药常识

第一节　中医诊治疾病的基本特点

中医对疾病的诊断和防治，有不同于西医的一些基本特点，如四诊合参、三因制宜、综合调治，这些特点也是中医对疾病和生命认识的蕴含哲学智慧的优点。

一、四诊合参

"望、闻、问、切"是中医诊断疾病的 4 种主要方法，尤其是把脉望舌，成为中医的特色形象而众所皆知。所谓四诊合参，是指中医医生在临证时要全面收集望、闻、问、切四诊资料，运用中医理论指导，作出疾病病因和病机的分析诊断，谓之辨证。

四诊是获取病情资料的 4 种方法，它们各自有其侧重点，具有一定的局限性，诊断时需四诊互参又不能彼此取代。只有全面地应用四诊，系统地收集诊断所需要的各方面资料和信息，为辨证提供尽可能完整的依据，才能保证诊断结论的正确性。在临床实践中，通常在询问病情的同时，也闻其语音，望其神色形态，并察舌切脉，触按肌肤。避免出现"一望即知"或"三指定乾坤"的做法，违背四诊合参原则。

四诊合参是识别假象、去伪存真的重要保证。疾病的表现错综复杂、变化万千，尤其在疾病危重阶段，不仅寒热并见，虚实夹杂，还可见虚假的表现。在这种情况下，如果我们片面相信某一诊法的决定性作用，先入为主，就容易被假象所迷惑，做出错误诊断。

四诊合参是正确诊断的前提。要认识疾病的本质，就必须对四诊获得的感性材料在头脑中进行反复的思考，由此及彼，由表入里，去伪存真，分析综合，判断推理，准确辨证。这是一个完整的思维加工过程，只有四诊，没有合参，就等于只有感知，没有综合判断，认识仍停留于感性阶段，没有上升到理性阶段，这个认识过程就没有完成。

在临床中，有很多患者对中医四诊的认识有失偏颇，在看诊时不愿意回答医生的问诊问题，而是要求中医医生仅凭"把脉"就看出自己是什么病证，这种认识是对中医"四诊合参"的特点认识不够全面、科学所致。

二、三因制宜

三因制宜即因时、因地、因人制宜，是指临床治病时应根据时令、地理、个体等特点，制定适宜的治疗方法。"人以天地之气生，四时之法成"，故自然界时令气候、地域环境都可对人产生影响，使其在生理病理上表现出一定的时空特性。因此，在治疗疾病时，除应遵循治病求本原则外，还应结合发病的时间、地域，拟定适宜的治法方药。此外，患者的性别、年龄、体质等均对疾病有一定影响，故治疗时应根据患者个体差异综合分析、区别对待，做到因时、因地、因人制宜，只有这样才能更好地贯彻治病求本，保证治疗的准确性。

（一）因时制宜

因时制宜是指根据时令气候特点、时间节律，制定适宜方药的治疗原则。人与自然存在相通应的关系，自然界的季节变迁、昼夜更替、日月运行等都会对人产生影响，使其在生理病理上出现节律性变化。因此，治疗疾病时亦应考虑时间因素，根据时令气候特点对治疗方药加以调整，并注意不同时间条件下的治疗禁忌。以季节而言，随着春、夏、长夏、秋、冬季节的更替，可以表现出特定的气候特点，在论治四时外感病证时，应根据四时气候特点对治疗用药加以调整。例如，同样是外感风寒，发生在冬天，气候寒冷，阳气闭藏，腠理固密，故可用较为峻猛的解表药发汗解表；发生在春季，阳气升发，腠理开泄，故应避免发汗峻剂，可用较为平和的解表药；发生在夏季，天气炎热，即便外感风寒，亦可不用麻桂之剂，可选用清暑解表益气之品；发生在长夏，还应结合长夏多湿，酌加化湿药物；秋季外感风寒多兼燥邪，故宜清宣润燥，不宜耗损津液。此外，随着季节更替，自然界有阴阳之气消长变化，春夏阳气升发，秋冬阳气敛藏，在治疗时也应注意人体阴阳气血变化特点。《素问·六元正纪大论》云："用寒远寒，用凉远凉，用温远温，用热远热，食宜同法。"即是说在秋冬寒冷的季节应避免过用寒凉，在春夏温热的季节应避免过用温热，饮食药物皆要顺应自然界阴阳变化规律，切勿违反自然规律。以月令而言，随着月圆、月缺的周期性变化，人体气血亦出现相应的节律变化。月圆时气血旺盛，月缺时气血衰少，故治疗时应考虑月相盈亏圆缺变化规律。《素问·八正神明论》云："月生无泻，月满无补，月郭空无治，是谓得时而调之。"即是说根据月亮盈亏变化对治疗补泻进行调整，月满时侧重于泻，月缺时侧重于补。按照月节律施治，在妇科月经病治疗及针灸学中较为常用。以昼夜而言，随着昼夜的更替，人体阴阳亦出现类似四时的节律变化。白昼阳长阴消，夜间阴长阳消，治疗时应考虑昼夜的阴阳属性。此外，按照针灸学"子午流注"学说，昼夜十二时辰中，每个时辰对应着一条经脉，该时辰即为该条经脉及所属脏腑功能最旺时。根据时辰与脏腑、经络的对应关系，可以采用择时治疗。

（二）因地制宜

因地制宜是指根据地理环境特点，制定适宜方药的治疗原则。不同的地域、地势、气候、物候、水土，人们的饮食、生活习惯、环境有别，造成其生理病理上诸多差异，因而治疗疾病要结合地域因素，做到因地制宜。同一种病，地域不同，在治疗时可采用不同治法，这一原则在《内经》中概括为"异法方宜"。以感冒为例，江南及两广一带，气候温暖潮湿，人们腠理疏松，感受风邪而致感冒，以风热居多，常采用桑叶、菊花、薄荷之类的药以辛凉解表；而西北地区，天寒地燥，人们腠理闭塞，感受风邪所致感冒，以风寒为多，常以麻黄、桂枝、羌活之类辛温解表。即便同样冬季感寒，发为风寒证，治以辛温解表，对生活在江南、两广一带的患者，多用荆芥、防风等平和药物；而对生活在西北、东北的患者，多用麻黄、桂枝方可发汗，使表邪得散。此外，由于地域环境因素的不同，某些疾病的发生与地域密切相关，如地方性甲状腺肿、大骨节病等。因而，在治疗时必须针对疾病不同的本质实施适宜的方法和治疗手段。

（三）因人制宜

因人制宜是指根据患者年龄、性别和体质特点，制定适宜方药的治疗。

1. 年龄　人体的生理功能和气血精液盛衰，随着年龄变化而有所不同。因此，治疗用药也应随着年龄变化做出调整。一般来说，小儿生机蓬勃，发育迅速，但脏腑娇嫩，形气未充。一旦患病变化较快，易虚易实，易寒易热。故治疗小儿病时，忌用峻攻，少用补益，用药量宜轻，剂型及服药方法也应考虑小儿的特点。青壮年体质强健，正气旺盛，一旦患病以实为多，可侧重于攻邪泻实，用量亦可稍重。中年生机由盛渐衰，精血暗耗，阴阳渐亏，故治疗中年疾患，应注意补充精血阴阳，协调脏腑功能。老年生机减退，脏腑功能衰弱，精气血阴阳亏虚。故老年病以虚为多，或虚实夹杂。治疗时应注意扶正补虚，即便病情需要，攻邪时也应充分顾及老年体虚，攻邪药用量宜轻，且中病即止，以免损伤正气。

2. 性别　男女性别不同，生理病理有其特殊性，故治疗用药时，当注意男女生理特点造成的疾病差异给予相应的治疗。同时，还要结合男女各自的生理特点注意治疗用药的宜忌，女性有经带胎产等生理现象，易于发生经带胎产诸疾，男性易患精室及性功能障碍等病证。对男女易发病，当根据其生理特点，分别采用适宜方法治疗。

3. 体质 由于先天禀赋与后天调摄的影响，人群中的个体在体质方面各不相同，有体质强弱之别、寒热阴阳之异。不同体质的人患病，由于机体反应性不同，表现出的证候性质也有所不同。对此，在治疗中应加以考虑。一般而言，体质强者，病证多实，能耐受攻伐，故治疗宜攻，用药量宜重；体质弱者，病证多虚或虚实夹杂，治疗宜补，用攻则药量宜轻。偏于阳盛或阴虚体质者，病证多从体质而"热化"，故用药宜寒凉而慎用温热；偏于阴盛或阳虚体质者，病证多从体质而"寒化"，故用药宜温热而慎寒凉。

三因制宜的防治原则，是中医"道法自然""以人为本"的哲学理念的体现，表现了中医治疗上的整体观念及辨证论治在应用中的原则性与灵活性。只有把疾病与时令气候、地域环境、患者个体等因素结合起来综合考虑，才能提高临床诊疗水平。

三、综合调治

综合调治是指疾病的形成与外邪侵袭、饮食、情志等多因素相关，因此采用汤药、针灸、药膳、气功导引、情志疏导等多种方式综合调理治疗。中医治病具有丰富的治疗手段，针对人体生理病理多样性、个体化的特点，选择内服或外用、药物或非药物疗法。以蛇串疮为例，中医学认为蛇串疮是由感受毒邪，湿、热、风、火郁于脏腑，气血凝滞所致。治疗上根据辨证论治予以清肝解毒之龙胆泻肝汤或解毒利湿之除湿胃苓汤或理气活血之桃红四物汤；根据皮损特点外用硼酸氧化锌冰片软膏或炉甘石洗剂等；可配合针刺、艾灸、铺棉灸、耳穴放血等；饮食清淡，可食用马齿苋粥以清利肝胆及脾胃湿热；增强体质，提高免疫力，选择合适的锻炼方式，如太极、五禽戏等；避免精神刺激，培养豁达的胸襟。

第二节 中医就诊注意事项

一、病历准备

病历是医务人员对患者疾病的发生、发展、转归、进行检查、诊断、治疗等医疗活动过程的记录，也是对采集到的资料加以归纳、整理、综合分析，按规定的格式和要求书写的患者医疗健康档案。

1. 患者就诊时应携带病历本或在门诊挂号处购买。

2. 患者应认真填写门诊病历封面内容，如患者的姓名、性别、年龄、工作单位或住址、门诊号，药物过敏情况由医师询问患者后填写。

3. 复诊患者应携带相关的检查结果，如血常规、生化等检验结果，X 线、CT

等影像学结果及其他病理检查结果等。

二、诊前须知

望、闻、问、切是中医检查患者以收集病情资料的方法。

1. 中医通过望面色了解脏腑气血盛衰。因此，就诊时应素面，切忌浓妆，以免影响病情判断。

2. 中医通过闻诊，即患者发出的气味及声音判断疾病。香水等可掩盖患者的气味，所以就诊前请勿喷香水。此外，患者的声音强弱等也有助于病情判断，因此就诊时不需刻意抑制自己的声音或咳嗽等。

3. 中医通过问诊可以很好地了解患者的疾病发生发展过程。医生询问病情时，患者应客观如实回答，避免加太多的形容词。注意重点突出，不要使用笼统的"消化不好""感觉身体很虚"等语句回答医生的提问。

4. 切诊主要是按脉搏和触按全身各部位。剧烈活动会影响脉象，应在诊室外休息数分钟后再看病。按脉时均匀呼吸，肌肉放松。同时，有些疾病需触按胸、腹部，女性患者不要穿连衣裙，以方便检查。

三、医嘱遵循

患者应严格遵循医嘱，以提高诊疗质量。如医生开出的检查单，患者应及时去检查，以帮助诊断以及治疗，避免出现诊断不明确、诊断错误或耽误治疗的情况。医生开出的药物，患者应严格遵循药物的使用方法、使用剂量、使用频次、使用时间以及注意事项等。医生的口头医嘱，患者也需遵循，如高血压患者，应规律服用降压药、监测血压、适当运动、清淡饮食等。

四、复诊要点

1. 患者按照医生建议的复诊时间及时就诊。

2. 患者复诊时应携带上次诊治时的病历本以及相关检查结果，以便医生了解患者的病史及诊治过程。

3. 复诊时突出重点，以了解患者的病情变化。

第三节　中药的一般知识

一、中药治病的原理

中医学认为疾病的发生发展过程是由于致病因素作用于人体，引起机体阴阳偏盛偏衰，脏腑经络功能失常的结果。中药治病的原理不外是祛邪祛因，扶正固本，协调脏腑经络功能，从而纠正阴阳偏盛偏衰，使机体恢复到阴平阳秘的正常状态。中药之所以能够针对病性，发挥治疗作用，是由于中药具有偏性，其偏性可纠正疾病所表现的阴阳偏盛或偏衰。清代医家徐灵胎总结说："凡药之用，或取其气，或取其味……各以其所偏胜而即资之疗疾，故能补偏救弊，调和脏腑，深求其理，可自得之。"

二、中药的四气五味

中药的性能是依据中医基本理论、阴阳五行学说指导而形成，其四气、五味、升降浮沉和归经的用药规律就是在这个基础上发展起来的。

（一）四气

四气，即指寒、热、温、凉4种不同的药性，它是依据药物的作用和疗效所做出的归纳。依据《内经》"寒者热之，热者寒之"的治疗原则，因此将能治疗热性病的药物，其药性定为寒凉；而能治疗寒性病的药物，其药性则为温热。利用药性之偏，以调整人体功能之偏，从而达到"阴平阳秘"，恢复生理平衡而治愈疾病的目的。还有一类药物，寒热温凉之性不甚明显，称之为平性。但平性药仍略有偏性，故虽有平性之名而不能独成一气，所以一般仍以四气来概括药性。

运用中药治病，首先必须懂得四气。如果不分阴阳，不辨寒热温凉，以寒治寒，以热治热，必然会导致不良后果。

（二）五味

五味指辛、酸、苦、甘、咸5种味道。味道不同，对机体所起的作用也不相同，《内经》中"辛散、酸收、甘缓、苦坚、咸软"就是归纳五味作用的大纲。对应五味归入五脏，如"酸入肝、辛入肺、苦入心、咸入肾、甘入脾"，说明了五味与五脏之间的相互关系。除五味外，还有一种淡味，具渗泄、利尿的作用，中药将其归于甘味，往往以甘淡并称，而不另立一味，故仍以五味来概括。

五味又分阴阳两大类，辛、甘、淡属阳；酸、苦、咸属阴，即《内经》所指："辛甘发散为阳，酸苦涌泄为阴；咸味涌泄为阴，淡味渗泄为阳。"

中药的性能，是由四气、五味综合而成，每一种中药都有气味，而气味之中有气同而味异者，有气异而味同者，也有一气而兼有两味以上者，在具体运用时，必须根据病情予以选择。

三、中药的升降浮沉

升降浮沉是指药物作用的趋向而言。升指升提，降指降逆，浮指上行发散，沉指下行泄利。这种趋向是根据药物气味厚薄、质地轻重而决定的，其规律有"味薄者升，气薄者降；气厚者浮，味厚者沉""酸咸无升，甘辛无降，寒无浮，热无沉"等。四气五味之中寓有升降浮沉的作用，相互依存，发挥作用。

就质地而言，花、叶及质量轻薄的药物大多能升浮；子、实或质地重的药物则大多能沉降。但应注意，这些也并非绝对，例如"诸花皆升，旋覆独降"，说明在共性之中，也有不同的特性，在临床选择用药时，应注意选择。

升降浮沉，也是临床用药规律之一，人体病变有上下表里之不同，病势也有上下之异。在上在表，宜用升浮；在下在里，则宜沉降。反之则可导致不良后果。由于药物的气味错综复杂，有使其气，有重其味，有的既能升浮又能沉降，且中药多以复方形式组合起作用，通过不同配伍和炮制而使其功效有所转化。临床运用时应根据患者体质、病情和药物作用等综合考量，不可拘于某一方面而影响疗效。

四、中药与汤方（方剂）

方、药二者，方由药成，药为方统。中药是方剂构成的基础，方剂的效用是方中药物功效的集合。方剂，是由使用单味中药治病进而用多味药治病的基础上开始形成，从辨病施治到辨证论治相结合的过程，是不断发展成熟的。中药的功用各有所长，也各有所短。只有通过合理的配伍，调其偏性，制其毒性，增强或改变其原来的功用，消除或缓解其对人体的不利因素，发挥其相辅相成或相反相成的综合作用，使各具特性的群药联结成一个新的有机整体，才能符合辨证论治的要求，更充分地发挥药物的作用，适应对较复杂病证的治疗需要。正如清代徐大椿在《医学源流论·方药离合论》中所说："方之与药，似合而实离也，得天地之气，成一物之性，各有功能，可以变易气血，以除疾病，此药之力也，然草木之性，与人殊体，入人肠胃，何以能如人之所欲，以致其效。圣人为之制方，以调剂之，或用以专攻，或用以兼治，或以相辅者，或以相反者，或以想用者，或以相制者。故方之既成，能使药各全其性，亦能使药各失其性。操纵之法，有大权焉，此方之妙也。"因此，方剂是运用中药治病进一步发展和提高的方式。

五、中药炮制的目的和常用方法

（一）炮制的目的

炮制是指药物在应用或制成各种剂型前必要的处理、加工过程，炮制的主要目的可以归纳为以下几点。

1. 消除或降低药物的毒副作用，保证用药安全 如生乌头、附子内服易中毒，炮制后可减低毒性；巴豆原药，峻泄猛烈，应去油取霜；生半夏刺激喉咙，令人中毒，需用姜煨。

2. 增强药物的作用，提高临床疗效 如蜜炙百部、紫菀能增强润肺止咳作用；酒炒川芎、当归可加强温经活血作用；醋炒延胡索、香附，增强止痛之功；胆矾煅为枯矾，可增强燥湿、收敛作用；槐花炒炭，增强止血之功。

3. 改变药物的性能或功效，更能切合病情，提高疗效 如生地黄性寒而凉血，炮炙成熟地黄则成微温而补血；蒲黄生用，行血破瘀，炒炭后则可止血；常山醋制可增催吐之力，而酒制则催吐之力减弱。

4. 改变药物的某些性状，利于贮存和制剂 如芦根、石斛等鲜品需干燥后才可贮存；桑螵蛸需蒸后晒干，杀死虫卵，以防日后因虫卵孵化而失效。

5. 消除杂质 使药物清洁纯净，保证药量准确，矫形、矫味，以利服用。

（二）常用的炮制方法

现代中药常用的炮制方法可分五大类型。

1. 修治 纯净处理；用物理方法挑、拣、刮、筛、刷等除去灰屑、杂质及不符合药用的部分；粉碎处理，采用捣、碾、镑、挫等法，将药物粉碎，以利服用或符合其他制剂要求。

切制处理：采用切、铡的方法，将药物切制成一致的规格，以进一步炮制，并便于服用或贮存。

2. 火制 火制法是把药物直接或间接放置火上，以达干燥、松脆或焦黄的目的，主要包括炒、炙、煅、煨、烘焙等。

炒：用文火炒至药物表面微黄称炒黄，如白术、枳壳；武火炒至药物表面焦黄或焦褐，并有焦香者称炒焦，如山栀、麦芽；武火炒至药材表面焦黑，部分炭化，但仍保留药材的固有气味（即存性）者称炒炭，如侧柏叶、地榆；有的为了促进药效或适当改善药性，往往配以酒醋、姜汁、盐水、麸子等同炒，如酒炒黄芩、醋炒香附、姜汁炒川连、盐水炒泽泻、麸炒枳壳、米炒斑蝥等。

炙：炙在方法上与炒无明显的区别，如酒炒也叫酒炙，醋炒亦称醋炙。但有些药物是拌涂蜜汁或姜汁后，在微火上炙黄，如炙黄芪、炙甘草、炙冬花等。也有骨质药物涂以脂肪后炙黄，称酥炙，使其松脆，如炙虎骨、炙龟甲等，通过炙后可以改变药性，增强疗效或减少副作用。

煅：将药物直接放于火上，或放于瓦上煅烧，称为明煅，如煅石膏、煅牡蛎；如将药物置耐火瓦罐或密闭容器中间接火煅者，称密闭煅或闷煅，如煅血余炭、煅棕榈炭。

煨：将药物裹上湿纸或面糊，埋于热火炭中加热，或置于弱火中烘烤，以纸或面糊表面焦黑为度，冷后剥除。面糊裹者称面裹煨；纸裹者称纸裹煨，以草纸分层隔开者，称隔纸煨；直接埋于炭火灰中者称直接煨。这种方法主要是利用纸和面在煨的过程中，吸收药物中的一部分油脂，以减低刺激性，如甘遂、肉豆蔻、木香等。

烘焙：用微火加热使药材干燥称烘焙。但焙的火力较强，能使药物表面黄脆，如水蛭、虻虫等。烘的火力较弱，药物达到干燥即可，如菊花、金银花等。

3. 水制 水制法是使药物清洁柔软，便于加工切片，或减低药物的毒性和烈性。常用的有洗、淋、泡、漂、浸、润、水飞等。

洗：洗去药物的泥土和杂质。

淋：不宜浸泡的药材用少量清水浇洒喷淋，使其清洁、软化。

泡：将药物置清水或沸水中浸泡，如杏仁、桃仁，泡后便于捻去皮。较硬的药物泡后变软，以利加工。有以药物较长时浸泡，可减低毒烈之性。

润：又称闷或伏。用水或其他辅料液体如酒等渐渐渗透至药物中，在不损失或少损失药效的前提下，使药材软化，便于加工切片，如酒洗润当归，伏润天麻等。

漂：将大量药物在清水或长流水（如溪水）中浸渍，反复换水，其作用不但在于清洁，而且可以去掉腥臭异味、盐分或毒性成分等，如昆布、海藻漂去盐，紫河车漂去腥。

水飞：将药物加水同研，再加入多量的水搅拌，细粉浮于上倾出，再研，再倾，倾出液干燥后得极细粉末，如飞朱砂、飞炉甘石等。

此外，根据治疗的需要，某些药物用酒、醋、乳汁、米泔水、童便等浸制的，也属水制范畴。

4. 水火共制 常见有蒸、煮、焯、淬等法。

蒸：是将药物隔水蒸熟，不加辅料者称清蒸；加辅料则称辅料蒸。如蒸制熟地、制首乌等。

煮：是将药物用清水或其他溶液共同加热的方法，如醋煮芫花、酒煮黄芩等。

焯：是将药物快速放沸水中短暂潦过，立即取出的方法称焯法，如焯杏仁、桃仁以去皮，焯马齿苋、天冬以便晒干贮存。

淬：将药物烧红后，旋即投入水或醋中，反复多次，使其酥脆即称为淬。淬法多用于矿物药类，如磁石、自然铜、代赭石等。

5. 其他制法 常见的有制霜、发酵、发芽等。

制霜：种植类药材压榨去油或矿物药材重结晶后的制品称为霜，如巴豆霜、西瓜霜。

发酵：将药材置一定温度和湿度下，令其霉变、发酵，以改变原药性的方法，如神曲、豆豉。

发芽：将种子药物水浸后，在一定的湿度、温度下，使其萌发的方法，如谷芽、麦芽。

六、中药的蒸煮方法及注意事项

中医临床内服药物，多以汤剂为主。因其吸收快、作用强、操作方便，深受患者欢迎，但煎煮方法正确与否对保证临床疗效起着关键的作用。

（一）中药正确的煎煮方法

1. 选择煎药器具 最好用砂锅、砂罐，因其为陶器，化学性质稳定，不易与煎煮的药物成分产生化学反应，且由于它受热均衡，保暖性好，更利于药物成分的释出。其次可用白色搪瓷器皿或不锈钢锅。忌用铜、铁、铝等金属器皿。

2. 煎药用水　必须澄澈清净、无异味、含矿物及杂质少的饮用水。如取自来水，则须静置后再用。

3. 估好水量　每次煎药的水量一般为将饮片置罐中加压后，液面淹过饮片约2cm 为宜。质坚的果、枝、根、茎需久煎者可适当增加水量；质疏松、易挥发之花、叶、草，煎煮时间较短者，则液面淹没药物即可。

4. 煎前浸泡　浸泡有利于有效成分充分溶出，还可缩短煎煮时间。一般以冷水浸泡 20 ～ 30 分钟为宜，种子、果实，质坚者可浸泡 1 个小时，待其浸透。夏天炎热，浸泡时间不宜过长。

5. 煎煮火候及时间　一般药宜先用武火（大火），沸后改用文火（小火）保持微沸状态，避免药汁溢出或熬干。解表药及芳香性药物，武火煮沸后改文火维持 10 ～ 15 分钟即可。矿物、骨角、贝壳、甲壳类及补益类药则宜文火久煎，使有效成分充分溶出。

6. 榨渣取汁　汤剂煎后应榨渣取汁，避免有效成分大量丢失。

7. 煎煮次数　一剂药一般可煎煮 3 次，最少应两次。煎煮 1 次，有效成分不能完全溶出，重新煎煮才能重新溶出。

8. 入药方法　一般药物可以同时入煎，但有的药物因其性质、性能及临床目的不一，煎煮时间、方法也不相同，常见有以下几种。

先煎：如磁石、牡蛎等矿物、贝类有效成分不易煎出者及川乌、草乌、附子毒性剧烈者皆应先煎半小时再放入其他药物同煎，以保证药物效果和用药安全。

后下：对煎煮时有效成分易于挥发或破坏的药物，如薄荷、大黄等则宜后下。

包煎：对药材质地轻，易浮于药液面上，如蒲黄、海金沙；或含淀粉黏液较多，煎煮时易粘锅或糊化、焦化的，如车前子、葶苈子；或有毛，煎煮时脱落药液中，刺激咽喉者，如辛夷、旋覆花等皆宜用纱布包裹入煎。

另煎：如人参类药物宜另煎，以免有效成分被其他药渣吸附。

烊化：如胶类药物，煎煮易附着其他药渣，又易熬焦，故应另行烊化，兑其他药汁服。

冲服：如芒硝、竹沥入水即化者，宜用煎好的其他药汁或开水冲兑服用。

（二）服用中药的注意事项

1. 服药时间　具体服药时间应根据病情需要、胃肠状况及药物的特性来确定。清晨空腹宜服峻下逐水药之类，不仅药物能充分吸收发挥作用，也可避免晚间频起影响睡眠。

饭前宜服驱虫药、攻下药及其他治疗胃肠疾病的药物，饭前服有利于药物的消化吸收，以发挥作用。多数药皆可选择饭前服。

消导药及对胃肠道有刺激的药物选择饭后服。

一般药物无论饭前或饭后，服药与进食均应间隔 1 小时左右，以免影响药、食的消化吸收和药效。

2. 服药量 一般疾病，多数每日 1 剂，每剂分 2 ～ 3 次服。病情急重者，可每 4 小时左右服 1 次，昼夜不间，直至病解。

发汗药及泻下药，得汗得泻，中病乃止，不必尽剂。呕吐患者则取小量频服，减少刺激，以免致呕药无效。

3. 凉服热服 一般汤药多宜温服，治寒症用热药，宜于热服；治热病用寒药，患者欲冷饮者可凉服，一般仍以温服为宜。也有从治为热药凉服，凉药热服者，皆依病情由医师决定。

其他如丸、散等固体药物，除特别规定，一般均宜用温开水送服。

第四节　家庭常备中成药

中成药是以中药材为原料，在中医药理论指导下，为了预防及治疗疾病的需要，按规定的处方和制剂工艺将其加工制成一定剂型的中药制品。中成药具有性质稳定，疗效确切，毒副作用相对较小，服用、携带、贮藏保管方便等特点。本节将对家庭中常用内服和外用的中成药做简要介绍，以便合理选用。

一、内服中成药

（一）常用内科中成药

1. 感冒药

（1）银翘片

【组成】金银花、连翘、薄荷、淡豆豉、荆芥、牛蒡子、淡竹叶、桔梗、芦根、甘草。

【功用】疏风解表，清热解毒。

【适应证】用于风热感冒所致的发热头痛，咳嗽口干，咽喉疼痛。

【使用方法】口服。1 次 4 ～ 8 片，1 日 2 次。

（2）双黄连口服液

【组成】金银花、连翘、黄芩。辅料为蔗糖、香精。

【功用】疏风解表，清热解毒。

【适应证】用于外感风热所致的感冒，症见发热、咳嗽、咽痛。

【使用方法】口服。成人 1 次 2 支（20mL），1 日 3 次，小儿酌减或遵医嘱。

（3）小柴胡颗粒

【组成】柴胡、黄芩、姜半夏、党参、生姜、甘草、大枣。辅料为蔗糖。

【功用】解表散热，疏肝和胃。

【适应证】用于外感病，邪犯少阳证。症见寒热往来、胸胁苦满、食欲不振、心烦喜呕、口苦咽干。可以有效地治疗发热，对食欲不振、口苦咽干、恶心、呕吐等可以起较好的缓解作用。

【使用方法】开水冲服。1次1～2袋，1日3次。

（4）银柴颗粒

【组成】忍冬藤、柴胡、枇杷叶、薄荷、芦根。

【功用】清热，解表，止咳。

【适应证】用于风热感冒，发热咳嗽。

【使用方法】口服。1次1袋，1日3～4次。

2. 止咳药

（1）橘红片

【组成】化橘红、陈皮、半夏（制）、茯苓、甘草、桔梗、苦杏仁、紫苏子（炒）、紫菀、款冬花、瓜蒌皮、浙贝母、地黄、麦冬、石膏。

【功用】化痰，止咳。

【适应证】用于咳嗽痰多，痰不易咯出。

【使用方法】口服。1次6片，1日2次。

（2）蛇胆川贝口服液

【组成】蛇胆汁、平贝母。辅料为杏仁水、薄荷脑、苯甲酸钠、蔗糖、蜂蜜。

【功用】祛风止咳，除痰散结。

【适应证】用于肺热咳嗽，痰多，气喘，胸闷，咳痰不爽或久咳不止。

【使用方法】口服。1次10mL，1日2次。

（3）急支糖浆

【组成】鱼腥草、金荞麦、四季青、麻黄、紫菀、前胡、枳壳、甘草。

【功用】清热化痰，宣肺止咳。

【适应证】用于外感风热所致的咳嗽，症见发热、恶寒、胸膈满闷、咳嗽咽痛；急性支气管炎、慢性支气管炎急性发作见上述症状者。

【使用方法】口服。成人1次20～30mL，1日3～4次；儿童1岁以内1次5mL，1～3岁1次7mL，7岁1次10mL，7岁以上1次15mL，1日3～4次。

【禁忌】孕妇禁用，糖尿病患者禁服。

（4）蜜炼川贝枇杷膏

【组成】川贝母、枇杷叶、桔梗、陈皮、水半夏、北沙参、五味子、款冬花、杏仁水、薄荷脑。辅料为蔗糖、蜂蜜。

【功用】清热润肺，止咳平喘，理气化痰。

【适应证】适用于肺燥之咳嗽，痰多，胸闷，咽喉痛痒，声音沙哑。

【使用方法】口服。1 次 20mL，1 日 3 次。

3. 祛暑药

（1）藿香正气胶囊（水）

【组成】藿香、紫苏叶、白芷、厚朴、大腹皮、生半夏、陈皮、苍术、茯苓、甘草。

【功用】解表化湿，理气和中。

【适应证】用于外感风寒、内伤湿滞或夏伤暑湿所致的感冒，症见头痛昏重、胸膈痞闷、脘腹胀痛、呕吐泄泻；胃肠型感冒见上述证候者。

【使用方法】口服。1 次 2 ～ 4 粒，1 日 2 次。水剂 1 次 5 ～ 10mL，1 日 2 次，用时摇匀。

【注意事项】水剂含乙醇（酒精）40%～ 50%，服药后不得驾驶机、车、船，不得从事高空作业、机械作业及操作精密仪器等。

（2）十滴水

【组成】樟脑、干姜、大黄、小茴香、肉桂、辣椒、桉油。辅料为乙醇。

【功用】健胃，祛暑。

【适应证】用于因中暑而引起的头晕、恶心、腹痛、胃肠不适。

【使用方法】口服。1 次 2 ～ 5mL，儿童酌减。

【禁忌】孕妇忌服。

（3）仁丹

【组成】冰片、薄荷脑、陈皮、丁香、豆蔻、儿茶、甘草、广藿香叶、木香、肉桂、砂仁、檀香、朱砂。

【功用】清暑开窍。

【适应证】用于伤暑引起的恶心胸闷、头昏、晕车、晕船。

【使用方法】含化或用温开水送服，1 次 10 ～ 20 粒。

4. 健脾养胃药

（1）保和丸

【组成】山楂（焦）、茯苓、半夏（制）、六神曲（炒）、莱菔子（炒）、陈皮、麦芽（炒）、连翘。

【功用】消食，导滞，和胃。

【适应证】用于食积停滞，脘腹胀满，嗳腐吞酸，不欲饮食。

【使用方法】口服。1 次 8 丸，1 日 3 次。

【禁忌】孕妇忌服。

（2）香砂养胃丸

【组成】白术、陈皮、茯苓、半夏（制）、香附（醋制）、枳实（炒）、豆蔻（去壳）、厚朴（姜制）、广藿香、甘草、木香、砂仁。

【功用】温中和胃。

【适应证】用于胃阳不足、湿阻气滞所致的胃痛、痞满，症见胃痛隐隐、脘闷不舒、呕吐酸水、嘈杂不适、不思饮食、四肢倦怠等。

【使用方法】口服。1次9g，1日2次。

【禁忌】孕妇、糖尿病患者禁用。

（3）理中丸

【组成】党参、白术（土炒）、炙甘草、炮姜。辅料为炼蜜。

【功用】温中，散寒，健胃。

【适应证】用于脾胃虚寒，呕吐泄泻，胸满腹痛，消化不良。

【使用方法】口服。大蜜丸1次1丸，1日2次。小儿酌减。

【禁忌】泄泻时腹部热胀痛者忌服。

（4）附子理中丸

【组成】附子（制）、党参、白术（炒）、干姜、甘草。辅料为蜂蜜。

【功用】温中健脾。

【适应证】用于脾胃虚寒，脘腹冷痛，呕吐泄泻，手足不温。

【使用方法】口服。大蜜丸1次1丸，1日2～3次。

5. 通便药

（1）麻仁润肠丸

【组成】火麻仁、苦杏仁（炒）、大黄、木香、陈皮、白芍。辅料为蜂蜜。

【功用】润肠通便。

【适应证】用于肠胃积热，胸腹胀满，大便秘结。

【使用方法】口服。1次1～2丸，1日2次。

【禁忌】孕妇忌服。

（2）苁蓉通便口服液

【组成】肉苁蓉、何首乌、枳实（麸炒）、蜂蜜。

【功用】润肠通便。

【适应证】用于老年便秘，产后便秘。

【使用方法】口服。1次1～2支（10～20mL），1日1次，睡前或清晨服用。

（3）便通胶囊

【组成】白术（炒）、肉苁蓉、当归、桑椹、枳实、芦荟。辅料为淀粉。

【功用】健脾益肾，润肠通便。

【适应证】大便秘结或排便乏力，神疲气短，头晕目眩，腰膝酸软等；原发性习惯性便秘、肛周疾患所引起的便秘见以上证候者。

【使用方法】口服。1次3粒，1日2次。

【禁忌】孕妇禁服，实热便秘者禁服。

6. 安神药

（1）枣仁安神颗粒

【组成】酸枣仁（炒）、丹参、五味子（醋炙）。辅料为糊精。

【功用】补心安神。

【适应证】用于失眠，头晕，健忘。

【使用方法】开水冲服。1 次 5g，临睡前服。

（2）柏子养心丸

【组成】柏子仁、党参、炙黄芪、川芎、当归、茯苓、制远志、酸枣仁、肉桂、醋五味子、半夏曲、炙甘草、朱砂。

【功用】补气，养血，安神。

【适应证】用于心气虚寒，心悸易惊，失眠多梦，健忘。

【使用方法】口服。1 次 6g，1 日 2 次。

（3）天王补心丹

【组成】生地黄、五味子、当归身、天冬、麦冬、柏子仁、酸枣仁、人参、玄参、丹参、白茯苓、远志、桔梗。

【功用】滋阴养血，补心安神。

【适应证】症见虚烦心悸、睡眠不安、精神衰疲、梦遗健忘、不耐思虑、大便干燥、口舌生疮、舌红少苔、脉细而数。常用于治疗神经衰弱、精神分裂症、心脏病、甲状腺功能亢进及复发性口腔炎、荨麻疹等属上述证候者。

【使用方法】口服。1 次 9g，1 日 2 次；或遵医嘱。

【禁忌】忌食辛辣腥物，虚寒患者不宜服。

7. 清热药

（1）黄连上清丸

【组成】黄连、栀子（姜制）、连翘、蔓荆子（炒）、防风、荆芥穗、白芷、黄芩、菊花、薄荷、大黄（酒炙）、黄柏（酒炒）、桔梗、川芎、石膏、旋覆花、甘草。

【功用】清热通便，散风止痛。

【适应证】用于头晕目眩，牙齿疼痛，口舌生疮，咽喉肿痛，耳痛耳鸣，大便秘结，小便短赤。

【使用方法】口服。1 次 3 ～ 6g，1 日 2 次。

【禁忌】孕妇禁用；脾胃虚寒者禁用。

（2）牛黄上清丸

【组成】人工牛黄、薄荷、菊花、荆芥穗、白芷、川芎、栀子、黄连、黄柏、黄芩、大黄、连翘、赤芍、当归、地黄、桔梗、甘草、石膏、冰片。辅料为蜂蜜。

【功用】清热泻火，散风止痛。

【适应证】用于头痛眩晕，目赤耳鸣，咽喉肿痛，口舌生疮，牙龈肿痛，大便燥结。

【使用方法】口服。1次4g，1日2次。

（3）清热解毒口服液

【组成】石膏、金银花、玄参、地黄、连翘、栀子、甜地丁、黄芩、龙胆草、板蓝根、知母、麦冬。辅料为蔗糖、糖精钠、橘子香精、谷氨酸钠、苯甲酸钠。

【功用】清热解毒。

【适应证】用于热毒壅盛所致发热目赤，烦躁口渴，咽喉肿痛等症；流感、上呼吸道感染见上述证候者。

【使用方法】口服。1次10～20mL，1日3次。

【禁忌】孕妇忌服。

（4）六神丸

【组成】本品由麝香等经适宜的加工方法制成的小水丸。

【功用】清凉解毒，消炎止痛。

【适应证】用于烂喉丹痧，咽喉肿痛，喉风喉痈，单双乳蛾，小儿热疖，痈疡疔疮，乳痈发背，无名肿毒。

【使用方法】口服。1日3次，温开水吞服；1岁每服1粒，2岁每服2粒，3岁每服3～4粒，4～8岁每服5～6粒，9～10岁每服8～9粒，成年每服10粒。另可外敷在皮肤红肿处，取丸十数粒，用冷开水或米醋少许，盛食匙中化散，外搽四周，每日数次常保潮润，直至肿退为止。如红肿处已出脓或已糜烂，切勿再敷。

【禁忌】孕妇忌服，运动员慎用。

8. 补虚药

（1）六味地黄丸

【组成】熟地黄、山茱萸（制）、牡丹皮、山药、茯苓、泽泻。辅料为蜂蜜。

【功用】滋阴补肾。

【适应证】用于肾阴亏损，头晕耳鸣，腰膝酸软，骨蒸潮热，盗汗遗精。

【使用方法】口服。水蜜丸1次6g，1日2次。

（2）麦味地黄丸

【组成】熟地黄、山茱萸（制）、山药、茯苓、牡丹皮、泽泻、麦冬、五味子。

【功用】滋肾养肺。

【适应证】用于肺肾阴亏，潮热盗汗，咽干，眩晕耳鸣，腰膝酸软。

【使用方法】口服。水蜜丸1次6g，1日2次。

（3）桂附地黄丸

【组成】肉桂、附子（制）、熟地黄、山茱萸（制）、牡丹皮、山药、茯苓、泽泻。辅料为蜂蜜。

【功用】温补肾阳。该品为黑褐色的大蜜丸或小蜜丸；味甜而带酸、辛。

【适应证】用于治疗肾阳不足，腰膝酸冷，夜尿频多。

【使用方法】口服。大蜜丸1次9g，1日2次。

（4）十全大补丸

【组成】党参、白术（炒）、茯苓、炙甘草、当归、川芎、白芍（酒炒）、熟地黄、炙黄芪、肉桂。辅料为蜂蜜。

【功用】温补气血。

【适应证】用于气血两虚，面色苍白，气短心悸，头晕自汗，体倦乏力，四肢不温，月经量多。

【使用方法】口服。水蜜丸1次6g，1日2～3次。

【禁忌】孕妇、糖尿病患者禁用。

（5）补中益气丸

【组成】炙黄芪、党参、炙甘草、白术（炒）、当归、升麻、柴胡、陈皮。

【功用】补中益气，升阳举陷。

【适应证】用于脾胃虚弱，中气下陷所致的体倦乏力、食少腹胀、便溏久泻、肛门下坠。

【使用方法】口服。1次9g，1日2～3次。

（6）生脉饮

【组成】人参、麦冬、五味子。辅料为蔗糖、防腐剂（苯甲酸钠）。

【功用】益气，养阴生津。

【适应证】用于气阴两亏，心悸气短，自汗。

【使用方法】口服。1次10mL，1日3次。

（7）归脾丸

【组成】党参、白术（炒）、黄芪（炙）、茯苓、远志（制）、酸枣仁（炒）、龙眼肉、当归、木香、大枣（去核）、甘草（炙）。

【功用】益气健脾，养血安神。

【适应证】用于心脾两虚，气短心悸，失眠多梦，头昏头晕，肢倦乏力，食欲不振。

【使用方法】用温开水或生姜汤送服。水蜜丸1次6g，小蜜丸1次9g，大蜜丸1次1丸，1日3次。

（二）常用妇科中成药

（1）乌鸡白凤丸

【组成】乌鸡（去毛爪肠）、人参、白芍、丹参、香附（醋炙）、当归、牡蛎（煅）、鹿角、桑螵蛸、甘草、青蒿、天冬、熟地黄、地黄、川芎、黄芪、银柴胡、芡实（炒）、山药。辅料为蜂蜜。

【功用】补气养血，调经止带。

【适应证】用于气血两亏引起月经不调，经行腹痛，少腹冷痛，体弱乏力，腰酸腿软。

【使用方法】温黄酒或温开水送服。1次9g（1丸），1日2次。

【禁忌】孕妇忌服。

（2）逍遥丸

【组成】柴胡、当归、白芍、白术（麸炒）、茯苓、炙甘草、薄荷、生姜。

【功用】疏肝健脾，养血调经。

【适应证】用于肝郁脾虚所致的郁闷不舒、胸胁胀痛、头晕目眩、食欲减退、月经不调。

【使用方法】口服。1次6～9g，1日3次。

（3）益母草膏

【组成】益母草。辅料为红糖。

【功用】活血调经。

【适应证】用于血瘀所致的月经不调，症见经血量少。

【使用方法】口服。1次10g，1日1～2次。

【禁忌】孕妇禁用。

（4）艾附暖宫丸

【组成】艾叶（炭）、香附（醋炙）、吴茱萸（制）、肉桂、当归、川芎、白芍（酒炒）、地黄、黄芪（蜜炙）、续断。辅料为蜂蜜。

【功用】理气养血，暖宫调经。

【适应证】用于血虚气滞、下焦虚寒所致的月经不调、痛经，症见行经后期经量少、有血块、小腹疼痛，经行小腹冷痛喜热、腰膝酸痛。

【使用方法】口服。1次6g，1日2～3次。

【禁忌】孕妇禁用。

（5）妇科千金片

【组成】千斤拔、单面针、金樱根、穿心莲、功劳木、党参、鸡血藤、当归。

【功用】清热除湿，益气化瘀。

【适应证】用于湿热瘀阻所致的带下病，腹痛，症见带下量多、色黄质稠、臭秽，小腹疼痛，腰骶酸痛，神疲乏力；慢性盆腔炎、子宫内膜炎、慢性宫颈炎见有上述证候者。

【使用方法】口服。1次6片，1日3次；温开水送下。

【禁忌】孕妇禁用。

（6）金鸡胶囊

【组成】金樱根、鸡血藤、千斤拔、功劳木、两面针、穿心莲。

【功用】清热解毒，健脾除湿，通络活血。

【适应证】用于附件炎、子宫内膜炎、盆腔炎属湿热下注者。

【使用方法】口服。1次4粒，1日3次。

【禁忌】孕妇禁用。

（三）常用儿科中成药

（1）小儿感冒颗粒

【组成】广藿香、菊花、连翘、大青叶、板蓝根、地黄、地骨皮、白薇、薄荷、石膏，辅料为蔗糖、糊精。

【功用】疏风解表，清热解毒。

【适应证】用于小儿风热感冒，症见发热、头胀痛、咳嗽痰黏、咽喉肿痛；流感见上述证候者。

【使用方法】温开水冲服。1岁以内1次半袋（3g），1～3岁1次0.5～1袋，4～7岁1次1～1.5袋，8～12岁1次2袋，1日2次。

（2）小儿清咽颗粒

【组成】板蓝根、青黛、连翘、蒲公英、玄参、牛蒡子（炒）、薄荷、蝉蜕、牡丹皮。辅料为蔗糖、糊精。

【功用】清热解表，解毒利咽。

【适应证】用于小儿外感风热引起的发热头痛，咳嗽音哑，咽喉肿痛。

【使用方法】温开水冲服。1岁内每次服3g，1～5岁每次服6g，5岁以上每次服9～12g，1日2～3次。

（3）小儿解表颗粒

【组成】金银花、连翘、牛蒡子（炒）、蒲公英、黄芩、防风、紫苏叶、荆芥穗、葛根、人工牛黄。辅料为糊精、蔗糖。

【功用】宣肺解表，清热解毒。

【适应证】用于小儿外感风热所致的感冒，症见发热恶风、头痛咳嗽、鼻塞流涕、咽喉痛痒。

【使用方法】温开水冲服。1～2岁1次4g，1日2次；3～5岁1次4g，1日3次；6～14岁1次8g，1日2～3次。

（4）小儿止咳糖浆

【组成】甘草流浸膏、桔梗流浸膏、氯化铵、橙皮酊。辅料为蔗糖、苯甲酸钠、香兰素。

【功用】祛痰，镇咳。

【适应证】用于治疗小儿感冒引起的咳嗽。

【使用方法】口服。2～5岁1次5mL，2岁以下酌情递减，5岁以上1次5～10mL，1日3～4次。

（5）小儿清肺止咳片

【组成】紫苏叶、葛根、枇杷叶、川贝母、苦杏仁（去皮炒）、人工牛黄、栀子（姜炙）、黄芩、桑白皮（蜜炙）、菊花、紫苏子（炒）、前胡、射干、知母、板蓝根、冰片。

【功用】清肺止咳，化痰。

【适应证】用于内热肺火，外感风热引起的身热咳嗽、气促痰多、烦躁口渴、大便干燥。

【使用方法】口服。1岁以内1次1～2片，1～3岁1次2～3片，3岁以上1次3～5片。

（6）小儿金丹片

【组成】朱砂、橘红、川贝母、胆南星、前胡、玄参、清半夏、大青叶、关木通、桔梗、荆芥穗、羌活、西河柳、枳壳、赤芍、钩藤、薄荷脑等26味。

【功用】祛风化痰，清热解毒。

【适应证】用于感冒发热，头痛，咳嗽气喘，咽喉肿痛，呕吐，急热惊风。

【使用方法】口服。1岁以上1次2片，1岁以内酌减，1日3次。

（7）健胃消食片

【组成】太子参、陈皮、山药、麦芽（炒）、山楂。辅料为蔗糖、糊精、硬脂酸镁。

【功用】健胃消食。

【适应证】用于脾胃虚弱所致的食积，症见不思饮食、嗳腐酸臭、脘腹胀满；消化不良见上述证候者。

【使用方法】口服，可以咀嚼。成人1次3片，1日3次，小儿酌减。

（8）小儿至宝丸

【组成】紫苏叶、羌活、山楂（炒）、六神曲（炒）、槟榔、川贝母、胆南星、陈皮、白芥子（炒）、僵蚕（炒）、牛黄、雄黄等味。

【功用】疏风镇惊，化痰导滞。

【适应证】用于小儿风寒感冒，停食停乳，发热鼻塞，咳嗽痰多，呕吐泄泻。

【使用方法】口服。1次1丸（1.5g），1日2～3次。

（四）常用五官科中成药

（1）石斛夜光丸

【组成】石斛、人参、山药、茯苓、甘草、肉苁蓉、枸杞子、菟丝子、地黄、熟地黄、五味子、天冬、麦冬、苦杏仁、防风、川芎、枳壳（炒）、黄连、牛膝、菊花、蒺藜（盐炒）、青葙子、决明子、水牛角浓缩粉、羚羊角。辅料为蜂蜜。

【功用】滋阴补肾，清肝明目。

【适应证】用于肝肾两亏，阴虚火旺，内障目暗，视物昏花。

【使用方法】口服。1次9g，1日2次。

（2）明目地黄丸

【组成】熟地黄、酒萸肉、牡丹皮、山药、茯苓、泽泻、枸杞子、菊花、当归、白芍、蒺藜、煅石决明。辅料为蜂蜜。

【功用】滋肾，养肝，明目。

【适应证】用于肝肾阴虚，目涩畏光，视物模糊，迎风流泪。

【使用方法】口服。1次9g，1日2次。

（3）杞菊地黄丸

【组成】枸杞子、菊花、熟地黄、酒萸肉、牡丹皮、山药、茯苓、泽泻。辅料为蜂蜜。

【功用】滋肾养肝。该品为黑褐色的大蜜丸或小蜜丸；味甜、微酸。

【适应证】用于肝肾阴亏，眩晕耳鸣，羞明畏光，迎风流泪，视物昏花。

【使用方法】口服。大蜜丸1次1丸，1日2次。

（4）耳聋左慈丸

【组成】磁石（煅）、熟地黄、山药、山茱萸（制）、茯苓、牡丹皮、竹叶、柴胡、泽泻。辅料为蜂蜜。

【功用】滋肾平肝。

【适应证】用于肝肾阴虚的耳鸣耳聋，头晕目眩。

【使用方法】口服。1次9g，1日2次。

（5）西瓜霜润喉片

【组成】西瓜霜、冰片、薄荷素油、薄荷脑。辅料为糊精、蔗糖、枸橼酸、硬脂酸镁、滑石粉、胭脂红、橘子香精、二氧化硅。

【功用】清音利咽，消肿止痛。

【适应证】用于咽喉肿痛，声音嘶哑，口舌生疮，急慢性咽喉炎，急慢性扁桃体炎，口腔溃疡，牙龈肿痛。

【使用方法】含服。每小时含化2～4片。

二、外用中成药

1. 化瘀止痛消肿药

（1）伤湿止痛膏

【组成】伤湿止痛流浸膏（生草乌、生川乌、乳香、没药、生马钱子、丁香、肉桂、荆芥、防风、老鹳草、香加皮、积雪草、骨碎补、白芷、山奈、干姜）、水杨酸甲酯、薄荷脑、冰片、樟脑、芸香浸膏、颠茄流浸膏。辅料为橡胶、氧化锌。

【功用】祛风湿，活血止痛。

【适应证】用于风湿性关节炎、肌肉疼痛，关节肿痛。

【使用方法】外用，贴于患处。

（2）活络油

【组成】水杨酸甲酯、薄荷脑、松节油、桉叶油、丁香油、肉桂油、麝香草酚、樟脑。

【功用】舒筋活络，祛风散瘀。

【适应证】用于风湿骨痛，筋骨疼痛，腰骨刺痛，跌打旧患，小疮肿痛，皮肤瘙痒，蚊虫叮咬，晕车，晕机，晕船，头晕肚痛。

【使用方法】外用，擦于患处。

【禁忌】孕妇禁用。

（3）七厘散

【组成】血竭、乳香（制）、没药（制）、红花、儿茶、冰片、人工麝香、朱砂。

【功用】化瘀消肿，止痛止血。

【适应证】用于跌打损伤，血瘀疼痛，外伤出血。

【使用方法】口服，1次2/3～1瓶，1日1～3次；外用，调敷患处。

【禁忌】孕妇禁用。

（4）跌打万花油

【组成】野菊花、乌药、水翁花、徐长卿、大蒜、马齿苋、葱、金银花叶、黑老虎、威灵仙、木棉皮、土细辛、葛花、声色草、伸筋藤、蛇床子、铁包金、倒扣草、苏木、大黄、两面针、红花、马钱子、栀子、莪术（制）、白芷、川芎（制）、白胡椒、独活、松节油、樟脑油等。

【功用】消肿散瘀，舒筋活络止痛。

【适应证】用于治疗跌打损伤，扭伤，轻度水火烫伤。

【使用方法】外用，擦敷患处。

【禁忌】孕妇禁用。

（5）云南白药

【组成】三七、麝香、草乌等。

【功用】化瘀止血，活血止痛，解毒消肿。

【适应证】用于跌打损伤，瘀血肿痛，吐血，咯血，便血，痔血，崩漏下血，疮疡肿毒及软组织挫伤，闭合性骨折，支气管扩张及肺结核咯血，溃疡病出血以及皮肤感染性疾病。

【使用方法】刀、枪、跌打诸伤，无论轻重，出血者用温开水送服；瘀血肿痛与未流血者用酒送服；妇科各症，用酒送服；但月经过多、血崩，用温水送服。毒疮初起，服0.25g，另取药粉，用酒调匀，敷患处，只需内服。其他内出血各症均可内服。口服，1次0.25～0.5g，1日4次（2～5岁按1/4剂量服用，5～12岁按1/2剂量服用）。凡遇较重的跌打损伤可先服保险子1粒，轻伤及其他病证不必服。

【禁忌】孕妇忌用，过敏体质者忌用。

（6）麝香壮骨膏

【组成】药材浸膏（八角茴香、山奈、生川乌、生草乌、麻黄、白芷、苍术、当归、干姜）、人工麝香、豹骨、薄荷脑、水杨酸甲酯、硫酸软骨素、冰片、盐酸苯海拉明、樟脑。辅料为橡胶、松香、凡士林、羊毛脂、氧化锌。

【功用】镇痛，消炎。

【适应证】可用于风湿性关节炎、关节痛、腰痛、软组织损伤、神经性疼痛、肌肉酸痛等以疼痛为主要表现的病证。

【使用方法】外用，贴患处。将患处皮肤表面洗净，擦干，撕去覆盖在膏布上的隔离层，将膏面贴于患处的皮肤上。天冷时，可辅以按摩与热敷。

【禁忌】孕妇禁用；开放性伤口忌用，有皮肤病者慎用。

（7）红花油

【组成】丁香罗勒油、水杨酸甲酯、姜樟油、肉桂油、桂皮醛、柠檬醛、冰片。

【功用】活血止痛，祛风散寒。

【适应证】用于风湿骨痛，跌打扭伤，外感头痛，皮肤瘙痒等

【使用方法】外用，涂擦患处，1日4～6次。

【禁忌】孕妇禁用，皮肤黏膜破损处禁用。

（8）岭南万应止痛膏

【组成】薄荷脑、薄荷油、桉叶油、樟脑、白樟油、水杨酸甲酯。

【功用】止痛消炎，舒筋活络，提神醒脑。

【适应证】用于肌肉疲劳，筋骨酸痛，跌打伤痛，风湿骨痛，晕车、船、飞机，伤风头痛，蚊虫叮咬。

【使用方法】治诸伤痛，先将痛处以温水洗净抹干，以少许本品涂于患处，然后轻揉数分钟。用于提神醒脑，将少许本品搽于额上或胸背。用于蚊虫叮咬，将少许本品擦于患处。

【禁忌】外用搽剂，不可口服。切勿触及口腔及眼睛。如皮肤有过敏反应，请即停止使用。两岁以下小儿及孕妇忌用。勿放置儿童可取得处。

（9）如意金黄散

【组成】姜黄、大黄、黄柏、苍术、厚朴、陈皮、甘草、生天南星、白芷、天花粉。

【功用】清热解毒，消肿止痛。

【适应证】用于热毒瘀滞肌肤所致疮疖肿痛，症见肌肤红、肿、热、痛，亦可用于跌打损伤。

【使用方法】外用。治疗伴红肿、烦热、疼痛症状，用清茶调敷；治疗伴漫肿无头症状，用醋或葱酒调敷；使用时亦可用植物油或蜂蜜调敷。1日数次。

2. 祛风止痒药

（1）风油精

【组成】薄荷脑、樟脑、桉油、丁香酚、水杨酸甲酯。

【功用】消炎，镇痛，清凉，止痒，祛风。

【适应证】用于伤风感冒引起的头痛、头晕以及由关节痛、牙痛、腹部胀痛和蚊虫叮咬、晕车等引起的不适。

【使用方法】外用，涂擦于患处。口服，1次4～6滴。

（2）清凉油

【组成】薄荷脑、薄荷油、樟脑油、樟脑、桉油、丁香油、桂皮油。

【功用】祛风镇痛，消炎止痒，清凉。

【适应证】主治外感风寒，风热中暑，蚊虫螫咬，烧伤烫伤以及晕车、晕船等。

【使用方法】外用。涂擦于额角太阳穴、眉间印堂穴或鼻孔周围，虫咬，烧烫伤涂于局部损伤处。

3. 活血消痔药

（1）马应龙麝香痔疮膏

【组成】麝香、牛黄、珍珠、琥珀、硼砂、冰片、炉甘石。

【功用】清热消痔。

【适应证】内外痔，混合痔，肛裂，肛周湿疹等。

【使用方法】外用，膏剂涂于患部或肛门处，1日1次。

4. 烧烫伤药

（1）京万红软膏

【组成】白蔹、白芷、半边莲、冰片、苍术、赤芍、川芎、穿山甲、大黄、当归、地黄、地榆、红花、胡黄连、槐米、黄柏、黄连、黄芩、金银花、苦参、没药、木鳖子、木瓜、乳香、桃仁、土鳖虫、乌梅、五倍子、血竭、血余炭、罂粟壳、栀子、紫草、棕榈。

【功用】活血解毒，消肿止痛，去腐生肌。

【适应证】用于轻度水、火烫伤，疮疡肿痛，创面溃烂。

【使用方法】用生理盐水清理创面，涂敷本品或将本品涂于消毒纱布上，敷盖创面，消毒纱布包扎，每日换药1次。

（2）湿润烧伤膏

【组成】黄连、黄柏、黄芩、地龙、罂粟壳。

【功用】清热解毒，止痛，生肌。

【适应证】用于各种烧、烫、灼伤。

【使用方法】外用。涂于烧、烫、灼伤等创面（厚度薄于1mm），每4～6小时更换新药。换药前，须将残留在创面上的药物及液化物擦拭去，暴露创面用药。

5. 滴眼液

（1）珍珠明目滴眼液

【组成】珍珠液、冰片。

【功用】清肝，明目，止痛。

【适应证】用于早期老年性白内障、慢性结膜炎、视疲劳等。能短期提高早期老年性白内障的远视力，并能改善眼胀眼痛，干涩不舒，不能持久阅读等症状。

【使用方法】滴入眼睑内，滴后闭目片刻，1次1～2滴，1日3～5次。

（2）金珍滴眼液

【组成】金银花、密蒙花、野菊花、薄荷、珍珠、冰片。

【功用】疏风，清热，明目。

【适应证】用于慢性卡他性结膜炎属风热滞目症，症见眼睑内红赤、羞明流泪、眼灼热痒痛，干涩不爽，久视疲劳等。

【使用方法】滴入眼睑内，滴后闭目片刻，1次1～2滴，1日3～5次。

6. 小儿暖腹止泻药

丁桂儿脐贴

【组成】丁香、肉桂、荜茇。

【功用】健脾温中，散寒止泻。

【适应证】用于小儿泄泻，腹痛的辅助治疗。

【使用方法】外用，贴于脐部，1次1贴，24小时换药1次。

【禁忌】脐部疾患者禁用。

第四章 中医健康教育与文化传播

第一节 中医健康教育

一、健康教育的概念

健康教育是通过信息传播和行为干预，帮助个人和群体掌握卫生保健知识，树立健康观念，自愿采取有利于健康的行为和生活方式的教育活动与过程。其目的是消除或减轻影响健康的危险因素，预防疾病，促进健康，提高生活质量。

健康教育是一种有计划、有组织、有评价的教育活动，其教育的核心是通过卫生知识的传播和行为干预，改变人们的不健康行为，提高人们的健康水平。因此，健康教育是连接卫生知识和健康行为改变的桥梁。

中医健康教育是以人的健康为中心，以中医理论为指导，对大众包括健康人群和患者进行中医健康理念、养生保健知识和方法的传播和指导，达到维护健康、预防疾病和延年益寿的目的。

二、健康教育的目的

健康教育的目的就是通过有计划、有目的、有评价的教育活动，以改善、达到、维护和促进个体及社会的健康状况，其主要任务如下。

1.帮助患者或健康人群建立对预防疾病和保持自身健康状况的责任感，使之自觉自愿地担负起维护自身健康的责任。

2.创造有利于个体行为改变的环境，促进个体采用明智的决策，选择有利于健康的行为。

3.指导患者掌握疾病护理、康复知识，认识"生命掌握在自己手中"的意义，提高患者自我保健和自我护理能力，使之成为真正健康和讲求生命质量的人。

三、中医特色在健康教育中的运用

目前我国慢性病呈井喷式发展，英年早逝及未老先病的现象时有发生，人的健康素养不是生来就有的，需要自觉和不自觉地接受健康教育。发挥健康人群为主体的自我养生保健作用是治未病体系最重要的一环，因此中医健康教育是中医治未病的核心和灵魂，是最重要的方法和首要环节。

（一）情志护理教育

1. 情志致病的预防

（1）保持心情舒畅。保持情绪乐观，心胸宽广，性格开朗，精神愉快，可使营卫流通，气血和畅，生机旺盛，身心健康。

（2）避免七情过激。喜乐适度对于心的生理功能是有益的，但若喜乐太过或不及，均可使心神受伤；喜乐太过，则使人心神涣散，神不守舍，不及则使人情绪易悲观，精神不振。

怒是人的情绪激动时所产生的一种情志变化，属于不良的情志刺激。当大怒或暴怒时，可使阳气升发太过，血随气逆则呕血，甚至猝然昏迷。

悲和忧均属不良情绪变化，对人体的主要影响是使气不断地受到消耗，尤其易损伤肺，思虑不遂，则可影响气的正常运行，引起脾胃功能失调。

思为脾志，但亦与心主神明有关。适度的思能强心健脑，有益于健康。若思虑过度，所思不遂，则可影响气的正常运行，引起脾胃功能失调。

惊与恐也属不良情志刺激，可导致机体心神受损，肾气不固，出现心神不定、手足无措、下焦胀满、遗尿等症状，甚则心惊猝死。

（3）克服不利因素。一个人的禀赋、年龄以及文化教育背景都可能对情志活动产生不良影响，应尊重患者的权利和人格，积极引导。

2. 以情胜情法

（1）恐胜喜。通过恐惧因素来收敛耗散的心神，克制大喜伤心的情况，恢复心神功能的方法。本法常用于喜笑不休、心气涣散的病证及因过喜而致的情志失调的情况。

（2）怒胜思。通过愤怒因素来克制思虑太多，恢复心脾功能的方法。本法常用于思虑过多、伤脾耗神所致的郁证、失眠等病证。

（3）喜胜悲。通过喜乐因素来消除悲哀太过的方法。本法常利用幽默、诙谐的语言，滑稽可笑的表演、笑话以及听相声、观喜剧等方法，促使患者出现好动、好笑、高兴等欣喜状态，以促进阴阳谐调、气血顺畅。适用于性格内向、情绪低落、表情淡漠者及悲哭证、脏躁证等。

（4）悲胜怒。通过悲哀因素来克制愤怒太过的方法。本法常用于其他病证兼有情绪亢奋者，如眩晕、狂证等。

（5）思胜恐。通过思虑因素来控制惊恐太过的方法。本法常用于惊恐证的康复疗法，以消除患者的惊恐情绪。

3. 移情解惑法

（1）移情。通过采用一定的措施，将患者的精神注意力，从疾病或不适症状转移到其他方面。常用的方法包括运动旅游、音乐欣赏、书法阅读、绘画赋诗、园艺及养小动物等。在诸多方法中，音乐欣赏及书法绘画对陶冶情志最为有益。

（2）解惑。通过一定的方法，解除患者对事物的误解和疑惑，从而恢复健康。由于疾病知识的缺乏，患者常常产生各种各样的疑惑或猜测，或小病疑大，或轻病疑重，或久病疑死，最终疑虑成疾，使无病之躯真的疑出一场大病。面对这种患者，可以与患者一起分析病情，阐明本质，以解除其精神负担，使患者从迷惑中解脱出来。

4. 暗示法　利用语言、动作或其他方式，也可以结合其他治疗方法，使被治疗者在不知不觉中受到积极暗示的影响，从而不加主观意志地接受心理医生的某种观点、信念、态度或指令，解除心理上的压力和负担，实现消除疾病症状或提高某种治疗效果的目的。暗示治疗的方法有很多，如言语暗示、药物暗示、手术暗示、情境暗示等，医护人员对患者的鼓励、安慰、解释、保证等也都有暗示的成分。此外，患者还可以进行积极的自我暗示，如反复强化"一定能战胜疾病""按时吃药病就会好""医生能治好我的病"等意识，从而诱导脏腑功能向有序的方向发展。

5. 顺情从欲法　顺从患者的意志、情绪，满足患者心身需要的一种治疗方法。适用于某个人欲望未能得到满足，遂致内怀深忧而生的情志病变。医护人员可以鼓励患者毫无保留地进行倾诉，充分宣泄内心深处的心理矛盾和痛苦，将压抑已久的不愉快情绪、欲望和冲突等全部发泄出来，以排除心理障碍，恢复正常的情志活动，达到解除心理负荷的目的。

6. 情志导引法　中医学认为心动则神摇，心静则神安。情志导引法是我国古代意疗与导引融合一体的独特制情方法，以自我训练为特点，具有调和气血之功，常用的有气功调法、以意导引法、吐音导引法、行为导引法等。

（二）自我护理教育

自我护理是指个体为了维持生命、健康和舒适而进行的自我照顾活动，患者自理模式是对慢性病患者健康教育和生活指导的理论构架。

1. 自理能力教育　针对脑卒中、残疾、大手术术后、外伤恢复期患者，为提高其生活自理能力而进行的训练。

（1）洗脸。先训练患者用健手洗脸、漱口、梳头，以后逐渐用患手或健手协助患手完成。

（2）更衣。选取宽大柔软、式样简单、易于穿着的衣服。穿衣时先穿患侧，后穿健侧，脱衣时相反，先脱患侧，后脱健侧。

（3）洗澡。淋浴或盆浴均可，需在医护人员或家人的指导下进行。洗澡时间不宜过长，逐渐增加次数，然后再逐渐让患者试行单独洗浴。

（4）进食。疾病初期由医护人员或家人协助喂食，以后逐渐让患者自己试行进食。

（5）排便。早期指导患者在床上排便，由人协助或训练有关动作后，由患者自理，病情好转后，可搀扶患者坐位排便，逐步过渡到用轮椅上厕所或完全自理排便的情况。

2. 自我辨证的训练　对疾病的证型进行辨识，从整体观出发指导患者，开展自我鉴别而进行的训练，适用于所有人群。具体方法详见第三章。

3. 自数脉搏的训练　针对各种心脏病、甲亢、肺心病等患者，帮助其掌握监测脉搏的方法，以便及早发现病情变化的训练。

让患者取舒适体位，最好坐位。将左手伸展平放，前臂与上臂呈 90°，手掌向上。用右手食指、中指、无名指按在桡动脉表面，压力大小以能摸到脉搏为宜，半分钟计数乘以 2，就是每分钟的脉搏数。注意：患者活动后，必须休息 20分钟后再测量。

4. 自测血压的训练　针对原发性高血压和各种原因引起的血压持续升高或血压不稳的患者，帮助患者掌握电子血压计使用方法，以便及时监测血压变化。

向患者说明测量血压的意义，以取得其配合。介绍血压计构造及各零部件作用，医护人员示范测血压的步骤，边做边讲解，做完后让患者重复。让患者体会不同测量对象的测量结果，以巩固学习效果。嘱患者对每次测量结果都要记录，并与以往测量结果进行对照，出现明显变化时及时就医。

5. 自记尿量的训练　针对尿毒症、尿崩症、心力衰竭、应用利尿药的患者，帮助其掌握正确记录尿量的方法。

为患者准备一个容量为 1500 ～ 2000mL 的量杯或带刻度的容器，嘱患者一定要将尿排在容器内，将盛尿的量杯放在与视线水平的位置，正确读出量杯上的刻度，准确及时地将每次排出的尿量记在一个固定的记录本上，每 24 小时累计记录总尿量。同时，教会患者观察尿液的性状、颜色、气味等，告知其在什么情况下需要就诊。

6. 自行注射胰岛素训练　针对需应用胰岛素治疗的糖尿病患者，帮助其学会自行注射胰岛素。

胰岛素笔放在冰箱内冷藏，嘱患者于注射前 10 分钟取出，使药液与室温保持一致；备好胰岛素笔、皮肤消毒剂，用流水、肥皂洗净双手；轻轻晃动胰岛素笔，使药液均匀，打开笔帽，调整胰岛素注射剂量；选择注射部位，消毒皮肤待干，轻轻捏起皮肤，右手以 45°～ 90°角快速刺入皮下，按压调节钮，将胰岛素以均匀的速度注入皮下；注药后，停留 3 ～ 5 秒，再拔出针头，用棉签按压局部数秒钟；将针头小帽套在针头上，弃之，将胰岛素笔帽盖好。

告知患者注意事项。定时定量进餐，尤其注射胰岛素后应按时进餐，防止发生低血糖。注射部位交替选择，两次注射之间应至少间隔 2.5cm。注射时应避免过深至肌肉组织，注射后不宜马上洗热水澡，以免吸收过快发生低血糖。

注射部位选择：最佳部位是手臂上部及外侧，大腿前部及外侧，臀部，腹部（肚脐周围及腰围除外）。

（三）服药指导教育

1. 提高用药依从性

（1）尽量减少用药种类和次数。

（2）指导患者认识和了解药物，根据病情让患者知道药物名称、主要作用、不良反应、预防和处理措施及注意事项，让患者心中有数，主动配合。

（3）采取防止漏服、错服的措施，如将剂量、次数等用大号字体标记，用小药盒把每次应服药物配好，放置在易于取用的地方。

（4）长期用药时，注意选择经济条件允许的药物。

2. 药品正确使用方法

【一般知识指导】掌握用药剂量和服药时间：药物应使用常用量，在常量时既能发挥治疗作用，又不会出现严重的副作用，无限制增加剂量便会中毒，减量则达不到治疗效果；药物使用的间隔时间是按治疗要求和药物在体内代谢速度而定的，一般是每天 3 次，消除快的每天 4 ～ 5 次，消除慢的每天 1 次或 1 周 1 次，有的长效药物可间隔更长时间，不可盲目增减用药次数，告知患者严格遵医嘱或药物说明书控制用量和疗程。

【口服给药方法指导】

（1）一般药物在饭后服，胃动力药、易于被消化酶破坏的药物及妨碍食物吸收的药物在两餐之间或餐前服，如吗丁啉。

（2）胶囊、糖衣片应整片吞咽，不能有任何破损，否则可能刺激胃肠道或在不适当的酸碱度下被破坏，影响药效。需要减少剂量的药片可以掰开（但不能粉碎）按量服用。

（3）舌下含服药物要放在舌下，不要吞咽或嚼碎，也不要饮水，以免影响药效，如硝酸甘油。

（4）口含片放在颊黏膜与牙龈之间，让其慢慢溶化。

（5）乳剂可用水稀释，混悬剂用药前要摇匀。

（6）有呕吐时，暂停服药，并报告医护人员。

（7）铁剂不能直接接触牙齿；水剂需要用量杯核准剂量；量小的油剂必须用

滴管，可先在杯内加少量冷开水，以免药液附着在杯子上，影响服下的剂量。

【含漱给药方法指导】

（1）药液温度不能过高，以免破坏药物及损伤组织。

（2）注意药液浓度，不得含漱太浓的药液，否则会破坏口腔及咽部正常的防御功能。

【滴鼻药方法指导】

（1）滴鼻前清洁鼻腔，备好卫生纸。

（2）患者颈部充分伸展，头部仰置床边或颈肩部垫枕头。

（3）滴药瓶或滴管1人1套，以防交叉感染。

（4）滴药方法：滴管深入鼻腔约0.8cm，注意不碰及前鼻孔，以免打喷嚏。滴药后保持体位1～2分钟，以利于药液吸收。

【滴眼药方法指导】

（1）滴药前清洁眼睑及睫毛，滴药时眼周垫棉球或面纸，两侧不重复使用。

（2）取仰卧位或坐位时头后仰。

（3）滴药方法：滴管或滴瓶靠近眼球，不能触及眼睑及睫毛，以免受惊闭眼；轻轻分开上下眼睑，暴露下结合膜囊，在囊中央滴1～2滴药液，不要滴在角膜上，以免不适或损伤组织。

【滴耳药方法指导】

（1）药液温度应与体温接近或以患者能耐受为度。

（2）滴药方法：取卧位或坐位，患耳朝上，成人将其外耳拉向后上方，3岁以下小儿拉向后下方，药液滴入外耳道。滴药后维持体位数分钟。

【皮肤用药方法指导】

（1）药物可在皮肤上涂擦、湿敷、喷雾或离子透入（通过电流使药物透入皮肤）。

（2）用药前先清洁皮肤。

（3）不可直接用手取药，霜剂用棉签涂擦，油膏剂用压舌板取用。

（4）药物颜色可能污染衣服或床单，可垫隔巾或塑料布。

（5）皮肤有破损时，应注意无菌操作。

（6）湿敷或加压湿敷：先将消毒毛巾或纱布垫在药液中浸透，拧至不滴水后，平放在治疗部位，必要时戴上消毒手套操作。

（7）浸泡溶液应教会患者掌握其配制浓度、温度及方法。

【肛门给药方法指导】

（1）备好卫生纸，必要时备便盆。

（2）左侧卧位，并张口呼吸，以松弛肛门括约肌。

（3）教会患者或家属自行用药的方法：栓剂应在冰箱内保存，操作者戴手套，以保护手指（一般用食指），将栓剂轻轻推入内括约肌上方。开塞露剪开瓶口，瓶口要保持光滑，以左手拇指食指分开臀肌暴露肛门，右手持药瓶轻轻插入，缓缓挤入药液，用卫生纸擦净肛门，平卧或保持原位 10 ～ 30 分钟。

【煎服中药方法指导】

煎服中药方法指导内容详见第三章。

3. 药物保管

（1）根据药物的不同性质，妥善保存。易氧化和遇光变质的药物，应装在有色密封瓶内，放阴凉处或用黑纸遮盖，如维生素 C、氨茶碱等。一般置阴凉干燥、小儿不易拿到的地方。

（2）生物制品如乙肝疫苗、胎盘球蛋白、胰岛素等应放在冰箱内保存。

（3）不同品种的药不能混放。

（4）药物有变色、混浊、发霉、潮解及失效过期的情况，均不可使用。

4. 指导患者读懂药品说明书中的"慎用""忌用"和"禁用"

（1）慎用指的是用药时应小心谨慎，并不是绝对不能服用。这种药可能会引起不良反应，通常需要注意的人群为小儿、老人、孕妇及心、肝、肾功能不全的患者。这四类人群由于生理上的特点或病理上的原因，体内解毒、排毒的功能较低，或者某个重要脏器无法正常发挥功能，在用药后容易出现不良反应。比如巴比妥类催眠药需经肾脏排泄，肾功能不佳的患者应慎用。一般来说，遇到必须使用慎用药品的情况，应谨遵医生的指导，及时观察用药后的反应，一旦出现不良反应，应立即停药。

（2）禁用意为绝对禁止使用。凡属禁用的药物，千万不可使用，以防患者用药后出现严重不良反应或中毒等，造成严重后果。比如对青霉素有过敏反应的人群，就应禁止使用青霉素类药物；胃溃疡患者禁用阿司匹林，易造成患者胃出血。

（3）忌用指避免使用或最好不用。有些药物会给患者带来不良后果，但因个体差异，又不能一概而论。如丙咪嗪可能引起新生儿畸形，故妊娠初期的孕妇应忌用；异烟肼对肝细胞有损伤作用，肝脏功能不良的患者应当忌用；患有白细胞减少症的人要忌用苯唑青霉素钠，因为该药可减少白细胞。当病情需要不得不使用忌用药物时，应当以药理作用类似但不良反应较小的其他药品代替。若选择家庭用药时，凡忌用药品最好不用。

（四）日常保健教育

日常的保健应根据病情予以相应的指导和精心合理的生活调护，做到顺应四时，平衡阴阳，睡眠充足，适当锻炼，慎避外邪，形神共养。但是平常的锻炼有劳必有逸，劳和逸必须"中和"。

1. 避免过劳　避免久视："目受血而能视"，久视伤血，若用眼过度，会耗伤气血。无论年轻人还是老年人，若过于用眼，如看电脑、看书、看电视太久，都有可能造成血虚，引起头晕目眩，两目干涩。因此，在日常生活中用眼持续时间不宜过久，若需长时间用眼，则应每隔30～60分钟适当休息，眺望远景或闭目养神。

避免久立："久立伤骨，损于肾"，久站不动，身体的重量全部压在脊椎和下肢骨上，下肢骨骼、肌肉的负担增加，血液回流不畅，从而可出现气滞血瘀，形成疾病，如下肢静脉曲张、痔疮、下肢浮肿等，长期从事久站的工作，可做甩腿、扭膝等运动，睡前按摩双腿，用温水泡脚等。

避免久行："久行伤筋，劳于肝"，长时间行走奔跑，不仅耗伤气血，还会使肌肉、筋脉处于疲劳状态。适度的步行有益于健康，但若长时间疾步行走，超过了机体的耐受能力，就有可能积劳成疾或加重疾病。

避免神劳：神劳即用脑过度，精神过度疲劳。在日常的学习和工作中过于疲劳，不注意适当的休息是导致神劳的主要原因。脑力劳动者要善于用脑，劳而不倦，保持大脑常用不衰。应注意与体力劳动相结合，用脑时间不宜过长，每天都应有一定时间的体力活动，如家务劳动、体育锻炼等，以解除精神疲劳。此外，要正确对待生活中可能发生的各种不愉快的事，凡事从长远着想，不计较个人得失。

2. 避免过逸　避免久卧："久卧伤气"，久卧可使人的气血运行迟缓，阳气不升而伤气，导致气血阻滞，脏腑功能受到影响。

避免久坐："久坐伤肉"，长时间坐着，易使臀部皮肤毛囊堵塞而生疖肿、毛囊炎等。久坐可引起脾胃积滞而使脏腑气机不畅，消化不良，气短乏力。此外久坐者还易得颈椎病、肩周炎和冠心病等疾病，因此脑力劳动者和老年人要避免久坐，可做腰部运动、腰部按摩等。

第二节　当代中医药文化传播

中医药文化是我国优秀传统文化的典范，随着社会的发展，人们健康意识日益增强，对养生保健知识需求不断增加，围绕以养生防病为中心的各种知识愈来愈受到人们的关注，越来越多的中医药学者走到养生防病知识传播的前台，通过他们作品、讲座的示范作用，把群众听得懂、用得上的科学知识送到他们中间，为国民健康素质的增强和提高，为中医药文化与科学知识的传播普及，起到了重要的催化、指导作用，受到人民群众的欢迎。作为打开中华文明宝库的一把钥匙，中医药文化传播具有强烈的现实意义，是当今社会的迫切要求。

当前，随着国家对传承和弘扬中华优秀传统文化的倡导，中医药文化传播得到了政府各项政策的大力支持，目前宪法明确规定"国家发展卫生医疗事业，发展现代医药和我国传统医药"，国家中医药管理局发布的《中医药发展"十三五"规划》中已明确将"弘扬中医药文化"列入重点任务之一，其中包括加强中医药文化传播人才队伍建设，做到知识普及，丰富传播内容和方式，建设中医药文化传播人才队伍等。因此在政府主导和政策保障下，中医药文化的传播正在多元化、多方位、多层面地向前推进，这是当前中医药文化传播和普及的主旋律。

一、中医药传播特点、功能和原则

（一）中医药传播特点

1. 内容深邃性与浅显性　传统的中医药大多是以古籍的文言文为载体，以中华传统哲学思想为核心的知识体系。而古代多采用单音词、一词多义、隐喻等方式记录信息，中医基础理论中的"天人合一""阴阳五行""藏象经络"等思想又存在抽象性、模糊性等特征，因此需要传播者进行深入的研读和领悟，在深刻理解的基础上对古文献的语义进行转换，实现中医术语的现代化，深入浅出的传播中医药知识，使其普及化。

2. 媒介的多元性与互动性　随着历史的发展，中医药文化经历了漫长的口语传播时代、文字传播时代，在短短的三四十年间，快速进入了电子传播时代和数字传播时代，使得中医药文化在当代的传播中可以借助多重媒介进行，当前中医药文化的传播已经广泛采取媒介融合的方式进行，我们可以通过电脑或智能手机浏览中医药古籍，通过网络查询信息或进行医疗咨询，可以通过网站、博客、微博、QQ群或者微信群创作、阅读和转发相关信息和文章，进一步加强了媒介的多元性与互动性。

3. 受众的广泛性与针对性　随着百姓物质文化生活水平的提高，健康、长寿成为人们衡量幸福感的重要指数，公众对健康的渴望与追求也促进了健康传播的发展，尤其是中医药的健康养生保健知识受到大众格外的追捧，上至80岁老人，下至3岁孩童都可作为中医药文化传播受众群体，但因受传者的职业、年龄、健康状态及诊疗需求不同，对信息的组织和传播方式的选择也有了针对性，不再是盲目无意义地进行信息散布。

（二）中医药传播功能

1. 大众健康教育功能　中医药文化传播是一项社会活动，对提升社会人群的健康水平具有告知和教育的作用，可以指导民众选择正确合适的健康和诊疗方式。中医药养生和防病治疗等科普知识可以帮助大众增强养生保健意识，选择合适的就医方式，减少疾病的发生，减轻疾病的危害程度，降低医疗支出，这对促进社会发展和人类健康事业的发展具有重要意义。

2. 学术传承与发展功能　中医药学术发展必须首先做好传承工作，只有将前人的医学智慧、学术成果、临床经验进行系统的记录、保存和消化，知识才能得到发展与创新，目前我国的20多所现代高等中医药院校及不少的中医药专科学校承担了主要的学术传承工作，是中医药文化传播的主要场所，所以中医药院校的老师与学生对中医药文化的进一步发展和创新提供了源源不断的动力。

3. 文化繁荣与强国功能 中医药文化是中华文化宝库中的一颗璀璨明珠，是中华民族几千年创造出的医药智慧，为中华民族的繁衍昌盛和世界文明进步做出了重大贡献，是增强我国文化软实力必不可少的一个要素。因此传播中医药文化，让中华优秀文化世代相传，有助于增强民族自信心、自尊心和自豪感，不断扩大中国文化在国际上的影响力。

（三）中医药传播原则

1. 可信性原则 中医药传播内容不同于一般的信息传播，它是一项严肃的传播工作，通过讲故事传播中医药科普知识是一种大众喜闻乐见的传播方式，但禁忌讲不真实的故事，如若传播虚假信息，不仅对中医的声誉产生了负面影响，而且会延误治疗，甚至贻害患者生命，从诚信的角度来讲，中医药信息必须真实可靠，这也是作为中医传播人做事必须具备的基本态度和品质。

2. 特色化原则 中医药经过几千年的发展，历史上有很多典型的代表著作、故事、人物、形象等，但传播的故事不可千篇一律地进行复制，保持独有性、唯一性、代表性才是关键，同一地域可能会涉及相同的文化载体，但医药文化形象与内涵才是区别于其他行业的关键，在传播过程中要结合各自的主题文化，协同表达，各显特色地进行发展。

3. 效益化原则 中医药文化传播活动要考虑到最大效益化原则，根据受传者对中医药信息的需求，在选择好信息内容后，还必须选择合适的传播形式和传播媒介，把握最好的时机，清晰有序适量地进行传播。因为当今的受众群体已经发生很大变化，社会媒介也日益多样化和复杂化，应当充分利用媒介和传播技巧来达到较为理想的传播效果。

二、中医药传播技能

（一）扎实的理论基础

中医传播学是从中医学和传播学两个方面来研究的。要想实践中医传播学就要从两个方面研读学习，传播者首先要熟读经典和学科基础教材，深谙中医的理论知识体系，传播哪方面的知识，就需要传播者自身懂得这一方面的知识。与此同时，要想有效地达到其传播效果，也应该研读传播学的基础理论，懂得传播学原理，学习和掌握前人的传播技巧，学习和研读中医学和传播学基础理论，这些是做好中医药传播的基础，二者相互依存，缺一不可。

（二）敏感的传播触觉

在新媒介日益蓬勃发展的今天，普通的传播方式已不再受到人们的关注，受众的免疫度越来越高，因此传播领域不断有新方式、新技巧、新动态的出现，这就需要传播者有高度的传播敏感性，不断接触这些新式的传播形式与方法。例如微信和微博的出现，让中医文化的传播有了更为简洁、快捷的传播平台。近年来微信的使用活跃度越来越高，很多人创立了中医文化方面的微信公众号，其语音视频功能带给人耳目一新的感觉。微博每天用极少的字数来传递一个健康养生信息，解决网民的一些小毛病，每天发布一条中医历史内容，大量的转发与评论，能让更多的人分享中医文化。

（三）大胆的实践创作

传播技能是传播学中具有实践性的部分，要想掌握好传播技能，不仅要有扎实的理论基础，还需要积极地投入到实践当中去，不同的传播者对课本内容有自己不同的理解，正所谓 1000 个读者就有 1000 个哈姆雷特，因此需要传播者深入到中医药文化传播中，在实践中不断地创新，总结出适合自己的传播目的的传播技巧及其不同形式的自由组合。在实践中创新组合，才能切身体会到传播技巧并牢牢掌握。

总之，学习和掌握中医药传播技能并不是一朝一夕、一蹴而就的事情，也不是从单一途径就能彻底解决的事情，必须坚持不懈、持之以恒。

三、中医药传播受众

受众，又指受传者，指信息传播的接受者。受传者既是传播过程中信息流动的目标点，又可能成为下一次传播的发起点，即转变为传播者。从宏观来讲，受传者是一个巨大的集合体，从微观上来讲，又可体现为具有丰富的社会多样性个人。

早起的传播学把传播者放在研究的中心地位，认为受传者是信息被动的接受者，随着研究的发展，传播学者发现受传者并不是被动的、单纯的接受者，不同的受传者对同一传播信息会产生不同的反应，受传者的需求，受传者对媒体信息内容的选择性接触活动，都直接影响着传播的终极效果，因此受传者在传播过程中的作用开始受到重视。

（一）受众类型

传播活动通常试图影响某一具体受传者的特定行为，为达到此目的，必须全面了解目标受传者，为了正确识别和了解目标受传者，首先必须将其分为不同的类别，经验表明受传者更愿意对适合他们并与他们有关的信息给予反应，对受众分类越细，就越能获得更多的信息，从而可设计更有针对性的信息内容、传播战略和鼓励措施，由此获得更好的传播效果。受传者类型可以从不同的角度划分为不同的类型，传播者可根据自己的实践应用来具体划分。从受传者的主观来看，可以分为以下几种类型：积极选择者、随意旁观者、预期受传者、现实受传者与潜在受传者。从客观角度分析，受传者又可根据不同的分类标准分为不同的种类：按照接触媒体类别分类，可分为报纸读者、广播听众、电视观众、网民；按照人口统计学原理区分，可分为男性受传者和女性受传者；受传者群体内部又可以按照性别、年龄、职业、地域、教育水平等再划分为不同的群体。

（二）受众心理

受传者心理是指影响受传者对媒体信息的接触、理解及评价等各种心理因素的总和。受众的心理特征主要包括以下内容。

1. 好奇心理　所谓好奇，是指有机体遇到新异刺激物或环境所产生的朝向探究反射。对新鲜事物的敏感、好奇心理，人皆有之。凡是第一次出现的、罕见的、日常的或突然发生的、强烈变化的事物，人们容易感兴趣，产生好奇，从而悉心去观察和探究。无论从心理学角度，还是从新闻学角度，第一次传播的新信息，给人印象深刻，所以文化传播应尽量满足受众的这种好奇心理的需求。

2. 求知心理　当代的受众群体，比以往任何时代，对新闻媒体的要求都有较大程度的提高，读报、听广播、看电视，不但要满足"新闻欲"，还要满足"知识欲"。在现代化建设的实践中，知识对一个人的能力与技能的形成与提高，有相当的影响力。受众就是通过大众传播媒介阅读各种科学普及刊物，收看、收听各类文化教育、科学知识节目，不断完善自己的知识结构，提高个人的科学文化水平。

3. 获益心理　人们在生活、学习、工作中，需要了解周围事物的变动，掌握各种各样的信息，尤其对于与自己切身利益有关的事物及其信息更为关注，这便是由受众得益心理所决定的。例如现代社会由于生活节奏的加快和工作压力的增大，人们常常产生紧张、疲劳、忧虑的感觉，希望通过轻松、愉快的娱乐活动得到缓解与安慰。大众传播媒介可以用语言、非语言等手段进行喜剧、舞蹈、音乐、文学、体育和游戏等方面内容的传播，使受众获得精神上的愉悦与享受，调节和消除不良情绪。

（三）受众反馈

信息的传播和接受过程，是一个传播者与受传者之间彼此进行相互交流、相互影响的过程。传播者可以通过所传信息影响受众，受众也可以通过反馈的信息影响传播者。因此，了解受众反馈的内涵及其特性，通过科学的调查方法获得受众的反馈，对于信息传播效果的提高，具有非常重要的意义。

1. 反馈的概念　反馈最早由美国麻省理工学院的罗伯特·维纳在其1948年出版的《控制论》一书中提出，反馈的概念本来是电子工程学上的名词，指的是发送出去的电波或信息的回流。反馈概念被引入传播学后，指的是受传者对传播者发出的信息的一种反应。在一个相对独立的传播过程中，传播与反馈是相互依存、相互作用的，反馈是构成传播双向性的要素。通常只要一个信息传到了受传者那里，就必然产生反馈，保持沉默也是一种反馈。信息的反馈与信息的传播一样，反映了信息在传授过程中两者之间双向往返的过程，表现为传授两种行为之间的前后上下承接关系。在具体的传播过程中，他们既有机地融合在一起，又相对独立地处于传播过程的两端。通过反馈，传播者可以了解受传者接收信息的情况，并据此对下一步信息传播进行调整，从而获得所希望的传播效果。

2. 反馈的特点 不同类型的传播具有不同特点的反馈，在传播中，反馈是在人的主我与客我之间进行的，有着主我执行传播的功能，客我发挥反馈的作用，比如自我揣摩、独立思考等，具有自为性、内在性、隐蔽性和私密性的特点。在面对面的人际传播和组织传播中，传受双方是一种近距离的信息交流，受传者可以通过表情举止或语言即对传播者及其信息直接给出反应，传播者可当场根据受传者来检验自己的传播效果，因此反馈具有及时性、直接性、明显性和集中性的特点。而大众传播相对前两者而言更为复杂，由于传播者与受众不是面对面的直接交流，而且由于受众的广泛性，传授双方复杂性，使得大众传播远不如人际传播和组织传播那样直接明显，大众传播具有迟缓性、间接性、零散性等特点。

3. 反馈的作用 受传者反馈的意见直接或间接地反映和显示了自身的接受动机、需求和心态，表明和体现了他们对传播者及其所传信息的态度和评价，提出了应如何调节、修正当前与未来传播行为的意见与建议。具体来说可以有以下积极的作用：①有助于传播者检验和证实传播效果；②有助于传播者改进和优化下一步的传播内容、传播形式和传播行为；③有助于激发和提高传播者的传播热情；④有助于传播者检查媒体信息所反映具体事实的真实度和准确度。

总之，在中医药文化传播过程中，要充分认识受众的类型，把握他们的心理动机，充分尊重他们的反馈意见，从而在传播活动中达到良性互动，有效达到中医药文化传播的目的。

四、中医药传播途径和方式

（一）传统媒体

1. 报纸 报纸是最先出现的新闻媒介，20 世纪 30 年代，广播在世界各国迅速发展，到 50 年代电视在发达国家普及，当时有人认为报纸或将被广播或电视取代，但事实证明报纸的生命力依然旺盛，在互联网日益普及的今天，报纸也有其生存的价值和发展的空间。

首先报纸通过印刷在平面纸张上的文字、图片、色彩、版面设计等符号传递信息，在阅读形式上，一刹那可实现对整个版面空间一览无余的效果。其次，报纸的保存性和可携带性好，相比于广播、电视、互联网，报纸有物质载体，传递的信息固定而持久，可以长久保存，携带上也不需要诸多条件的限制。再者，读者可根据自己的喜好和习惯选择阅读报纸上的内容，快慢、详略、时间、顺序、地点等也都由读者决定。报纸的这些特点也同时决定了它擅长传递深度信息这一优势，报纸要发挥好这一优势，应侧重深度报道和观点传播，以弥补时效性感染力不足的缺陷。

2.广播 广播是通过无线电波或导线向广大地区传送声音符号的传播媒介。第二次世界大战后，随着电视的冲击，出现了调频广播和数字广播。广播是听觉媒介，使用的符号包括人的有声语言、音乐和音响等，传播速度优于其他任何媒介，制作内容也比报纸、电视简单，时效性达到各媒介之首。

3.电视 电视是使用电子技术传输图像和声音的传播媒介，通过光电转换系统将图像、声音传递和重现在远距离的接收机屏幕上，第二次世界大战后，电视迅速普及，一跃成为世界上最有影响的媒介，电视的时效性强，人们可以真实、立体地感受事物，最大的优势在于有着极强的形象感、现场感和过程感，这种特性使电视具有极强的说服力和感染力，令观众印象至深。

（二）互联网新媒体

互联网是利用通信设备和线路将全世界不同地理位置的无数个功能相对独立的计算机互联起来，以功能完善的网络软件实现网络资源共享和信息交换的数据通信网，互联网与其他媒介相比，是一种"多媒体"，人们可以使用包括文字、图片、图像、声音在内的各种符号进行传播，对视觉听觉施加多重信息刺激，兼具时间性和空间性，可随时更新内容，海量存储，并提供强大的信息检索功能，受传者选择性最佳，凸显了受传者在信息获取的主体性。

随着 WEB 2.0 理念和技术的成熟，尤其是移动互联网、QQ、博客、播客、微博、微信等新媒体的涌现，人们既可以方便地获取信息，又可以随时随地发布信息和观点，使传播进入一个"人人都有麦克风"的时代。传播多元化，传播过程交互化，互联网迅速成为当代大众传播格局中最具潜力和影响力的媒介。

五、中医药文化传播实践操作

（一）中医药科普幻灯片制作

现代信息传播已进入多媒体时代，受众已不满足于简单的枯燥的文字显示，他们对文字与画面及视频、音频进行有机结合的多媒体演示越来越感兴趣，因此传播者在演讲中借助 PPT 的演示让观众更清楚演讲者想表达的内容，随时了解整个演讲的进程。PPT 当中可以插入有趣的画面及音频与视频，生动的视听效果更容易打动受众，从而获得最佳的传播效果。如何制作一个具有中医药专业水准的PPT 呢？由于该软件的功能十分强大，制作的方法和技巧的内容也很多，以下从制作的基本流程和创意进行简要介绍。

1.明确目的 必须明确演讲的目的、意义和期望达到的效果，还要了解受众的文化与专业背景、需求、演讲时间等必要的基础信息。这样在准备文案时，才能有的放矢，在内容的选择上针对性强，在语言的表达上能够顺利沟通，还可适当地将受众的特性和需求设计进 PPT 中，以增加与受众群体的互动。

2. 准备素材　在制作 PPT 之前，要做好收集和积累素材的前期准备，中医药 PPT 具有一种科学学术性质，可以以文字图片为主，适当增加一些图表、动画、声音、影片等。涉及以下内容：①文字整理，首先必须将需要演讲的内容进行书面文字整理，一种是利用现存文稿进行改编整理，另一种是根据演讲任务进行重新撰写，在定稿后，要以 PPT 每个画面为单元对文稿进行分割，也就是一个文字段落对应一个 PPT 画面，这便于在制作 PPT 时进行页面创意和文字布局；②图片与多媒体素材的积累：在选取图片时要调整图片的大小、对比度、色彩，修整图片上的瑕疵，有时可根据文字内容的意境进行创意，将若干张图片进行艺术性组合处理，创作出一副能够恰当体现演讲内容的配图，尽量选取清晰度高的图片素材，否则画面会给人造成一种粗糙的感觉。

3. 设计版式　确定版面风格：版面规格、设计风格、主色调、文字大小与字体等基本元素。标题文字必须简洁明了，甚至在很多画面可以使用 2~5 个字的关键词或词组，可以达到更强的视觉效果，在中医药幻灯片的画面上，最好适当加入一些代表中国传统文化的元素，色彩上可倾向于具有中国风格的红、黄等暖色调，也可以根据内容的不同选取不同的颜色，例如：①技术性强的可以选择蓝色，天然药用植物可选择绿色，女性内容可以选择粉色、紫色等。②制作幻灯片母版：母版是每一个画面上都可看得见的图文页面。需要注意的是，这些基本元素在画面上的大小、位置、色彩、亮度、对比度，都不宜太显眼，避免喧宾夺主。③恰当配图：要根据内容来确定图片选择，有些内容需要具有强烈视觉冲击力的图片，有些又需要含蓄雅致的图片，不管哪种风格的图片都必须最恰当的展示和诠释文字内容，要尽量给人留下深刻的印象。④使用动画效果：除了中医科普类演讲以外，中医学术方面的 PPT，要尽量少用动画，更不能滥用动画，否则容易扰乱受众的视线和分散受众的注意力。

4. 图片排版　图文排版就是将准备好的各种图文素材编排到画面上去，最常见的类型有标准型、左图型、右图型、斜线型、圆图型、中轴型、方格型等，可根据具体的内容和要求来变换图文排版的类型，每张画面的图片、符号和文字等元素及页面的转换，都可适当设计一些动画效果。

5. 预演及打包　画面排版完成后，可一边预演播放，一边进行调整修改，注意对一些动画的效果顺序进行检测并及时修改。如需要在其他电脑演示使用，在预演合格后，可进行打包输出，此外还需注意在保存时选择适当的 PPT 版本。

（二）中医博客的创作方法

博客是一种可方便快捷地发表自己观点、拥有庞大的网络受众群体、具有较强互动性的多媒体网络传播平台，主要是以网页日志的形式发表文章，受众可对其进行评论。中医博客是利用博客媒体平台，传播中医药文化，宣传中医药健康理念，普及中医药养生和治病知识的一种健康科技类博客。博客为中医药文化传播提供了一个新的媒介平台，给中医药文化传播增添了活力。中医博客文稿创作基本要求：内容要客观真实，观点要新颖独特，标题要精简醒目。

1. 内容题材和切入点的选择是中医博客最重要的基础 内容不仅要有价值，而且是当今行业和社会的关注点或有可能引起关注的话题，如果选择一些不具有关注价值的内容，即使写作技巧和文稿质量都很高，也很难引起关注。但不论什么内容，其基本要求是论点明确、论据准确、言之有理。对于写作风格来说，最好有自己鲜明的写作特征，让人一眼能够辨认出博主。

2. 观点要新颖独特 在内容的编辑上，要有自己独特看问题的眼光与视角，要突出创新性。内容的题材可以十分广泛，既可以从古老的《黄帝内经》《伤寒论》的解读写起，也可以介绍最新的中医药科研成果和临床心得体会。

3. 标题要精简醒目 在创作过程中尤为重要的是标题部分，在完成了内容创作后，必须有一个精彩的博客标题，只有精彩的标题才能立即吸引网友的手指点击进去，通常情况下，阅读者只看标题，并据此判断是否阅读该篇文章，这也是中医博客传播的一个必须注意掌握好的创意技巧。

（三）微信公众号的创作方法

近几年崛起且用户较多的微信号，所提供的微信公众平台，具有传播速度较快，可以进行一对多沟通，成本较低等功能，可快速实现公众号与广大群众的信息传递与沟通，因此也非常适合中医药的文化传播。

微信公众号的创作应遵循以下原则：

1. 明确受众，增强互动 满足用户需求的公众号才是最受欢迎的公众号，首先站在定位方面，站在用户的角度，满足用户的需求，提高用户期望值。同时增强意见的交流和表达，注重粉丝的互动、后台留言、留言精选等有效反馈，如此可增强用户的活跃度。

2. 强化内容，注重地气 公众号的内容如何博得受众的喜爱与点赞很大程度上取决于内容的选定，内容上要凝练中医药文化特色，还要注重接地气，在受众接触最多、心理距离最短的对象上挖掘。

3. 关注热点，引领文化 热点新闻是受众的聚焦点，在选取视角时，可从热点问题入手，由此引出中医药文化相关内容，更容易吸引受众，这也深刻地体现出了中医药文化创造性转化和创新性发展理念的要求。

第五章　中医体质学说与养生保健

第一节　中医体质学说概述

一、中医体质的概念

体质有身体素质、形体质量、个体特质等多种含义。体，指身体、形体、个体；质，指素质、质量、性质。在中医体质学中，体质的概念是指在人体生命过程中，在先天禀赋和后天获得的基础上所形成的形态结构、生理功能和心理状态方面综合的、相对稳定的固有特质。体质是人类在生长、发育过程中所形成的与自然、社会环境相适应的人体个性特征，表现为结构、功能、代谢及对外界刺激反应等方面的个体差异性，对某些病因和疾病的易感性以及疾病传变转归中的某种倾向性，它具有个体差异性、群类趋同性、相对稳定性和动态可变性等特点。这种体质特点或隐或现地体现于健康和疾病过程之中。

关于体质，不同的学科有着各自不同的内涵。体质人类学研究的是现代人类体质特征和类型以及人群的生理、生化特征和灵长类行为等，即包括了形态结构特征、功能、代谢特征，并兼及了心理行为特征等方面的内容。体育学所关注的体质内涵多是身高、体重、坐高、胸围、腰围等外在形态特征及个体的竞技能力。中医学的体质概念与其他学科体质概念的不同点就在于，充分体现出中医学"形神合一"的生命观和"天人合一"的整体观。一方面强调人体体质的形成基于先天禀赋和后天调养两个基本因素。先天因素是人体体质形成的重要基础，而体质的转化与差异性在很大程度上还取决于后天因素的影响。另一方面，也反映了机体内外环境相统一的整体观念，说明个体体质是在后天生长、发育过程中与外界环境相适应而形成的个性特征，即人与社会的统一，人与自然的统一。

"形神合一"是生命存在的基本特征。形，即形体；神，即生命功能。神生于形、依附于形，而神又主宰形，神明则形安。形神合一又称形与神俱，就是指形与神是人体不可分离的统一整体。形体健壮则精神旺盛，生命活动正常；形体衰弱则精神衰弱，生命活动异常；形体衰亡，生命便告终结。基于这种"形神合一"的生命观，中医学认为人体的体质既包括形体要素，又包括心理要素，并且二者高度统一。一定的形态结构，可表现出其特有的生理功能和心理特征；良好的生理功能和心理特征是正常形态结构的反映，并具有相对的稳定性。二者相互依存，不可分离，在体质的固有特征中综合体现出来。

"天人合一"是生命存在的客观规律。人既存在于社会之中，也存在于自然之中，所以每一个人的体质就必然烙上社会和自然环境因素的印迹。个体对社会和自然环境的适应能力、适应程度往往表现在其个体体质特征之中，例如：对同一事件所持的态度，有人开朗乐观，有人忧郁烦恼；对自然气候的适应能力也是一样，有人"能冬不能夏"，有人"能夏不能冬"，这些生理反应都表明人与自然环境密切相关，而这一现象在中医学的体质概念中得到了充分体现。

二、影响体质的因素

体质秉承于先天，得养于后天。各种先天因素、后天因素和环境因素都对体质的形成和影响产生作用。先天禀赋，包括种族、家族遗传、婚育，以及包括养胎、护胎、胎教等，决定着群体或个体体质的相对稳定性和个体体质的特异性。后天各种因素如饮食营养、生活起居、精神情志，以及自然社会环境因素、疾病损害、药物治疗等对体质的形成、发展和变化具有重要影响。因此，体质是个体在遗传的基础上，受到内外各种环境的影响，在生长发育过程中经历较长时期形成的一种相对稳定的生理心理特质。

（一）先天因素

体质形成的先天因素，包括先天之精（含有遗传基因）的遗传性和胎儿在母体内孕育情况两个方面，它们对不同群体及群体中个体体质的形成具有决定性的作用。决定体质形成的先天因素主要有以下几方面。

1. 种族、家族遗传 种族为人种之别称，指在体质形态上具有某些共同遗传特征（如肤色、发色、发型、眼色、血型）的人群。也可当作一个在同一种群内基因结构有所区别的生活在一起的群体，是在一定地域内长期适应自然环境而形成的。不同种族由于地理区域的差异，受水土性质、气候类型、生活习惯、饮食结构、社会民俗等因素的长期影响而形成不同的体质，并通过世代间的遗传，形成该种族群体较为鲜明的体质特征，如世界东西方黄、白、黑、棕等人种，我国居住在不同地域的各个民族，在体质结构、生理特性、性格情志及发病倾向等体质特征方面均存在明显差异。家族是以婚姻和血缘关系结成的社会单位。父母之精称为"形体之基"，父母生殖之精的盈亏盛衰和体质特征决定着子代禀赋的厚薄强弱，影响其体质，如身体强弱、肥瘦、刚柔、长短、肤色、性格、气质，乃至先天性生理缺陷和遗传性疾病，如鸡胸、龟背、哮喘、艾滋病等，这种差异决定于先天遗传性因素，取决于父母肾之精气阴阳的盛衰及母体的调摄得当与否。在体质的形成过程中，先天因素起着关键性作用，而体质的发育和定型，还受后天各种因素综合作用的影响。

2.婚育、受精卵 婚育与受精卵对后代体质的影响包括了先天性与遗传性两个方面，是古今医家在优生优育，保证体质优秀的措施中着意强调的两个方面。父母生殖之精的优劣多寡、身体健康状况、是否有血缘关系、结婚及生育的年龄、怀孕时机等，均与胎儿未来的体质状况密切相关，男女媾精，阴阳会和，乃能有子。父母生殖之精为子代体质的基础，父母之精的优劣决定子代体质的强弱。亲代元气之盛衰、营养之优劣、情志之苦乐以及年龄、嗜欲、生活行为方式都会影响"精"的质量。从而影响孩子未来的体质，因此在受精过程中要杜绝不良因素的影响。

3.养胎、护胎、胎教 在先天因素对体质的作用中，养胎、护胎、胎教是很重要的环节，是杜绝不良因素影响，保证胎儿正常发育的重要因素。养胎，首先孕母要"食甘美""调五味"以保证孕母及胎儿充分的营养。护胎，即孕妇同时要注意起居规律、劳逸结合，使身体处于最佳状态，减少疾病，减少一切可影响胎儿的因素。胎教，即孕母还要注意自己精神、情操、道德的修养，要让自己的精神、心情及所感受到的一切均十分美好，这样"外象内应"给胎儿一个良好的生长发育的内、外环境，保证胎儿正常的生长发育。

（二）后天因素

后天因素主要包括膳食营养、生活起居、劳欲、精神状态等方面，这些因素既可影响体质强弱变化，也可改变人的体质类别。

1.饮食营养 膳食是人体后天摄取营养，维持机体生命活动，完成各种生理功能所不可缺少的物质。不同的膳食含有不同的营养成分，并具有寒、热、温、凉4种不同之性和辛、甘、酸、苦、咸5种不同之味。人们长期的饮食习惯和相对固定的膳食结构均可通过脾胃运化影响脏腑气血阴阳的盛衰偏颇，形成稳定的功能趋向和体质特征。因此，科学的饮食习惯，合理的膳食结构，全面而充足的营养，可增强人的体质。

2.生活起居、劳欲 生活起居主要包括劳逸、起居等日常生活和工作情况，是人类生存和保持健康的必要条件。生活起居是否有规律，将会对脏腑气血阴阳盛衰偏颇造成不同的影响，从而形成体质的差异。

3.精神情志 人的精神状态多受到情志因素的直接影响。情志包括喜、怒、忧、思、悲、恐、惊7种心理活动，它是人体对外界客观事物刺激的不同反应，属正常的精神活动范围。精神情志活动与脏腑气血阴阳有着密切的关系，脏腑所化生和储藏的气血阴阳是精神情志活动产生的物质基础，同时人的精神状态和七情的变化，也时刻影响着脏腑气血的功能活动，从而影响人的体质，故精神情志，贵于调和，情志舒畅，精神愉快，则脏腑经络功能协调，气血调畅，体质则健。

（三）环境因素

环境是人类生存和发展的基本条件，是围绕着人类的空间及其中可以直接、间接影响人类生活和发展的各种自然因素、社会因素的总体，可分为自然环境和社会环境。体质的形成和变化与环境因素密切相关，无论自然环境还是社会环境，都对体质的形成和变异发挥着重要作用。

1. 自然环境　自然环境通常指地理环境，包括自然地理环境和人文地理环境，自然地理环境包括气候、地理、水火、土壤、植物与动物界有机组合的自然综合体，后者是人类在自然地理环境基础上所造成的人为环境。人与自然环境的变化有着密切的关系，自然环境的变化可影响人体的结构、生理功能和心理活动，从而影响人体的体质。人与天地相应，人的体质与所处地域的气候条件、气象因素密切相关。我国南方多潮湿，北方多寒燥，东部沿海为湿润的海洋性气候，西部内地为大陆性气候。因此，西北方人形体多壮实，腠理偏致密；东南人体质多瘦弱，腠理偏疏松。

2. 社会环境　社会环境是在自然环境的基础上，人类通过长期有意识的社会劳动，加工和改造了的自然物质，创造的物质生产体系，积累的物质文明等所形成的环境体系，是与自然环境相对的概念。社会环境一方面是人类精神文明和物质文明发展的标志，另一方面又随着人类文明的演进而不断地丰富和发展，所以社会环境也称为文化 – 社会环境。随着社会的发展，人类的生存环境、生活习惯、社会习俗、饮食结构等也随之发生了变化，因此不同历史条件下人类的体质也就自然表现出与其所处时代相适应的变化趋向。

（四）疾病与药物因素

疾病对于个体的体质改变有着重要的影响，尤其是一些重病、慢性消耗性疾病，不仅可以损害人体各个部位，还可以使脏腑失和，气血阴阳失调，从而影响体质状态。药物因素可以影响胚胎的发育，从而导致新个体的体质特征发生改变，如先天畸形等。药物使用不当或药物的副作用，可以导致个体体质的损害。

1. 疾病因素　疾病是体质形成过程中的一个重要影响因素。疾病通过损伤人体正气而改变人体体质。疾病发生、发展、恶化、向愈的整个过程都是人体正气与病邪做斗争的过程，如感受病邪过强或正邪斗争日久反复，势必损伤人体正气，造成体质亏虚。

2. 药物因素　药物有寒热温凉之分，酸苦甘辛之别，若不根据个体体质特点用药，长期偏用某些性味的药物，人体脏腑气血阴阳就会出现偏盛偏衰，从而改变人体体质。

三、体质的特点

体质禀受于先天，得养于后天。体质的生理特点是先、后天因素共同作用的结果。先天禀赋决定着个体体质的特异性和相对稳定性而后天的各种环境因素、营养因素、精神因素又使机体体质具有动态可变性。改变后天的种种因素，可以在某种程度上改善体质，因此体质具有可调性。在相同或类似时空条件下，人群的遗传背景和后天生存环境也是大致相同的，这就使群类的体质具有趋同性。

（一）体质的遗传性

遗传是人们观察到的由亲代将其特征传给子代的一种现象。现代遗传学研究结果表明，下一代从双亲那里继承下来的全部物质及遗传信息都包含在卵子和精子里面。人类一切遗传性状都是在遗传信息的控制下，在发育过程中，在环境的影响下，从受精卵开始直到终其一生，经过一系列的演变而形成的。

早在《黄帝内经》时期，医家就已经认识到体质的形成与先天禀赋有关。《灵枢·决气》云："两神相搏，合而成形，常先身生，是谓精。"说明父母之精是生命个体形成的基础，遗传因素是决定体质形成和发展的根本原因。人的外表形态、脏腑功能、精神情志等个性特点均形成于胎儿时期，禀受于父母的先天之精，对个体体质的影响是巨大的，人体的体型、相貌、肤色、秉性、脏腑经络的功能状态、气血津液的盛衰以及与之相应的病理变化等，都可以在某种程度上受到遗传的控制。

每一个体体质的特点都是以遗传因素为基础的，在后天生长条件的影响下，经过自然、社会、饮食等诸多因素的影响逐渐发展起来的，由遗传背景所决定的体质差异是维持个体体质特征相对稳定的重要条件。

（二）体质的稳定性

一般情况下，个体体质一旦形成，在一定时间内不易发生太大的改变，所以体质具有相对的稳定性。体质的稳定性由相似的遗传背景形成，年龄、性别等因素也可使体质表现出一定的稳定性。然而由于环境、精神、营养、锻炼、疾病等后天因素均参与并影响体质的形成和发展，从而使得体质只具有相对的稳定性。

体质的相对稳定性具有两方面的意义。

1. 从禀赋的角度来说，个体秉承于父母的遗传信息，决定个体在后天的生长发育过程中要遵循某种既定的内在规律，呈现与亲代类似的遗传特征，并且这种特征在个体的生命过程中是不会轻易改变的。

2.体质是一个随着个体发育的不同阶段而不断演变的生命过程，如幼年期、青年期、中年期、老年期等，个体的体质状态是相对稳定的，不会发生骤然的改变，从而使各个不同的生命阶段呈现出不同的体质特点。

（三）体质的可变性

体质形成于先天，定型于后天。体质的稳定性是相对的，而不是一成不变的，这就意味着体质具有动态可变性。每一个个体在生、长、壮、老的生命过程中也会因内外环境中诸多因素的影响而使体质发生变化，表现为与机体发育同步的生命过程。后天生活环境对体质的形成与发展始终起着重要的制约作用，生活条件、饮食构成、地理环境、季节变化以及社会文化因素等都可对体质产生一定的影响，有时甚至可起到决定性作用。

人生存于特定的气候、地理环境中，自然因素的长期影响，地理、气候条件的差异性，必然使不同时空条件下的群体在形态结构、生理功能、心理行为等方面产生适应性变化，从而导致体质发生变化。脾胃为后天之本，长期的饮食习惯和相对固定的饮食结构可以通过脾胃运化影响脏腑气血功能，导致体质改变。另外，社会地位、个人境遇、疾病影响以及时代与社会的变迁，使人类赖以生存的自然环境、生活习惯、社会习俗、道德水准、精神状态、饮食结构等发生了变化，也都是引起人类体质变异的重要因素。所以影响体质变化的因素很多，几乎所有与体质形成有关的后天因素都有可能导致体质的改变。但其可变性也是有一定规范和限度的，不是任意变化的。

（四）体质的多样性

体质的形成与先、后天多种因素相关。遗传因素的多样性和环境因素的复杂性使个体体质存在明显的差异；而即使是同一个体，在不同的生命阶段其体质特点也是动态可变的，所以体质具有明显的个体差异性，呈现出多样性特征。

中医学强调个体间体质存在差异，如《灵枢·论痛》说："筋骨之强弱，肌肉之坚脆，皮肤之厚薄，腠理之疏密，各不同。"可见，先天禀赋的差异使人出生伊始就存在体质的不同，人在出生之时已经初步具备了形体的肥瘦、强弱、高矮、偏阴偏阳等不同的体质特征。可以说，先天禀赋的不同决定了个体差异的普遍存在。现代生物遗传学研究证实，构成 DNA 的 4 种碱基的排列方式决定了无穷无尽的形态结构，形成了世界上没有两个人的 DNA 有完全相同的碱基排列次序，这就是体质多样性的遗传学原理。

体质形成于先天，定型于后天。由于禀赋的不同，后天条件的多样性，使个体体质具有不同于他人的特征。中医学的因人制宜、辨证论治强调的正是这种特异性。因此，无论是比较不同的生命个体，还是考察同一个体的不同生命阶段，都能充分体现出体质的多样性特点。

（五）体质的趋同性

在个体体质的形成过程中，遗传因素使个体体质具有差异，而环境因素、饮食结构及社会文化习惯等均可对其产生明显的影响。处于同一历史背景、同一地方区域，或饮食起居条件比较相似的人群，由于其遗传背景和外界条件的类同性，往往使特定人群的体质呈现类似的特征，这就是群类趋同性。如《素问·异法方宜论》详细论述了五方地域人群的不同特征。现代地理生态学研究认为，不同地理环境中的土壤、水所含的化学成分、微量元素等都不同，在该地区长期生活的人喝当地的水，吃当地产的食物，经受了当地的气候环境，造就了具有该地区特色的体质。俗话说"一方水土养育一方人"，从体质学的角度来说，一方水土培育了一方人的体质。《医学源流论·五方异治论》说："人禀天地之气以生，故其气体随地不同。西北之人，气深而厚……东南之人，气浮而薄。"

在相同的时空背景下，体质的趋同性会导致某一人群对某些病邪的易感性及其所产生的病理过程的倾向性。因此，人类的体质、发病具有共性，也使群体预防和群体治疗成为可能。

（六）体质的可调性

体质的形成是先、后天因素长期共同作用的结果，既是相对稳定的，又是动态可变的，这就使体质的调节成为可能。在生理情况下，针对各种体质及早采取相应措施，纠正或改善某些体质的偏颇，可以减少体质对疾病的易感性，从而预防疾病或延缓发病。

张介宾在《景岳全书·卷之十六·理集》中从节欲论体质可调性方面颇能让人启迪："色欲过度者，多成劳损。盖人自有生以后，惟赖后天精气以为立命之本，故精强神亦强，神强必多寿；精虚气亦虚，气虚必多夭。其有先天所禀原不甚厚者，但知自珍，而培以后天，则无不获寿。设禀赋本薄，而且恣情纵欲，再伐后天，则必成虚损，此而伤生，咎将谁委？"

体质的可调性使调整体质以防病治病成为可能，实际上临证治病的目的在某种程度上也就是为了改变患者的病理体质。在病理情况下，可针对不同的体质类型，将辨证论治与辨体论治相结合，则可获得准确、全面和较好的治疗效果。

适宜的药食也是调整体质的重要方法，合理运用药食的四气五味、升降浮沉等性能，可以有效地纠正体质的偏颇。另外，调整和改善体质还应注意调整生活习惯。针对不同的体质类型，可以对其进行相应的生活指导，通过建立良好的行为方式和生活习惯，使体质在潜移默化中得以改善。

第二节 中医体质分类与养生保健

中医学认为阴阳、气血、津液是生命的物质基础，而体质现象即是阴阳、气血、津液盛衰变化的反应状态，因而能从中医体质学角度进行分类，主要有平和质、气虚质、阳虚质、阴虚质、痰湿质、湿热质、血瘀质、气郁质、特禀质、血虚质 10 种体质类型。

中医体质学认为，不同体质类型的人，体内阴阳气血盛衰不同，对致病因素的反应及发病的阈值也各不相同。因此，在受到某种致病因素的刺激后，是否形成亚健康状态，形成后能否发病，或是否能够自行向愈，很大程度上取决于体质类型。从健康到亚健康再到疾病，体质因素的影响不可忽视，各种体质偏颇是疾病发生的内在依据；同时，正是由于体质的不同，导致机体疾病的发生与转归也不尽相同。因此，通过体质辨识，实现个性化的、针对性的健康管理是治未病的前提。

虽然体质是相对稳定的，但也是可调的，也就是说体质既具有稳定性，又具有可变性，通过干预可以使人的体质偏颇失衡状态得到改善与调整，从而恢复健康。因此，我们应从具体的人出发，权衡干预措施，体现以人为本、因人制宜的思想。根据不同人群的体质类型以及人在婴儿、儿童、青少年、成年、中老年等阶段的体质差异，制定防治原则，选择相应的治疗、预防方法，从而进行"因人制宜"的干预。病后防复者，视体质类型进行饮食及生活调护，以防疾病再次复发。

根据《中医体质分类与判定》编写组公布的《九种体质人群的调体保健方案》，对不同体质人群的调体保健措施提出了较为详细的建议，摘引如下。

一、平和质

平和质是正常的体质，是指阴平阳秘，脏腑气血功能正常，属先天禀赋良好，后天调养得当的体质状态。

（一）体质特点

形体匀称健壮，不易疲劳，精力充沛，面色、唇色、肤色润泽，耐受寒热，头发稠密有光泽，目光有神，鼻色明润，嗅觉通利，睡眠良好，胃纳佳，二便正常，舌色淡红，苔薄白，脉和缓有力。对自然环境和社会环境适应能力较强，平时患病较少。

（二）养生原则

养生保健宜饮食调理而不宜药补，饮食调理，首先要"谨和五味"，饮食应清淡，不宜有偏嗜。顺应四时变化，选食具有缓补阴阳作用的食物，以增强体质。调养气血，协理阴阳，天人合一，生态平衡。

（三）养生方法

1.精神调摄　保持开朗的性格和乐观的处事态度，及时排解不良情绪，达到心理平衡。

2.起居调摄　起居有常，顺应四时昼夜阴阳的变化；合理安排作息时间，规律生活，劳逸结合；根据气候变化，适时增减衣物。

3.饮食调摄　饮食应有节制，不要过饥过饱，食物宜多样化，粗细粮食要合理搭配，多吃五谷杂粮、蔬菜瓜果，保证营养摄取均衡，不宜有偏嗜，不要常吃过冷过热或不干净的食物，少食过于油腻及辛辣之物。

4.运动调摄　适当运动，坚持锻炼可进一步增强身体调节适应能力；运动形式可以多样，以有氧运动为主，依据个人爱好进行选择，如年轻人可适当跑步、打球，老年人可适当散步、打太极拳等，循序渐进，持之以恒。

5.药物调摄　此体质之人为"阴平阳秘"的健康状态，无须药物补偏救弊。

二、气虚质

气虚质是由于元气不足，以气息低弱、机体、脏腑功能状态低下为主要特征的体质状态。

（一）体质特点

形体消瘦或偏胖，体倦乏力，面色苍白，语声低怯，常自汗出，且动则尤甚，心悸食少，舌淡苔白，脉虚弱，是其基本特征。若患病则诸症加重，或伴有气短懒言、咳喘无力；或食少腹胀、大便溏泄；或脱肛、子宫脱垂；或心悸怔忡、精神疲怠；或腰膝酸软、小便频多，男子滑精早泄、女子白带清稀。不适应季节变化，易患感冒、内脏下垂、疲劳综合征等症状，病后也不宜康复。

（二）养生原则

培补元气，补气健脾。因肺主一身之气，肾藏元气，脾胃为"气生化之源"，故脾、胃、肺、肾皆当温补。

（三）养生方法

1.气功锻炼　运动宜柔缓，可做一些柔缓的运动，如散步、打太极拳、做操等，并持之以恒。不宜做大负荷运动和出大汗的运动，忌用猛力或做长久憋气的动作。肾为元气之根，故气虚宜作养肾功；其功法如下：屈时上举：端坐，两腿自然分开，双手屈肘侧举，手指伸直向上，与两耳平。然后，双手上举，以两胁部感觉有所牵动为度，随即复原，可连做 10 次。本动作对气短、吸气困难者，有缓解作用。抛空：端坐，左臂自然屈肘，置于腿上，右臂屈肘，手掌向上，做抛物动作 3～5 次，然后，右臂放于腿上，左手做抛空动作，与右手动作相同，每日可做 5 遍。荡腿：端坐，两脚自然下垂，先慢慢左右转动身体 3 次，然后，两脚悬空，前后摆动十余次。本动作可以活动腰、膝，具有益肾强腰的功效。摩腰：端坐，宽衣，将腰带松开，双手相搓，以略觉发热为度；再将双手置于腰间，上下搓摩腰部，直到腰部感觉发热为止。搓摩腰部，实际上是对腰部命门穴、肾俞、气海俞、大肠俞等穴的自我按摩，而这些穴位大多与肾脏有关。待搓至发热之时，可起到疏通经络、行气活血、温肾壮腰之作用。"吹"字功：直立，双脚并拢，两手交叉上举过头，然后弯腰，双手触地，继而下蹲，双手抱膝，心中默念"吹"字音，可连续做十余次，属于"六字诀"中的"吹"字功，常练可固肾气。

2. 饮食调养 多食用具有益气健脾作用的食物，如黄豆、白扁豆、鸡肉、香菇、大枣、桂圆、蜂蜜等；可常食粳米、糯米、小米、黄米、大麦、山药、稻米、莜麦、马铃薯、胡萝卜、豆腐、鹅肉、兔肉、鹌鹑、牛肉、狗肉、青鱼、鲢鱼等。少食具有耗气作用的食物，如空心菜、生萝卜等。若气虚甚，当选用"人参莲肉汤"补养。

3. 药物养生 平素气虚之人宜常服金匮薯蓣丸。脾气虚，宜选四君子汤，或参苓白术散；肺气虚，宜选补肺汤；肾气虚，多服肾气丸。

4. 药膳指导 ①黄芪童子鸡：取童子鸡 1 只洗净，用纱布袋包好生黄芪 9g，取 1 根细线，一端扎紧纱布袋口，置于锅内，另一端则绑在锅柄上。在锅中加姜、葱及适量水煮汤，待童子鸡煮熟后，拿出黄芪包。加入盐、黄酒调味，即可食用，可益气补虚。②山药粥：将山药 30g 和粳米 180g 一起入锅加清水适量煮粥，煮熟即成。此粥可在每日晚饭时食用，具有补中益气、益肺固精、强身健体的作用。

三、阳虚质

阳虚质是由于阳气不足、机体失于温煦，以虚寒现象为主要特征的体质状态。

（一）体质特点

形体白胖或面色淡白无华、平素怕寒喜暖、四肢倦怠、小便清长、大便时稀、唇淡、常自汗出、脉沉乏力、舌淡胖。其人患病则易从寒化、可见畏寒蜷卧、四肢厥冷、腹中绵绵作痛、喜温喜按，或身面浮肿、小便不利，或腰脊冷痛、下利清谷，或阳痿滑精、宫寒不孕，或胸背彻痛、咳喘心悸，或夜尿频多、小便失禁。不适应寒冷潮湿的气候，易患痰饮、肿胀、泄泻、阳痿等症状。

（二）养生原则

补阳祛寒，温补脾肾，缓慢调治，兼顾脾胃。因为阳虚者关键在补阳，五脏之中，肾为一身的阳气之根，脾为阳气生化之源，故当着重补之。

（三）养生方法

1. 精神调养　《黄帝内经》中认为"肝气虚则恐"，意思是肝脏功能差的人，容易恐惧；"心气虚则悲"，说明心脏功能低下者精神上易出现悲哀的情绪。中医学认为，阳虚是气虚的进一步发展，故而阳气不足者常表现为情绪不佳，易于悲哀，故必须加强精神调养，要善于调节自己的情感，祛忧悲、防惊恐、和喜怒、消除不良情绪的影响。

2. 环境调摄　此种体质多形寒肢冷，喜暖怕凉，耐春夏不耐秋冬，故阳虚体质者尤应重环境调摄，提高人体抵抗力。居住环境应空气流通，秋冬注意保暖，夏季避免长时间待在空调房间，平时注意足下、背部及下腹部丹田部位的防寒保暖。防止出汗过多，在阳光充足的情况下适当进行户外活动。有人指出，若在夏季进行 20～30 次日光浴，对于年老及体弱之人，夏季不要在外露宿，不要让电扇直吹，亦不要在树荫下停留过久。

3. 加强体育锻炼　可做一些舒缓柔和的运动，如慢跑、散步、打太极拳、做广播操。夏天不宜做过分剧烈的运动，冬天避免在大风、大寒、大雾、大雪及空气污染的环境中锻炼。因为"动则生阳"，春夏秋冬，每天进行 1～2 次，具体项目因体力而定。

4. 饮食调养　多食有壮阳作用的食品，如羊肉、狗肉、鹿肉、鸡肉，根据"春夏养阳"的法则，夏日三伏，每伏可食羊肉附子汤 1 次，配合天地阳旺之时，以壮人体之阳。

5. 药物治疗　偏心阳虚者，宜用桂枝加附子汤；偏脾阳虚者，选理中汤；偏肾阳虚者，宜服金匮肾气丸。

6. 药膳指导

（1）当归生姜羊肉汤：当归 20g，生姜 30g，冲洗干净，用清水浸软，切片备用。羊肉 500g 剔去筋膜，放入开水锅中略烫，除去血水后捞出，切片备用。当归、生姜、羊肉放入砂锅中，加清水、料酒、食盐，旺火烧沸后撇去浮沫，再改用小火炖至羊肉熟烂即成。本品为汉代张仲景名方，温中补血，祛寒止痛，特别适合冬日食用。

（2）韭菜炒胡桃仁：胡桃仁 50g 开水浸泡去皮，沥干备用；韭菜 200g 摘洗干净，切成寸段备用；麻油倒入炒锅，烧至七成热时，加入胡桃仁，炸至焦黄，再加入韭菜、食盐，翻炒至熟。本品有补肾助阳，温暖腰膝的作用，适用于肾阳不足，腰膝冷痛。

四、阴虚质

阴虚质是由于体内津液精血等阴液亏少，滋润濡养功能减退，以阴虚内热为主要特征的体质状态。

（一）体质特点

形体消瘦、面色潮红、口燥咽干、心中时烦、手足心热、少眠、便干、尿黄、不耐春夏、多喜冷饮、脉细数、舌红少苔。若患病则上述诸症更加明显，或伴有干咳少痰、潮热盗汗（肺阴虚），或心悸健忘、失眠多梦（心阴虚），或腰酸背痛、眩晕耳鸣、男子遗精、女子月经量少（肾阴虚），或胁痛、视物昏花（肝阴虚）。不适应夏、秋季节，易患经前期紧张综合征、干燥综合征、肺结核、甲亢等疾病，病后易表现为阴亏症状。

（二）养生原则

补阴清热，滋养肝肾，壮水制火。阴虚体质者关键在补阴；五脏之中，肝藏血，肾藏精，同居下焦，所以，以滋养肝肾二脏为要。充足的阴液才能制约阳气的亢盛，通过滋阴来清解内热。

（三）养生方法

1. 精神调养　此体质之人性情较急躁，常常心烦易怒，这是阴虚火旺，火扰神明之故，故应遵循《黄帝内经》中"恬淡虚无""精神内守"之养神。平素在工作中，对非原则性问题，少与人争，以减少激怒，要少参加争胜负的文娱活动。

2. 环境调摄　此种体质多瘦小，而瘦人多火，常手足心热，口咽干燥，畏热喜凉，冬寒易过，夏热难受，故在炎热的夏季应注意避暑。

3. 饮食调养　应保阴潜阳，宜清淡，远肥腻厚味、燥烈之品；可多吃些芝麻、糯米、蜂蜜、乳品、甘蔗、鱼类等清淡食物，对于葱、姜、蒜、韭、薤、椒等辛味之品则应少吃。

4. 节制性欲　因为精属阴，阴虚者当护阴，而性生活太过可伤精，方应节制性生活。

5. 药物治疗　肺阴虚者，宜服百合固金汤；心阴虚者，宜服天王补心丸；肾阴虚者宜服六味地黄丸；肝阴虚者，宜服一贯煎；其他滋阴生津中药女贞子、山茱萸、墨旱莲亦可选用。

6. 起居调摄　起居应有规律，居住环境宜安静，避免熬夜、剧烈运动和在高温酷暑下工作。

7. 运动锻炼　适合做有氧运动，可选择太极拳、太极剑、气功等动静结合的传统健身项目。锻炼时要控制出汗量，及时补充水分，不宜洗桑拿。

8. 药膳指导

（1）莲子百合煲瘦肉：用莲子（去心）20g，百合20g，猪瘦肉100g，加水适量同煲，肉熟烂后用盐调味食用，每日1次。有清心润肺、益气安神之功效。适于阴虚质见干咳、失眠、心烦、心悸等症者食用。

（2）蜂蜜蒸百合：将百合120g，蜂蜜30g，拌和均匀，蒸令其熟软。时含数片，后嚼食。本药膳能补肺、润燥、清热，适用于肺热烦闷，或燥热咳嗽、咽喉干痛等症。

五、痰湿质

痰湿质是由于水液内停而痰湿凝聚，消化、吸收、代谢出现障碍，以黏滞重着为主要特征的体质状态。

（一）体质特点

形体肥胖、嗜食肥甘、神倦、懒动、嗜睡、身重如裹、口中黏腻、便溏、脉濡而滑、舌体胖、苔滑腻。若病则胸脘痞闷，咳喘痰多；或食少，恶心呕吐，大便溏泄；或四肢浮肿，按之凹陷，小便不利或浑浊；或头身重困，关节疼痛重着、肌肤麻木不仁；或妇女白带过多。不适应梅雨季节和潮湿环境，易患消渴、中风、胸痹等症状。

（二）养生原则

健脾化痰，温化通阳。脾为"生痰之源"，即痰的生成是由脾的功能失常，人体代谢出现障碍所致。健脾胃，能够促进水液和食物的运化，预防"痰"的生成；"痰"属于阴邪，阴邪需要人体的阳气来消散，用温阳的方法，化解痰湿，泻除浊气。

（三）养生方法

1. 环境调摄　居住环境宜干燥而不宜潮湿，平时多进行户外活动。衣着应透气散湿，经常晒太阳或进行日光浴。在湿冷的气候条件下，应减少户外活动，避免受寒淋雨，不要过于安逸。

2. 饮食调理　少食肥甘厚味，酒类也不宜多饮，且勿过饱。多吃蔬菜、水果，尤其是一些具有健脾利湿、化痰祛痰的食物，更应多食之，如白萝卜、荸荠、紫菜、海蜇、洋葱、枇杷、白果、大枣、扁豆、薏苡仁、红小豆、蚕豆、包菜等。

3. 运动锻炼　痰湿之体质，多形体肥胖，身重易倦，故应长期坚持体育锻炼、散步、慢跑、球类、游泳、武术、八段锦、五禽戏以及各种舞蹈，均可选择。活动量应逐渐增强，让疏松的皮肉逐渐转变成结实、致密之肌肉。气功方面，以动桩功、保健功、长寿功为宜，加强运气功法。

4. 药物养生 痰湿之生，与肺、脾、肾三脏关系最为密切，故重点在于调补肺脾肾三脏。若因肺失宣降，津失输布，液聚生痰者，当宣肺化痰，方选二陈汤；若因脾不健运，湿聚成痰者，当健脾化痰，方选六君子汤或香砂六君子汤；若肾虚不能制水，水泛为痰者，当温阳化痰，方选金匮肾气丸。

5. 药膳指导

（1）山药冬瓜汤：山药 50g，冬瓜 150g 至锅中慢火煲 30 分钟，调味后即可饮用。本品可健脾、益气、利湿。

（2）赤豆鲤鱼汤：将活鲤鱼 1 条（约 800g），去鳞、鳃、内脏；将赤小豆 50g，陈皮 10g，辣椒 6g，草果 6g 填入鱼腹，放入盆内，加适量料酒、生姜、葱段、胡椒、食盐，上笼蒸熟即成。本品健脾除湿化痰，用于痰湿体质症见疲乏、食欲不振、腹胀腹泻、胸闷眩晕者。

六、湿热质

湿热质是由于体内痰湿内盛，久而化火，煎灼津液，以湿重和热盛并见为主要特征的体质状态。

（一）体质特点

形体偏胖，性格多急躁易怒，平素面垢油光，易生痤疮粉刺，容易口苦口干，舌质偏红苔黄腻。身重困倦，心烦懈怠，眼筋红赤，大便燥结，或黏滞，小便短赤，男易阴囊潮湿，女易带下量多，脉象多见滑数。易患疮疖、黄疸、火热等病证。不适应湿热交蒸气候，尤其夏末秋初，易患痤疮、皮肤感染、黄疸、阴汗、带下等症状。

（二）养生原则

分消湿浊，通利二便，能使体内的湿邪浊气从大小便排除。清泻伏火，热者清之，运用清热的方法，泻除留着在体内的热邪。健脾利湿，培补脾气，能增强脾对水湿的运化功能，去除体内的湿邪。

（三）养生方法

1. 精神调摄 保持情绪稳定，心情舒畅，切忌郁怒。多参加轻松的活动，放松身心。

2. 起居调摄 夏季注意避暑湿，生活规律，不宜熬夜过劳。

3. 饮食调摄 宜食具有清热利湿作用的食物，如西红柿、草莓、黄瓜、绿豆、苦瓜、丝瓜、茄子、冬瓜、赤小豆等。少食或忌食辛温滋腻食品，少喝酒，少吃海鲜。

4. 运动调摄　痰热体质的人体格多健壮，可选择运动量大、运动强度高的项目，如中长跑、各种球类、游泳、爬山等。

5. 药物调摄　宜选甘淡苦寒清热化湿之品，如黄芩、黄连、黄柏、龙胆草、栀子、虎杖、滑石、生甘草、茵陈、垂盆草、金钱草等，成方可选龙胆泻肝汤、茵陈蒿汤等。

6. 药膳指导

（1）泥鳅炖豆腐：泥鳅 500g，去鳃及内脏，冲洗干净，放入锅中，加清水，煮至半熟，再加豆腐 250g，食盐适量，炖至熟烂即成。可清热利湿。

（2）绿豆藕：粗壮肥藕 1 节，去皮，冲洗干净备用；绿豆 50g，用清水浸泡后取出，装入藕孔内，放入锅中，加清水炖至熟透，调以食盐进食，可清热解毒，明目止渴。

七、血瘀质

血瘀质是体内有血液运行不畅的潜在倾向或瘀血内阻的病理基础，并表现出一系列外在征象的体质状态。

（一）体质特点

面色晦滞，口唇色暗，眼眶暗黑，肌肤甲错，易出血，舌紫暗或有瘀点，脉细涩或结代。若病则上述特征加重，可有头、胸、胁、少腹或四肢等处刺痛，口唇青紫或有出血倾向，如吐血、便黑等，或腹内有癥瘕积块，妇女痛经、经闭、崩漏等。不适应风、寒，易患疼痛、出血、癥瘕等。

（二）养生原则

活血祛瘀，瘀血凝聚于体内，会阻碍气血的正常运行。活血祛瘀可使病变部位的血行恢复正常，从而恢复营养的供应。疏经通络，用疏通的方式化去阻于经络的瘀血，恢复经络的运行通畅，使机体的生理功能恢复正常。

（三）养生方法

1. 运动锻炼　多做有益于心脏血脉的活动，如各种舞蹈、太极拳、八段锦、动桩功、长寿功、内养操、保健按摩术，均可实施，总以全身各部都能活动，以助气血运行为原则即可。

2. 饮食调理　可常食桃仁、油菜、慈姑、黑大豆等具有活血祛瘀作用的食物，酒可少量常饮，醋可多吃。山楂粥、花生粥亦颇相宜。

3. 药物养生　可选用活血养血之品，如地黄、丹参、川芎、当归、五加皮、地榆、续断、茺蔚子等。

4. 精神调养　血瘀体质在精神调养上，要培养乐观的情绪。精神愉快则气血和畅，营卫流通，有利血瘀体质的改善。反之，苦闷、忧郁则可加重血瘀倾向。

5. 药膳指导

（1）山楂红糖汤：山楂10枚，冲洗干净，去核打碎，放入锅中，加清水煮约20分钟，调以红糖进食。可活血散瘀。

（2）黑豆川芎粥：川芎10g用纱布包裹，和黑豆25g，粳米50g一起水煎煮熟，加适量红糖。分次温服，可活血祛瘀，行气止痛。

八、气郁质

气郁质是由于长期情志不畅、气机郁滞而形成的以性格内向不稳定、忧郁脆弱、敏感多疑为主要表现的体质状态。

（一）体质特点

形体消瘦或偏胖，面色苍暗或萎黄，平素性情急躁易怒，易于激动，或忧郁寡欢，胸闷不舒，时欲太息，舌淡红，苔白，脉弦。若病则胸胁胀痛或窜痛；或乳房小腹胀痛，月经不调，痛经；或咽中梗阻，如有异物；或颈项瘿瘤；或胃脘胀痛，泛吐酸水，呃逆嗳气；或腹痛肠鸣，大便泄痢不爽；或气上冲逆，头痛眩晕，昏仆吐衄。不适应阴雨天气以及精神刺激，易患郁症、百合病、不寐、梅核气等。

（二）养生原则

疏肝解郁，调畅肝脏气机，开散郁结之气，使全身气机疏通畅达，有助于脾胃升降功能的正常运行。养血柔肝，肝血是肝主疏泄生理功能的物质基础，肝脏得到肝血的滋养，其疏泄功能正常，则气机调畅。

（三）养生方法

1. 调摄情志 此种体质性格内向，神情常处于抑郁状态，根据《内经》"喜胜忧"的原则，应主动寻求快乐，多参加社会活动、集体文娱活动，常看喜剧、滑稽剧、听相声以及富有鼓励、激励意义的电影、电视，勿看悲剧、苦剧；多听轻快、开朗、激动的音乐，以提高情志；多读积极的、鼓励的、富有乐趣的、展现美好生活前景的书籍，以培养开朗、豁达的意识，在名利上不计较得失，知足常乐。

2. 运动健身 气郁体质的人不要总待在家里，多参加体育锻炼及旅游活动，因体育和旅游活动均能运动身体，通畅气血，既欣赏了自然美景，调剂了精神，呼吸了新鲜空气，又能沐浴阳光，增强体质，如跑步、登山、游泳、武术等。气功方面，以强壮功、保健功、动桩功为宜，着重锻炼呼吸吐纳功法，以开导郁滞。可坚持较大量的运动锻炼，多参加群众性的体育运动项目，如打球、跳舞、下棋等，以便更多地融入社会。

3. 饮食调养　可少量饮酒，以活动血脉，提高情绪，多食黄花菜、海带、山楂、玫瑰花等具有行气、解郁、消食、醒神作用的食物。

4. 药物养生　常用以香附、乌药、川楝子、小茴香、青皮、郁金等疏肝理气解郁的药为主组成的方剂，如越鞠丸等。若气郁引起血瘀，当配伍活血化瘀药。虚不受补者，一般多见于一些久病体弱的人，尤其是老年人，因肠胃消化吸收能力差，不能承受滋补，反而导致胃部胀满、厌食等情况，致使身体更虚。或因脾有湿邪，服用滋补药不仅达不到补虚效果，反而出现腹胀便溏、大便臭等副作用。

5. 药膳指导

（1）橘皮粥：橘皮 50g，研细末备用；粳米 100g，淘洗干净，放入锅内，加清水，煮至粥将成时，加入橘皮，再煮 10 分钟即成。本品理气运脾，用于脘腹胀满，不思饮食。

（2）菊花鸡肝汤：银耳 15g 洗净撕成小片，清水浸泡待用；菊花 10g，茉莉花 24 朵，温水洗净；鸡肝 100g 洗净切薄片备用；将水烧沸，先入料酒、姜汁、食盐，随即下入银耳及鸡肝，烧沸，撇去浮沫，待鸡肝熟，调味，再入菊花、茉莉花稍沸即可。佐餐食用可疏肝清热，健脾宁心。

九、特禀质

特禀质表现为一种特异性体质，多指由于先天性和遗传因素造成的一种体质缺陷，包括先天性、遗传性的生理缺陷。

（一）体质特点

形体无特殊，或有畸形、或有先天生理缺陷。过敏体质者易药物过敏及患花粉症，易患五迟、五软、解颅、胎惊、胎肥、胎弱等。对过敏季节适应能力差，易引发宿疾。

（二）养生原则

健脾、补肾气为主，以增强卫外功能。益气固表，通过调补脾、肺之气，增强肌表抵御外邪的能力，外邪则不能入侵人体。补脾益肾，养血消风，"血行风自灭"，通过养血使气血充足，驱逐已侵入体内的风邪。

（三）养生方法

1. 饮食调养　饮食宜清淡、均衡，粗细搭配适当，荤素配伍合理。多食益气固表的食物，少食荞麦（含致敏物质荞麦荧光素）、蚕豆、白扁豆、牛肉、鹅肉、鲤鱼、虾、蟹、茄子、酒、辣椒、浓茶、咖啡等辛辣之品、腥膻发物及含致敏物质的食物。

2. 起居调护 居室宜通风良好，保持室内清洁，被褥、床单要经常洗晒，可防止对尘螨过敏。室内装修后不宜立即搬进居住，应打开窗户，让油漆、甲醛等化学物质气味挥发干净后再搬进新居。春季室外花粉较多时，要减少室外活动时间，可防止对花粉过敏。不宜养宠物，以免对动物皮毛过敏。起居应有规律，保持充足的睡眠时间。在季节更替之时要及时增减衣被，增强机体对环境的适应能力。

3. 运动健身 特禀质的形成与先天禀赋有关，可练"六字诀"中的"吹"字功，以培补肾精肾气。同时可选择有针对性的运动锻炼项目，逐渐改善体质。但过敏体质者要避免春天或季节交替时长时间在野外锻炼，以防止过敏性疾病发作。

4. 精神调摄 特禀质者应合理安排作息时间，正确处理工作、学习和生活的关系，避免情绪紧张。

5. 经络穴位调理 此种体质主要是因先天禀赋不足或遗传因素造成的，经络调理宜从手太阴肺经和手阳明大肠经入手，常选腧穴为太渊、肺俞、迎香、印堂、孔最、鱼际、足三里、上巨虚、血海等。

6. 药膳指导

（1）固表粥：乌梅 15g，黄芪 20g，当归 12g 放砂锅中加水煎开，再用小火慢煎成浓汁，取出药汁后，再加水煎开后取汁，用汁煮粳米 100g 成粥，加冰糖趁热食用。可养血消风，扶正固表。

（2）葱白红枣鸡肉粥：粳米 100g，红枣（去核）10 枚、连骨鸡肉 100g 分别洗净；姜切片；香菜、葱切末。锅内加水适量，放入鸡肉、姜片大火煮开，然后放入粳米、红枣熬 45 分钟左右，最后加入葱末、香菜，调味服用。可用于过敏性鼻炎见鼻塞、喷嚏、流清涕者。

十、血虚质

血虚质是以人体血液亏虚为主要特点的体质状态。

（一）体质特点

面色苍白无华或萎黄、唇色淡白、头晕眼花、心悸失眠、手足发麻、舌质淡、脉细无力，失眠健忘、注意力减退、毛发脱落、少气懒言、语言低微、气短自汗。

（二）养生原则

补气养血。"气能生血"，脾胃为"后天之本，气血生化之源"，肝主藏血、肾主藏精、精可化血，因此养血应以肝、脾、肾三脏为主。

（三）养生方法

1. 起居调摄　要谨防"久视伤血"，不可劳心过度。

2. 饮食调养　可常食桑椹、荔枝、松子、黑木耳、菠菜、胡萝卜、猪肉、羊肉、牛肝、羊肝、甲鱼、海参、平鱼等食物，因为这些食物均有补血养血的作用。

3. 药物养生　可常服当归补血汤、四物汤，或归脾汤。若气血两虚，则须气血双补，选八珍汤。十全大补汤或人参养荣汤，亦可改汤为丸长久服用。

4. 精神修养　血虚的人，时常精神不振、失眠、健忘、注意力不集中，故应振奋精神。当烦闷不安、情绪不佳时，可以听一听音乐，欣赏一下戏剧，观赏一场幽默的相声或哑剧，能使精神振奋。

第三节　亚健康的调理

一、亚健康的概念

亚健康（Sub-health）的概念由苏联学者 Berkman 在 20 世纪 80 年代首次正式提出，他认为健康是第一种状态；已病是第二种状态；而非病、非健康的中间状态又称为第三种状态或"亚健康状态"。亚健康状态是指多种因素作用下，导致机体的生理性改变，已具备了一些病理条件，一些疾病早期症状表现，但是从临床理化等生物学指标监测中，尚不具备疾病诊断标准的参考数据及结果，是处于健康（第一状态）和疾病（第二状态）之间的一种过渡状态，是从健康到疾病的一个量变到质变的准备阶段，WHO 称其为第三状态或"灰色状态"，也被称为"不定陈述综合征"、病前状态、亚临床期、临床前期、潜病期等。中华中医药学会 2006 年发布的《亚健康中医临床指南》中亚健康状态的定义为亚健康是人体处于健康与疾病之间的一种状态。处于亚健康状态者，不能达到健康的标准，表现为持续 3 个月以上的活力降低、功能和适应能力减退的症状，但不符合西医学有关疾病的临床或亚临床诊断标准。

亚健康与中医"治未病"思想一脉相承。《素问·四气调神大论》曰："是故圣人不治已病治未病，不治已乱治未乱，此之谓也。"这里的"治未病"即为未病先防之意。《素问·刺热》说："病虽未发，见赤色者刺之，名曰治未病。"此处所谓"未发"，实际上是已经有先兆小疾病存在，即疾病时期症状较少且又较轻的阶段。《内经》"治未病"学术思想包含了治其未生、治其未成、治其未发、治其未传、瘥后防复 5 个方面的内容。"未生"相当于健康未病态，指机体尚未产生病理信息的健康状态。"未成"包括潜病未病态和前病未病态，前者指机体已有潜在病理信息，但还没有临床表现，后者指机体中病理信息已有所表露，出现了先兆症状和特征，但还未具备确诊疾病的条件。"未发"指发作性疾病和一些慢性疾病的缓解期以及疾病的潜伏期。"未传"指传变未病态。"瘥后"指疾病新愈，容易复发或产生后遗症的虚弱阶段。由上述论述可发现，广义的"未病"包含了无病、欲病、已病和病愈4个方面，而狭义的"未病"则包含了无病和欲病状态两方面。亚健康的概念则对应于中医"未病"的欲病状态，因此中医"未病"概念涵盖了亚健康的范畴。

二、亚健康的判断

由于目前国际上没有对亚健康的概念、内涵、外延进行严格的界定，因此对亚健康的检测诊断较难。我国目前还没有制定出有关亚健康的诊断标准，没有确定的亚健康诊断检测方法。

目前临床常用的亚健康评估方法包括症状评估法、实验室指标评估法、体能测试评价法、量表评价法、统计学评估方法等，其中量表因最能直接提取患者的不适症状故常被作为亚健康研究的基础工具。用量表判别亚健康重在提取功能状态要素、表征（参量）、观测方法（量化）和动态性的研究和系统综合分析（状态辨识）。国际通用的或公认量表目前比较频繁采用的是美国康奈尔医学指数健康调查表（cornell medical index，CMI）和症状自评量表（SCL-90）症状自评量表，另外还包含自研的亚健康问卷测评如《亚健康状态自测表》《疲劳量表》《过度疲劳自测表》等。这些作为亚健康检测的基础量表具有良好的实用性，但对亚健康筛检的有效性及亚健康的判断标准仍存在争议。

另外还有些适用于亚健康的特殊检测评估法，如DDFAO鹰眼电子扫描仪采用低电压直流电刺激感应技术，检测人体各脏器间质细胞的电生理活动，并以3D图像重构、参数等形式显现，具有量化及直观显示的优势，是目前较多辅助检测亚健康的仪器之一。还有热断层成像系统（TTM）也是在原有西医学检测仪器的基础上结合中医原理进行亚健康的检测，其作为一项功能影像检查手段，通过人体体表特定区域的温度异常，来测知内在脏腑的失衡；而温度异常变化的幅度可作为亚健康诊断的客观指标之一。目前认为，TTM技术对疼痛状态有很好的识别能力，对亚健康疼痛状态的人群有较好的适用性。

亚健康状态没有客观的理化指标改变，往往通过患者轻微症状或主观不适综合评价，其主要表现有记忆力减退、体力下降、容易疲劳、腰膝酸软、失眠多梦、皮肤粗糙、头发干枯脱落、食欲不振、腹胀、心情郁闷、情绪不稳、烦躁易怒等。中医对亚健康的检测主要是根据"有诸于内，必形之于外""司外揣内""四诊合参""色脉相应"等基本理论，参照现代科学提出的"黑箱理论""灰箱理论"及系统论、控制论等基本原理，对患者的症状和体征进行整体分析，全面把握，通过问卷方式进行检测，对人体无创伤，是直接的、具有针对性的、调查第一手资料的健康体检评估方法。中医检测法表格较多，是在临床工作中，在中医药理论的指导下，结合西医学对亚健康的有关认识设计制定的，有一定的普适性。检测后的评估与调控，主要是在医生的专业指导下进行正规的保健调控方案设计或专业治疗。

下面介绍一种亚健康检测方法，主要分为两部分，一是日常生活的自我检测，二是对意外刺激的承受力检测。

（一）日常生活的自我检测

当机体处于亚健康状态，往往表现出各种症状和体征，根据日常活动可归纳为以下 9 项内容，通过对日常活动的判定，可以知道我们机体所处的状态。根据不同症状，将 9 项内容设计为 14 ～ 16 分不等，通过计算各项内容得分情况，结合表 5-1，就可以判定个体所处的状态。

表 5-1 健康状况自我判断

机体状态	健康	亚健康	疾病
得分（分）	1 ～ 5	6 ～ 10	11 ～ 15

1. 起床

（1）身体非常懒倦，不愿意动。上午倦怠，下午趋向正常，提示低血压；由糖尿引起的末梢循环不好，也会使身体懒倦。（2分）

（2）特别是星期日梦寝不安。因为星期日有不想去上班的无意识拒绝症，导致一睁眼就产生紧张感。（3分）

（3）起床后手足僵硬。暗示慢性风湿性关节炎的初期症状。（2分）

（4）被家里人指责口臭。消化不良、胃病可导致口臭，一刷牙口臭就消失是牙龈疾患。（1分）

（5）头痛伴有呕吐。有可能是血压高的表现。（3分）

（6）睡衣被汗湿。下午出现低烧可能是结核。（2分）

（7）怎么也不想起床。（1分）

（8）梦见的事总是放不下。（1分）

2. 洗漱

（1）刷牙的牙龈易出血，提示患牙周炎、牙结石，体内缺乏维生素等。（1分）

（2）牙刷一放入嘴里就恶心，提示慢性咽炎、睡眠不足、烟酒过度、慢性胃炎等。（2分）

（3）晨起眼睑和手足水肿，眼睑水肿提示肾脏病，手足水肿可能是心功能衰竭。（3分）

（4）嘴角干裂，体液失调时易引起口角炎。（1分）

（5）毛发脱落严重，枕头上的毛发像刷子掉毛似的，眉毛同时也脱落，可能是甲状腺功能低下。（2分）

（6）脸色不好，经常无光泽，考虑肝病、胃病。（3分）

（7）视力模糊并有薄雾感，可能是近视、糖尿病或视网膜脱落等。（2分）

（8）鼻尖发红，可能是脾胃有热。（1分）

3. 二便排泄

（1）尿色如啤酒一样浓，红褐色血尿为肾炎的可能性大，或是夏季运动后大量出汗导致尿液浓缩。（2分）

（2）尿呈现泡沫状且非常黄，可能是出现了蛋白尿。（2分）

（3）排尿障碍，尿后滴尿不止，可能是前列腺肥大。（1分）

（4）排尿时痛，开始排尿时痛是尿道炎，排尿后痛多是膀胱炎或结石。（2分）

（5）大便很臭，自己都难以忍受，像鱼内脏腐烂味，可能是患大肠癌。（3分）

（6）大便的颜色发红或褐白，发红可能是痔疮或直肠出血；发黑可能是胃、十二指肠溃疡；灰白大多是黄疸。（2分）

（7）腹泻不止，肠道溃疡、肠炎的情况较多。（2分）

4. 早饭

（1）空腹无食欲为消化系统不正常。空腹时胃痛，可能是胃或十二指肠溃疡；胃不舒服可能是胃炎；怕油腻食物者，患肝炎的可能性大。（2分）

（2）见了饭菜就恶心。妇女若有此症状可能是孕吐，也可因醉酒后睡眠不足导致。（3分）

（3）即使爱吃的东西也完全无味。舌体辨别功能异常，舌红苔滑，可能是慢性肝炎、恶性贫血、胃肠功能障碍等；白斑可能与癌症相关；黑苔多为抗生素的副作用；白色或粉红色的斑点样多为胃炎等引起的消化不良。（2分）

（4）有食物划嗓子的感觉。患甲状腺肿大、扁桃体肥大、食管炎、食管扩张等症、食管癌、喉癌等时会有此症状。（4分）

（5）刚吃东西马上就要去厕所。急性腹泻并伴有腹痛，应考虑食物中毒。（2分）

（6）牙痛不能很好地咀嚼食物。可能为机体缺钙。（1分）

（7）筷子从手中滑落。可能是短暂性脑缺血发作。（1分）

5. 换衣服

（1）肩膀痛、胳膊抬不起来，在50岁左右常犯的肩痛，故称为"五十肩"；也有人因急性肝炎而胳膊抬不起来。（3分）

（2）感觉衬衫领口紧而小，为颈动脉流动明显所致，如伴有心律不齐、喉结肿是突眼性甲状腺肿大；如体重不增加而颈部变大，要特别引起注意，应去医院检查。（2分）

（3）腰身变粗，若有腹部膨隆并可见静脉曲张有硬化的可能。（2分）

（4）去年穿的衣服发紧，可能是异常发胖或心脏衰弱；全身出现水肿，感觉到鞋小时，亦要特别注意心功能情况。（2分）

（5）一弯腰就喘不上气，这可能是心功能减退。（2分）

（6）手指不灵活，扣纽扣费劲，可能是风湿性关节炎，应注意观察手指关节有无肿胀。（3分）

6. 上班

（1）总想找借口休息，多为拒绝上班症，也有抑郁症的可能。（3分）

（2）身体变懒，爱出冷汗，若脸或手足水肿，肾炎的可能性多一些。（2分）

（3）总想吐唾液，为肠胃衰弱或宿醉。（2分）

（4）站起来常常头晕，多为贫血，常伴头痛，手足麻木；患感冒时也常有此症状。（2分）

（5）上下台阶心跳异常变快，为身体虚弱。（3分）

（6）呼吸困难或心口痛，考虑心律不齐，感染性胸膜炎，心肌炎，肺水肿等。（2分）

（7）一看报读书就头痛，警惕患有某种眼疾或颈椎病。（2分）

7. 工作

（1）昨天刚认识的人连性别都忘了。动脉硬化的可能性很大，如果患脑动脉硬化症，不仅易忘事，还会导致情绪不稳定。（3分）

（2）工作中常常打盹。可能是睡眠不足，或是肾炎、糖尿病的症状。（2分）

（3）看不进去书。可能为抑郁症、情绪不佳、精神不愉快，想着其他烦恼心事。（2分）

（4）反复查对书名。精神不安的特征。（1分）

（5）嗓子过分干渴。多是宿醉或是糖尿病。（2分）

（6）肩、后背和腰痛。放射性剧痛多是先天性大动脉瘤。（2分）

8. 下班后

（1）每天都想喝酒。酒精一天都不可缺少，常常有肝脏病、胃炎。（3分）

（2）喝起酒比工作还有精神。可能是酒精中毒症状。（3分）

（3）喝酒后醉得很快。酒量和年龄都处于劣势，是肝功能低下或情绪低落。（2分）

（4）喝酒后马上要吐。空腹喝酒，肝脏对酒精已无法吸收而中毒，肝功能低下。（3分）

（5）脚和小腿痛。不仅缺乏锻炼，也有动脉硬化、糖尿病、缺钙的可能。（1分）

（6）乘车、乘船时懒得站起来。有必要检查是否有肾炎、肝脏病等。（2分）

（7）有时不想回家。可能有心理障碍。（1分）

9. 身体变化

（1）黑痣变大了。要警惕皮肤癌。（2分）

（2）身体出现红斑。是肝脏病的危险信号。（2分）

（3）身体消瘦、体重剧减。可能为癌症、糖尿病。（2分）

（4）胸部有勒痛感。可能为心脏异常。（2分）

（5）性功能低下。可能为过度疲劳或心脏异常等。（2分）

（6）被自己的呼噜声吵醒。好饮酒、好吃辣椒和肥胖的人居多，也有因鼻炎引起。（1分）

（7）呼吸困难，影响睡眠。可能是肺病、心脏病所导致。（2分）

（8）小腿突然抽筋难以缓解。动脉硬化、糖尿病、缺钙都可以引起。（1分）

（9）睡眠中反复起来上厕所。警惕肾脏疾病。（1分）

（二）对意外刺激的承受力

以下自我检测是判定您对意外刺激的承受力，观察对意外刺激的承受力是检测人体健康状况的重要指标。对意外刺激的承受力，可根据您对日常生活中遇到的琐事处理的方式进行判断，也可运用表5-2中的计算系数的方法进行判定。

1.对意外刺激有的人无法承受，而在同样的刺激下有的人却泰然自若，安然无事。对待同一类型的刺激，人与人的反应是千差万别的。因此，可以根据人们对日常琐事的不同反应判断其对意外的承受力。

（1）无论做什么工作，总是迷恋家务事。

（2）遵守时间，约会时提前赴约。

（3）不愿意求人。

（4）有求必应。

（5）常挂念上级和部下。

（6）认真出席家长会。

（7）热衷于别人的传闻。

（8）关心朋友或同事的成绩。

（9）对于几乎无兴趣的事，也要花时间去做。

（10）不喜欢与周围的人交往。

肯定项居多的人可以说对外界刺激承受较弱，有5项表现的人尤其要注意。

2.刺激系数是根据刺激因素规定的，刺激因素分为特大刺激、工作刺激、家庭刺激、其他刺激几个大项，通过调查，在各项中列出与人的生活最相关的主要刺激因素，并规定了相应的刺激系数（表5-2）。

表5-2　主要刺激系数

特大刺激	系数	工作刺激	系数	家庭刺激	系数	其他刺激	系数
配偶身亡	100	公司破产	47	家里人生病	44	妊娠	40
离婚	73	到年龄退休	45	家庭人口增多	39	亲友身亡	37
夫妻分居	65	工作变动	39	夫妇吵架	35	房租增加	31
生病或受伤住院	53	提升	39	儿女离家出走	29	结婚	50

续表

特大刺激	系数	工作刺激	系数	家庭刺激	系数	其他刺激	系数
和领导有矛盾	20	配偶工作忙	26				
性障碍	47						

经过反复核对推算出：①系数超过 150 分，表明会受刺激；②系数接近或超过 200 分，表明会因刺激患病；③系数超过 300 分，应马上咨询精神科医生。

三、亚健康的调理

亚健康状态已经严重影响了人们的生活、学习和工作，成为普遍的社会问题，成为社会发展的制约因素。认识到亚健康状态的危害性，就必须在第一时间对它进行适当干预和调理。对亚健康的干预，要从中医养生角度和提高健康生活方式等方面进行综合干预。

中医养生的方法很多，但不外乎养神与养形两个基本方面，如《素问·上古天真论》中说："形与神俱，而尽终其天年，度百岁乃去。"中医养生尤重视调神养生。

调神养生指在安静环境中，静心养神，调适情志，做到与世无争、心境平和等，始终保持良好的心态。古人称天有三宝"日、月、星"，地有三宝"水、火、风"，人有三宝"精、气、神"。五脏皆藏精，精为神之舍，精气"生神、养神"，精气是神的物质基础，所以"积精聚气"，才可会神，而神又能统精驭气，神安则精固气畅，神荡则精失气衰。这体现了中医的形神观，形（肉体）神（精神）统一和谐，则心身健康。神在于养，情在于节，调神是长寿之本。现代很多身体的亚健康状态，都是由心理上的压力造成的或都说是由不同的心态影响的，心理失调势必会导致身体内分泌的失调，出现一种或多种的身体不适症。原是与生活压力、工作压力、家庭环境等多种因素有关，必须针对不同的原因，因势利导，梳理人们心理上的症结，即能达到调理的目的。紧张、压抑、愤怒、嫉妒等不良情绪在疾病的发生过程中占有重要的地位，对亚健康状态的转化也起到很关键的作用，故平时要多注意情绪的自我控制和自我调节，加强对心理刺激的耐受能力，多学会一些心理调适的方法，从而既保持强壮的体魄，又具备更充实的精神世界，更和谐的社会生活和人际关系，更加乐观的心境。西医学认为，良好的心理状态有利于机体处于最佳的健康状态，提高机体的免疫力。

体质养生也是中医干预亚健康的重要方法之一。中医体质学认为，不同体质类型的人，体内阴阳气血盛衰不同，对致病因素的反应及发病的阈值也各不相同。因此，在受到某种致病因素的刺激后，是否形成亚健康状态，形成后能否发病，或是能够自行向愈，很大程度上取决于体质类型。从健康到亚健康再到疾病，体质因素的影响不可忽视，各种体质偏颇是疾病发生的内在依据；同时，正是由于体质的不同，导致机体疾病的发生与转归也不尽相同。因此，通过体质辨识，实现个性化的、针对性的健康管理是治未病的前提。2009 年 4 月 9 日，我国第一部指导和规范中医体质研究及应用的文件《中医体质分类与判定》标准正式对外发布，其中介绍了中医体质的 9 种类型：平和质、气虚质、阴虚质、阳虚质、痰湿质、湿热质、血瘀质、气郁质、特禀质。在书中，针对各种体质，结合真实病例展开分析，详细阐述了体质特点，提出了"分清体质，才好养生""根据不同的状态呵护体质""体质辨识治未病"等重要观点。

　　药膳是中医药疗法中独特的保健养生方法，尤其适合亚健康状态的调理。药膳具有药的调理作用，兼有食物的缓峻作用，相对于单纯中药来讲，药膳耐受性强、口感较好且方便易学，适合长期服用，这些特质决定了药膳食疗对调节亚健康状态的优势。中医学认为"药食同源"，将药物与食物相结合，通过饮食调理而达到治疗、保健的目的。药膳在调理肾脏，特别是调理"肾藏精"功能有独特优势。《内经》中指出："五谷为养……气味合而服之，以补益精气。"运用补益肾精的药膳能直接改善"肾藏精"的生理功能，保持肾精充足，则五脏六腑、皮肉筋骨强而不易被外邪所扰，能使肾气平均，藏泻有度。阴阳失衡是导致亚健康的根本原因，而肾所藏之精决定着人体全身阴阳，是人体阴阳平衡的根本。因此，通过药膳使肾阴阳平衡就是通过调节人体阴阳平衡这一根本来达到改善亚健康状态的目的。

　　膏方也是中医干预亚健康的特色方法之一。膏方又叫膏剂，以其剂型为名，属于中医丸、散、膏、丹、酒、露、汤、锭 8 种剂型之一。在中医理论中，膏方是一种具有高级营养滋补和治疗预防综合作用的成药，是由经验丰富的中医专家利用自然规律和人体生理特点，根据各人的体质、病情，结合辨证施治而拟定的膏药处方，经浓煎后掺入某些辅料而制成的一种稠厚状半流质或冻状剂型。膏方为内服膏剂，因其起到滋补作用，也有人称其为滋补药。膏方又有人习惯称其为冬令膏方，顾名思义是在冬季里服用。因为冬季人们为适应外界渐冷的气候，人体的生理做出相应的调整，血液在消化道为多，此时，消化腺、消化酶分泌增多，食欲旺盛，身体对高热量食品需求增多，容易吸收，并把营养储存于体内，同时代谢降低，热量消耗少，见效快。其次是滋补品在冬季容易保存，不易发霉变质而影响疗效。由此可见冬季是一年四季中进补的最好季节，就像俗话说的那样，"冬令一进补，春天可打虎"，这是很有道理的。膏方调补特别重视针对性，所谓针对性，是指应该针对患者的疾病性质和体质类型，经辨证后配方制膏，一人一方，量体用药，方能达到增强体质、祛病延年的目的。另外，膏方中多含补益气血阴阳的药物，其性黏腻难化，若不顾实际情况，一味纯补峻补，每每会妨碍气血，于健康无益，故配伍用药，至为重要。

　　中草药始终在中医防治疾病及调养健康方面发挥着重要作用，是中医治疗疾病的瑰宝。近年来，临床针对疲劳性亚健康治疗使用的中草药方剂数量可观，如常用方剂补中益气汤、保元煎等方剂。另外艾灸疗法在中医治疗中占有举足轻重的地位，艾灸是使用燃烧后的艾条灸于人体穴位的治疗方法。现代研究表明，艾灸对人体免疫效应及功能具有调节改善作用。此外，多采用推拿、刮痧、隔药灸、耳穴贴压等中医技术，可有效防治亚健康状态。中医推拿养生保健疗法历史悠久，具有疏通经络、行气活血、滑利关节的功效。走罐疗法是中医常用的一种治疗疾病的方法，具有调整人体的平衡、解除疲劳、增强体质的功能。常练气功可以疏通人体经络气血，增强机体的生命活力。采用刮痧疗法，可以起到未病先防、既病防变、病后康复、消除疲劳、延年益寿的作用。

　　健康的生活方式是防治亚健康的重要手段。首先合理的膳食结构，营养平衡，会给健康带来极大的裨益。我国传统的饮食结构为"五谷为养，五果为助，五畜为益，五菜为充"，然而，随着快餐文化迅速流行，传统的谷物类食物摄入量在减少，蔬菜水果摄入量偏低，高胆固醇、高脂肪的食物摄入量大增，导致罹患各种慢性疾病的概率持续攀升。现在，我们需要回归科学的膳食结构，回归健康的生活方式。饮食调理的关键点是饮食宜杂，搭配合理，规律有节，注意禁忌，其中饮食搭配要有一定的科学性，荤素搭配、冷热搭配、寒热搭配、粗细搭配、干鲜搭配、颜色搭配等，进食应有规律，定时进食，定量为佳，以适应机体的要求，过饱过饥均不可取，暴饮暴食有害无宜，烟酒宜量少而有节制，空腹最有害而须禁行。禁忌之物慎入，有些人的健康状态是要有一定的禁忌的，进食是要有一定要求的，如胃病须控制生、硬、冷、燥之物，痛风控制高嘌呤食物，高血压、高血脂须控制高盐、高油脂类食物，糖尿病需少食多餐等。其次睡眠和性均是人体的五大需要之一（饮食、睡眠、温暖、自由安全、性），保证足够的睡眠时间和睡眠质量，可以使人体的大脑、肌肉等各个组织器官得到充分的休息和放松，这里指的睡眠，是指足够的熟睡，人从儿童到老年，睡眠时间呈递减趋势，但是一般不得少于6个小时，熟睡不得少于两个小时，少于这个要求，则次日会产生一些身体上的不适。而性的调节在人体的健康方面，有着不可低估和替代的作用，健康的性使人心情愉快，促进人体正常激素的分泌，长期的性压抑或是性过度，精神和身体会出现一系列的亚健康状态，适度的性是保证身体健康、延缓机体衰老的重要途径之一。

　　二便的调节是保障健康的必要条件。二便是排出毒素的主要通道，当然还是呼吸和皮肤的通道。二便通畅，则泌尿、胃肠功能正常，二便在体内的时间越短，有毒物质在体内的时间就越短，则毒素的重吸收就越少。多喝水，定时排便是关键。多喝水，最好的饮料是白开水或茶，正常人体的水成分占60%，每日的总摄入量约2200 mL（包括饮水1300mL，食物含水900mL），摄入不足会加重肾功能的损害，因此必须保证每日足够的水量，保证通畅的排出通道，人体才能健康。定时排便，要养成定时排便的习惯，让有毒物质排出，多食粗纤维食物，以保证足够的粪便容量，若排出困难，可采用食物或运动调理让其通畅，比如晨起喝开水、蜂蜜，食用香蕉，运动，腹部按摩等。最后运动调节也是亚健康状态调节中最重要的方面之一，体育锻炼能促进机体的血液循环，提高各脏器的灌注量，增加营养物质的运输，促进有害物质的排出，对延缓各组织的老化有决定性的作用。锻炼的方式方法多种多样，根据自己的体质、身体功能、生活环境、经济条件、工作时间等不同情况，先选择适合自己的锻炼项目。锻炼原则以舒展筋骨、活动关节、促进代谢、强健肌肉为目的，循序渐进，长期坚持，养成习惯。要掌握一个度的问题，活动量过大，反而对身体有害，容易造成组织的损伤。切记：家务劳动无法代替体育锻炼。

第六章　重点人群的中医药养生保健

第一节　老年人的基本特点及中医养生保健

一、中医学对老年人的生理、病理特点的认识

《黄帝内经》记载了古代医家对女性、男性生长发育规律的认识。古代中医学家总结女性的生理规律，发现以 7 年为一个发育阶段，到了 49 岁，就基本失去生育能力："女子七岁，肾气盛，齿更发长；二七而天癸至，任脉通，太冲脉盛，月事以时下，故有子；三七肾气平均，故真牙生而长极；四七筋骨坚，发长极，身体盛壮；五七阳明脉衰，面始焦，发始堕；六七三阳脉衰于上，面皆焦，发始白；七七任脉虚，太冲脉衰少，天癸竭，地道不通，故形坏而无子也。"

古人认为男性以 8 年为一个发育阶段："丈夫八岁肾气实，发长齿更；二八肾气盛，天癸至，精气溢写，阴阳和，故能有子；三八肾气平均，筋骨劲强，故真牙生而长极；四八筋骨隆盛，肌肉满壮；五八肾气衰，发堕齿槁；六八阳气衰竭于上，面焦，发鬓颁白；七八肝气衰，筋不能动；八八天癸竭，精少，肾脏衰，形体皆极。则齿发去。"男性与女性生理有所不同，即便到 64 岁，才"精少"，而不是像女性那样"天癸竭"。

《素问病机气宜保命集》说老年人："精耗血衰，血气凝泣""形体伤惫……百骸疏漏，风邪易乘。"《灵枢·天年》早有"六十岁，心气始衰，苦忧悲，血气懈惰，故好卧；七十岁，脾气虚，皮肤枯；八十岁，肺气衰，魄离，故言善误"的说法。人到老年，机体会出现生理功能和形态学方面的退行性变化。从《黄帝内经》描述人体生理规律的过程来看，女性"五七阳明脉衰"是拐点。阳明脉循行于肠胃系统，阳明脉衰意味着消化吸收能力下降，引起气血供养减少，但是"老

人"的分界线是自然生殖能力终结，表现为绝经。男性的生理从盛到衰拐点在"五八肾气衰"，直到"八八天癸绝"，也是自然生殖能力的衰退。

老年人的生理特点表现为脏腑气血精神等生理功能的自然衰退，新陈代谢能力逐渐降低，机体调控阴阳协和的稳定性降低。再加上社会角色、社会地位的改变，退休和体弱多病势必限制老人的社会活动。狭小的生活圈子、孤陋寡闻带来心理上的变化。常产生孤独垂暮、忧郁多疑、烦躁易怒等心理状态，其适应环境及自我调控能力低下，若遇不良环境和刺激因素，易于诱发多种疾病，而老年人修复能力下降，病程比较长，患病后机体愈加虚弱，因而又会使机体各部分功能进一步衰退而加速老化和病变，从而形成恶性循环。

1. 肾阳亏虚 肾为先天之本，人的生长发育衰老与肾脏的关系极为密切。《素问·上古天真论》中"女子七七""丈夫八八"的一段论述，即是以肾气的自然盛衰规律来说明人体生长、发育、衰老的过程与先天禀赋的关系，从而提示衰老的关键在于肾气的盛衰。肾属水，主藏精，为元气之本，一身阴阳生化之根。肾的盛衰影响着元气的盛衰和生化功能的强弱，肾虚则元气衰，元气衰则生化功能弱，人的衰老就会加速到来。

老年人肾气日衰，表现为精神萎靡，健忘，耳聋；肾虚骨髓失养，表现为腰膝酸软；肾气不充，二阴不固，表现为大小便难禁，阳痿遗精；肾虚元阳衰微，表现为畏寒，手足不温，疲惫嗜卧。

2. 脾胃虚衰 脾胃为后天之本，水谷皆入于胃，五脏六腑皆禀气于胃。若脾胃虚衰，饮食水谷不能被消化吸收，人体所需要的营养得不到及时补充，便会影响机体健康。从而加速衰老，甚至导致死亡。《内经》明确指出阳明为多气多血之经，而"阳明脉衰，面始焦，发始堕"是衰老的开始表现。

脾胃属土，为一身气机升降之中枢，脾胃健运，能使心肺之阳降，肝肾之阴升，而成天地交泰。若脾胃虚损，五脏之间升降失常，就会产生一系列的病变，从而影响健康长寿。老年人脾虚不运，消化吸收功能失常，表现为食少纳呆，大便溏泻，脘腹胀满疼痛，浮肿；脾主四肢肌肉，脾虚则四肢倦怠、乏力、消瘦；脾虚还可导致脱肛。

3. 心脏虚衰 心藏神，主血脉，《素问·灵兰秘典论》称其为"君主之官"，认为"主明则下安，以此养生则寿……主不明则十二官危"。心为生命活动的主宰，协调脏腑、运行血脉。心气虚弱，会影响血脉的运行及神志功能，从而加速衰老，表现为心悸而觉心中空虚。心气虚，心液外泄，表现为易出汗；心血不足，血不养神，表现为神疲嗜卧，或失眠、多梦。故中医养生学尤其重视保护心脏。

4. 肝脏衰惫 肝藏血，主疏泄，在体为筋，关系到人体气机的调畅，具有贮存和调节血量的作用，如《素问·上古天真论》说："七八，肝气衰，筋不能动。"即说明人体衰老的标志之一——活动障碍，是由肝虚而引起的。肝血不足使目失其荣，筋失其养，故老年人肝血不足者，常可出现眩晕，眼目干涩，视物昏花，筋脉拘挛而动作迟缓等症。

5. 肺脏衰弱　肺主一身之气，《素问·六节藏象论》说："肺者，气之本。"肺气衰，全身功能都会受到影响，出现不耐劳作，呼吸及血液循环功能逐渐减退等衰老表现。

老年人肺气虚损，气机壅塞，则呼吸气促，胸闷胸憋；肺气上逆，则生咳嗽。老人虚咳，以干咳无力为其特点；呼吸吐纳不足，则喘息；气虚肌表不固，则汗出；肌肤防御功能减退，则易感冒。故老年人肺气虚损，常见呼吸气促、咳嗽、喘息、胸憋气短、汗出、易感冒等。

6. 精气衰竭　精气是人体生命活动的基础，人的四肢、九窍和内脏的活动以及人的精神思维意识都是以精气为源泉和动力的。因此，尽管人体衰老的因素繁多，表现复杂，但都必然伴随着精气的病变，精气虚则邪凑之，邪势猖獗则精损之，如此恶性循环则病留之。《素问·阴阳应象大论》曰："年四十，而阴气自半也，起居衰矣；年五十，体重，耳目不聪明矣；年六十，阴痿，气大衰，九窍不利，下虚上实，涕泣俱出矣。"具体阐述了由于阴精阳气的亏损，人体会发生一系列衰老的变化。

7. 阴阳失调　阴阳的盛衰是决定寿命长短的关键，保持阴阳运动平衡状态是延年益寿的根本。《素问·阴阳应象大论》中就明确指出人的衰老同阴阳失调有关，即"能知七损八益，则二者可调，不知用此，则早衰之节也"。可见，阴阳失调能导致衰老，而调节阴阳就有抗衰老的作用，人到中年以后，由于阴阳平衡失调，机体即可受到各种致病因素的侵袭，从而疾病丛生，出现衰老。

二、中医学针对老年人生理、病理特点的养生保健方法

（一）知足谦和，老而不怠

《寿世保元·延年良箴》载："积善有功，常存阴德，可以延年。"又说："谦和辞让，敬人持己，可以延年。"《遵生八笺·延年却病笺》强调："知足不辱，知止不殆。"要求老年人明理智，存敬戒，生活知足无嗜欲，做到人老心不老，退休不怠惰，热爱生活，保持自信，勤于用脑，进取不止。经常读书看报、学习各种专业知识和技能。根据自己的身体健康状况，多做好事，充分发挥余热，为社会做出新的贡献。如此可减慢肺功能的衰退，领略工作学习的乐趣。寓保健于学习、贡献之中。处世宜豁达宽宏、谦让和善，从容冷静地处理各种矛盾，从而保持家庭和睦、社会关系的协调，有益于身心健康。

宋代陈直《寿亲养老新书·卷一》提出："凡丧葬凶祸不可令吊，疾病危困不可令惊，悲哀忧愁不可令人预报。""暗昧室不可令孤，凶祸远报不可令知，轻薄婢使不可令亲。"要求老年人应回避各种不良环境、精神因素的刺激。又于《万

寿丹书·养老》中提出："养老之法，凡人平生为性，各有好嗜之事，见即喜之。"老年人应根据自己的性格和情趣怡情悦志，如澄心静坐、益友清谈、临池观鱼、披林听鸟等，使生活自得其乐，有利康寿。

老年人往往体弱多病，应树立乐观主义精神和战胜疾病的信心，参加一些有意义的活动和锻炼，分散自己的注意力。同时，应积极主动地配合治疗，可以尽快地恢复健康。还须定期进行体检，及早发现一些不良征兆，及时进行预防或治疗。

（二）审慎调食

《寿亲养老新书·饮食调节》指出："高年之人，真气耗竭，五脏衰弱，全仰饮食以资气血。"故当审慎调摄饮食，以求祛病延年。反之若生冷无节，饥饱失宜，调停无度，动成疾患，则损体减寿。老年人的饮食调摄，应该营养丰富，适合老年生理特点。

1.食宜多样 年高之人，精气渐衰，应该摄食多样饮食，使谷、果、畜、菜适当搭配，做到营养丰富全面，以补益精气延缓衰老。老年人不要偏食，不要过分限制成过量食用某些食品，又应适当补充一些机体缺乏的营养物质，使老年人获得均衡的营养。例如，老年人由于生理功能减退，容易发生钙代谢的负平衡，出现骨质疏松症及脱钙现象，也极易造成骨折。同时，老人胃酸分泌相对减少，也会影响钙的吸收和利用。在饮食中选用含钙高的食品，适当多补充钙质，对老年人具有特殊意义。乳类及乳制品、大豆及豆制品是较好的食物钙来源，芹菜、山楂、香菜等含钙量也较高。针对老年人体弱多病的特点，可经常食用莲子、山药、藕粉、菱角、核桃、黑豆等补脾肾益康寿之食品，或辅食长寿药膳进行食疗。

2.食宜清淡 老年人之脾胃虚衰，消纳运化力薄，其饮食宜清淡。多吃鱼、瘦肉、豆类食品和新鲜蔬菜水果，不宜吃浓浊、肥腻或过咸的食品。要限制动物脂肪，宜食植物油，如香油、玉米油。现代营养学提出老年人的饮食应是"三多三少"，即蛋白质多、维生素多、纤维素多，糖类少、脂肪少、盐少，此正符合"清淡"这一原则。

3.食宜温热熟软 老年人阳气日衰，而脾又喜暖恶冷，故宜食用温热之品护持脾肾，勿食或少食生冷，以免损伤脾胃，但亦不宜温热过甚，以"热不炙唇，冷不振齿"为宜。老人脾胃虚弱，加上牙齿松动脱落，咀嚼困难，故宜食用软食，忌食黏硬不易消化之品。明代医家李梴《医学入门》中提倡老人食粥，曰"盖晨起食粥，推陈致新，利膈养胃，生津液，令人一日清爽，所补不小"。粥不仅容易消化，且益胃生津，对老年人的脏腑尤为适宜。

4.食宜少缓 老年人宜谨记"食饮有节"，不宜过饱。《寿亲养老新书》强调："尊年之人，不可顿饱，但频频与食，使脾胃易化，谷气长存。"主张老人少食多餐，既保证营养供足，又不伤肠胃。进食不可过急过快，宜细嚼慢咽，这不仅有助于饮食的消化吸收，还可避免"吞、呛、噎、咳"的发生。

5. 饮食有节　三餐规律，有所节制。"早饭宜好、晚饭宜少"，少吃零食，不暴饮暴食，不酗酒；讲究饮食卫生，不吃腐败变质和霉变食品；少吃油炸食物，不吃过烫食物。

（三）谨慎起居

老年人的气血不足，护持肌表的卫气常虚，易致外感，当谨慎调摄生活起居。《寿亲养老新书》指出："凡行住坐卧，宴处起居，皆须巧立制度。"老年人的生活，既不要安排得十分紧张，又不要毫无规律，要科学合理，符合老年人的生理特点，这是老年养生之大要。

老年人的居住环境以安静清洁、空气流通、阳光充足、湿度适宜，生活方便的地方为好。首先要保证良好的睡眠，但不可嗜卧，嗜卧则损神气，也影响人体气血营卫的健运。宜早卧早起，以右侧屈卧为佳。注意避风防冻，但忌蒙头而睡。

老年人应慎衣着，适寒暖。要根据季节气候的变化而随时增减衣衫。要注意胸、背、腿、腰及双脚的保暖。

老年人的肾气逐渐衰退，房室之事应随增龄而递减。年高体弱者要断欲独卧，避忌房事。体质刚强有性要求者，不要强忍，但应适可而止。

老年人机体功能逐渐减退，较易疲劳，尤当注意劳逸适度。要尽可能做些力所能及的体力劳动或脑力劳动，但切勿过度疲倦，以免"劳伤"致病，尽力做到"行不疾步、耳不极听、目不极视、坐不至久，卧不极疲""量力而行，勿令气之喘，量力谈笑，才得欢通，不可过度"（《寿亲养老新书》）。《保生要录》指出："养生者，形要小劳，无至大疲……欲血脉常行，如水之流……频行不已，然宜稍缓，即是小劳之术也。"这些论述都说明了劳逸适度对老年保健的重要性。

老年人应保持良好的卫生习惯。面宜常洗，发宜常梳，早晚漱口。临睡前，宜用热水洗泡双足。要定时排便，经常保持大小便通畅，及时排除导致二便障碍的因素，防止因二便失常而诱发疾病。

（四）运动锻炼强身心

年老之人，精气虚衰，气血运行迟缓，故又多瘀多滞。积极的体育锻炼可以促进气息运行，延缓衰老，并可产生一种良性心理刺激，使人精神焕发，对消除孤独垂暮，忧郁多疑，烦躁易怒等情绪有积极作用。

老年人运动锻炼应遵循因人制宜、适时适量、循序渐进、持之以恒的原则。参加锻炼前，要请医生进行全面检查，了解身体健康状况及有无重要疾病。在医生的指导下，选择恰当的运动项目，掌握好活动强度、速度和时间。一般来讲，老年人之运动量宜小不宜大、动作宜缓慢而有节律。适合老年人的运动项目有太极拳、五禽戏、气功、武术、八段锦、慢跑、散步、游泳、乒乓球、羽毛球、老年体操等。锻炼时要量力而行，力戒争胜好强，避免情绪过于紧张或激动。运动次数每天一般宜 1～2 次，时间以早晨日出后为好，晚上可安排在饭后一个半小时以后。老年人忌在恶劣气候环境中锻炼，以免带来不良后果，例如盛夏季节，不要在烈日下锻炼，以防中暑或发生脑血管意外；冬季冰天雪地，天冷路滑，外出锻炼，要注意防寒保暖，防止跌倒。大风大雨天气，不宜外出。还须注意不在饥饿时锻炼。

老年人应掌握自我监护知识。运动时，要根据主观感觉、观测心率及体重变化来判断运动量是否合适，酌情调整。必要时可暂时停止锻炼，不要勉强。锻炼 3 个月以后，应进行自我健康小结，观察睡眠、二便、食欲、心率、心律正常与否。一旦发现情况，应及时就诊，采取措施。

（五）合理用药

老年人由于生理上退行式改变，机体功能减退，无论是治疗用药，还是保健用药，都不同于中青年。一般而言，老年人保健用药应遵循以下原则：宜多进补少用泻；药宜平和，药量宜小；注重脾肾，兼顾五脏；辨体质论补，调整阴阳；掌握时令季节变化规律用药，定期观察；多以丸散膏丹，少用汤剂；药食并举，因势利导。如此方能收到补偏救弊，防病延年之效。

三、常见老年疾病的中医预防保健方法

（一）冠心病

冠心病一般指冠状动脉粥样硬化性心脏病，属中医胸痹心痛的范畴。其发病原因与血脂异常、高血压、糖尿病、吸烟、超重、肥胖、痛风、不运动等有关。中医学认为本病病位在心，是一种本虚标实、虚实夹杂的疾病，发病机制与气滞、血瘀、痰凝、正气不足等有关。

【预防调护】

注意饮食：老年人应特别注意改善膳食中的不良习惯，合理膳食，控制热能和体重，减少脂肪摄入，少吃肥肉、动物油、蛋黄、动物内脏等食品，控制高胆固醇饮食，多吃蔬菜和水果；严格限制钠盐摄入，每人每日食盐摄入量宜控制在6g 以下；每日摄入足量的钾、镁、钙；戒烟酒或严格限制烟酒。

体育活动：以步行、体操、太极拳、气功为宜。有规则的体力活动，有助于控制体重，增加关节活动以及神经肌肉的协调动作，并可减少心绞痛的发作。

劳逸结合：思想乐观，心情开朗，注意劳逸适当的结合，避免过劳（特别是脑力劳动）和情绪波动。

【药膳食疗】

1. 葛根海带汤　新鲜葛根 250g，海带 50g 煮汤放少许盐和调味品佐膳。适用于高血压、冠心病、心绞痛患者，特别对有阳明经之热邪的患者尤为合适。

2. 薤白粥　粳米 100g 煮粥，半熟时加入薤白 10 ～ 20g，同煮熟食用。适用于冠心病胸闷不适或心绞痛疾病。有宽胸行气止痛作用。

3. 瓜葛红花酒　瓜蒌皮 25g，葛根 25g，红花 15g，延胡索 20g，桃仁 20g，丹参 30g，檀香 15g。将上药装入一个大瓶内，加入高粱酒 800 ～ 1000mL，泡 1 个月后取酒内服。每次服 10mL，每晚 1 次，同时用此酒擦膻中穴 1 次。连用 7 ～ 10 天。本品有行气活血，化瘀通络作用。适用于本病之气滞血瘀患者服用。

4. 香菇桃仁汤　香菇 100g，桃仁 6g，甜杏仁 10g，葱、姜、盐、味精适量。将桃仁、杏仁水浸去皮，入锅先煮 10 分钟，撇去浮沫，加油、盐、姜再煮 10 分钟，入香菇煮 5 分钟，起锅时加入葱花味精。如同佐餐菜肴食用，连服 7 ～ 10 天。本品有理气宽胸、活血化瘀作用。适用于气滞血瘀型的冠心病患者。

5. 洋参汤　西洋参 3g，麦冬 10g。将西洋参浸软切成薄片，麦冬切开去心，共入保温杯内，加开水冲泡 10 分钟后当茶饮，连服 10 ～ 15 天。本品有益气养阴，强心定志作用。适用于阴虚阳亢型冠心病患者。

6. 酸枣仁茶　酸枣仁 15g，玄参 30g。将二药加水 2500mL 煮开，立即盛入暖水瓶中盖严，1 小时后当茶服，1 日服完。连服 3 ～ 5 天。本品有养心安神作用，对心阴不足所致心烦不眠、口干、口苦等冠心病心绞痛患者有效。

7. 菊楂决明饮　生山楂片、草决明各 15g，菊花 5g，用开水冲泡半小时后饮用，每日数次。适用于高血压兼有冠心病患者。

8. 龙眼洋参饮　龙眼肉 30g，西洋参 6g，白糖 3g。将三物放入碗中，加盖，在饭锅上反复蒸之至成膏，每服 1 匙。适用于冠心病之阴虚有火的患者。

9. 龙眼枣仁芡实汤　龙眼肉、炒枣仁各 10g，芡实 15g 煮汤，睡前食。适用于冠心病之心脾两虚者。

10. 木耳粥　先将银耳 5 ～ 10g（或黑木耳 30g）浸泡半天。用粳米 50g，大枣 3 ～ 5 枚煮粥，待煮沸后加入木耳、冰糖少许，同煮成粥。

【常用中成药】

1. 速效救心丸　主要由川芎、冰片组方，对心肌缺血兼脑供血不足症见头晕、失眠、健忘者长期应用更为适合。

2. 复方丹参滴丸　由丹参、冰片、三七等组成。活血化瘀，理气止痛，用于胸中憋闷、心绞痛。

3. 麝香保心丸　由麝香、苏合香、肉桂、人参、蟾酥等组成，具有保护血管内皮、阻遏动脉粥样硬化进展、稳定血管斑块等作用，近年研究发现，麝香保心丸能够促进缺血性血管新生，通俗称为"药物搭桥"。

4. 稳心颗粒　主要由党参、黄精、三七、琥珀、甘松等组成。益气养阴，定悸复脉，活血化瘀。主治气阴两虚兼心脉瘀阻所致的心悸不宁、气短乏力、头晕心悸、胸闷胸痛，适用于心律失常、室性早搏、房性早搏等属上述症状者。

5. 通心络胶囊 由人参、水蛭、全蝎、土鳖虫、蜈蚣、蝉蜕、赤芍、檀香、降香、乳香、酸枣仁、冰片等组成。益气活血，通络止痛。用于冠心病心绞痛属心气虚乏血瘀络阻证。症见胸部憋闷，刺痛、绞痛固定不移，心悸自汗，气短乏力，舌质紫暗或有瘀斑，脉细涩或结代。亦用于气虚血瘀络阻型中风病，症见半身不遂或偏身麻木，口舌㖞斜，言语不利。

6. 心可舒 可活血化瘀，行气止痛。用于气滞血瘀型冠心病应起的胸闷、头晕、头痛、颈项疼痛及心律失常、高血脂等。

7. 冠心苏合胶囊 由苏合香、冰片、乳香（炒）、檀香、土木香等组成。理气宽胸，止痛。用于心绞痛，胸闷憋气等。

8. 补心气口服液 由黄芪、人参、石菖蒲、薤白等组成。补益心气，理气止痛。用于气短、心悸、乏力、头晕等心气虚损型胸痹心痛。

9. 银杏叶片 为银杏叶提取物。活血化瘀通络。用于瘀血阻络引起的胸痹心痛、中风、半身不遂、舌强语謇；冠心病稳定型心绞痛、脑梗死见上述证候者。

10. 血府逐瘀胶囊 由桃仁、当归、枳壳、川芎、柴胡、红花、牛膝、赤芍、地黄、桔梗、甘草等组成。活血祛瘀，行气止痛。用于瘀血内阻，头痛或胸痛，失眠多梦，心悸怔忡，急躁善怒等。

11. 参松养心胶囊 由桑寄生、山茱萸、酸枣仁、土鳖虫、甘松、黄连、龙骨、人参、独活、丹参、赤芍等组成。益气养阴，活血通络，清心安神。用于治疗气阴两虚、心络瘀阻引起的冠心病。

12. 养心丸 由黄芪、灵芝、党参、丹参、葛根、地黄、当归、淫羊藿、延胡索（炙）、山楂、炙甘草等组成。扶正固本，益气活血，行脉止痛。用于气虚血瘀所致的胸痹，症见心悸气短、胸闷、心前区刺痛；冠心病心绞痛见有上述证候者。

（二）高血压

高血压病即原发性高血压病，是以血压增高为主要表现的全身性疾病，多见于成年及老年人，中医属"眩晕""头痛""肝阳上亢"范围。中医学认为本病是由于七情所伤、饮食失节、内伤虚损所引起，与心、脾、肝、肾四脏关系密切。高血压病以阴虚阳亢者最为多见，阳亢为标、阴虚为本，标证用药易于见效，治本却须较长时间调护。

【预防调护】

患者应控制情绪，避免强烈的精神刺激；饮食有节，饮食不可多进食盐；以淡食及丰富的蔬菜和水果为佳，还须结合适当的体育锻炼或气功，以太极拳、气功、步行、体操为宜。气功治疗高血压病有肯定的效果，以练松静气功较好，每日 2 ～ 4 次，每次 20 ～ 30 分钟。保持心境愉快开朗，按时作息。同时，要定期测量血压，以观察血压变化情况。

高血压病而见气虚症状者亦颇为常见，不可套用滋阴潜阳的方法，以益气升清为主，往往可改善症状，血压亦随之降低。长期持续的高血压患者，有脑出血的危险，宜加注意。若有肢麻、瞬间意识不清、语言謇涩等中风先兆症状者，应及时治疗，以免发生意外。

【药膳食疗】

1. 菊花茶　以苏杭一带所产的大白菊或小白菊最佳。秋季霜降前，将菊花采摘去蒂，烘干或蒸后晒干，亦可置通风处阴干，每次用 10g 左右泡茶饮用；也可用菊花加金银花、甘草同煎代茶饮用，其有平肝明目、清热解毒之特效。适用高血压的心肝阳盛型而有头目眩晕症表现之患者。

2. 山楂茶　山楂所含的成分可以助消化、扩张血管、降低血糖、降低血压。同时经常饮用山楂茶，对于治疗高血压具有明显的辅助疗效。其饮用方法为每天数次用鲜嫩山楂果 1 ～ 2 枚泡茶饮用。

3. 荷叶茶　中医实践表明，荷叶的浸剂和煎剂具有扩张血管、清热解暑及降血压之效。同时，荷叶是减脂去肥之良药。治疗高血压的饮用方法为，用鲜荷叶半张洗净切碎，加适量的水，煮沸放凉后代茶饮用。

4. 槐花茶　将槐树生长的花蕾摘下晾干后，用开水浸泡后当茶饮用，每天饮用数次，对高血压患者具有独特的治疗效果。同时，槐花还有收缩血管、止血等功效。

5. 首乌茶　首乌具有降血脂，减少血栓形成之功效。血脂增高者，常饮首乌茶疗效十分明显。其制作方法为取制首乌 20 ～ 30g，加水煎煮 30 分钟后，待温凉后当茶饮用，每天 1 剂。

6. 葛根茶　葛根具有改善脑部血液循环之效，对因高血压引起的头痛、眩晕、耳鸣及腰酸腿痛等症状有较好的缓解功效，经常饮用葛根茶对治疗高血压具有明显的疗效。其制作方法为将葛根洗净切成薄片，每天 30g，加水煮沸后当茶饮用。

7. 莲子心茶　莲子心是指莲子中间青绿色的胚芽，其味极苦，但却具有极好的降压去脂之效。高血压者用莲心 12g，开水冲泡后代茶饮用，每天早晚各饮 1 次，除了能降低血压外，还有清热、安神、强心之特效。

8. 洋葱茶　大的洋葱 10 头，小的 15 头，切细后放入茶壶，加入八分水用火煮，沸腾后用弱火煨，煎到水只剩下一半为止，每天代茶喝 1 ～ 3 杯。两顿饭中喝最有效，适用于高血压、头晕、肩胛酸痛，特别是有食积、脾湿的患者尤为合适。

9. 芹菜粥　芹菜连根 120g 左右，洗净切碎，同粳米 250g 煮粥，温热服食，可供早晚餐之用。适用于高血压、肝火盛引起的头痛、眩晕、目赤，有清肝热之功。

10. 葛根粉粥　先将新葛根洗净切片，经水磨石澄取淀粉，晒干备用。每次以葛根粉 30g，粳米 100g，煮粥。适用于高血压、冠心病、心绞痛、老年人糖尿病，有降血压清热生津止渴之功。

11. 胡萝卜粥 新鲜胡萝卜适量，切碎，同粳米 250g 煮粥。适用于高血压、糖尿病患者有脾虚而消化不良者。常服有延年益寿之功。

【常用中成药】

1. 杞菊地黄丸 滋肾阴，清肝热。适用于肾阴虚引起的头晕眩晕，眼花目涩，五心烦热，腰膝酸软，年老体弱，病程较久的高血压。每次 9g，日服 2 次，适用长期服用。

2. 清脑降压片 滋阴清肝，潜阳降压，适用于头目眩晕、失眠烦躁、耳鸣耳聋、舌红少苔等肝阴虚、肝火旺的高血压。每次口服 4 ～ 6 片，孕妇禁忌。

3. 脑立清 镇肝潜阳降逆，用于气血上逆的头目眩晕、头痛脑胀的高血压，每次 10 ～ 15 粒，口服 2 ～ 3 次，饭后温开水送服。

4. 当归龙荟丸 清肝泻火，通便导滞。适用于体质壮实，面红目赤，烦躁不安，大便秘结，头痛头晕较剧，甚至呕吐抽搐等肝火较盛的高血压。每次 6g，日服 2 ～ 3 次，饭后温开水送服。

5. 降压灵片 清热利水，平肝潜阳。适用于肝阳上亢型高血压，症见头痛、头晕、耳鸣、眼胀、烦躁易怒。每次 6 片，1 日 3 次。

6. 罗布麻降压片 平肝潜阳，息风活血。适用于肝阳上亢型高血压，头晕目眩、动脉硬化和血脂升高等。每次 4 ～ 6 片，1 日 3 次。

7. 牛黄降压丸 清心化痰，平肝泻火。适用于痰火壅盛型高血压，头目晕眩、烦躁不安等症。小蜜丸每次 20 丸，1 日 3 次。

8. 复方羚角降压片 平肝抑阳。适用于肝阳上亢型高血压，头晕目眩，风气内动及有中风先兆等。每次 4 片，1 日 3 次，空腹服。本品可预防脑卒中。

9. 降压灵片 清热利水，平肝潜阳。适用于肝阳上亢型高血压，头痛、头晕、耳鸣、眼胀、烦躁易怒。每次 6 片，1 日 3 次。

10. 降压袋泡茶 清热泻火，平肝明目。适用于肝火上炎或肝火亢盛型高血压，头痛、目赤、面红、耳鸣、口苦、小便黄赤等。本品是药品，不是保健品。沸水泡饮，每次 1 袋，1 日 3 次。

（三）糖尿病

本病属于中医学消渴、消瘅范围。中医学认为老年糖尿病的病因与饮食不节、情志失调、精神过度紧张、房劳伤肾、先天禀赋不足、素体阴虚或过服温燥药物等有密切关系。由于长期过食肥甘，醇酒厚味，辛燥刺激食物，均可损伤脾胃，使脾胃运化失司，酒湿及辛热之物积于胃中酿成内热，消谷耗液，发为消渴；又若长期情志失调，郁怒伤肝，肝郁化火，上灼胃津，下耗肾液，以致阴虚于内，阳亢于上，发为消渴；亦有先天禀赋不足，五脏虚弱，或劳倦过度，致津血不足，肾乃无精可藏，终至体亏液竭而发为消渴；若过服温燥药物，致燥热伤阴亦可发为本病。本病主要在于阴精亏损，燥热偏胜，而以阴虚为本，燥热为标，两者互为因果，阴愈虚而燥热愈盛，燥热愈盛而阴愈虚。消渴病位虽与五脏均有关系，但主要在肺、脾（胃）、肾三脏，尤以后者为主。

【预防调护】

综合预防调护对预防老年糖尿病甚为重要：正确对待饮食、生活、运动，有时可以起到药物治疗所不能达到的效果。

建立规律的生活制度，慎生活起居，预防外邪侵袭，免致感冒而使病情加重或复发。保持心情开朗，避免五志过极，勿使长期精神紧张、思虑，注意劳逸适度，坚持体育活动，保持标准体重，防止肥胖。

控制饮食是治疗本病的最基本方法，注意合理的饮食结构，勿恣肥甘，不过饱，忌辛辣烟酒，忌食糖及含糖类较多的食品。严格控制饮食，特别限制碳水化合物（如米、面等）的摄入，每餐食米面四成，蔬菜四成，汤水一至两成，三餐定量，清淡饮食。鼓励患者多食含维生素丰富的新鲜蔬菜（包括豆类制品），尤以洋葱、苦瓜、南瓜为佳，补充进食量的不足，以解患者难忍的饥饿感。可少量吃些鲜肉、鱼、蛋等，忌食糖及糖类制品，使患者体重下降到低于正常标准5%左右，常使本病得到控制。

劳逸适度，动静结合，体育锻炼是治疗糖尿病的一项重要措施。首选耐性运动，如步行、慢跑、游泳、划船、骑自行车、踏车定量运动等。其中步行是国内外最常用来治疗糖尿病的一种体育疗法。全身情况良好，糖尿病较轻的肥胖患者可进行快速跑行，还可以采用保健操、太极拳、气功等。

【药膳食疗】

1. 黄芪山药粥　黄芪30g，山药60g（研粉），先将黄芪煮汁去渣，后入山药粉搅拌成粥，日服1～2次，适用于糖尿病日久脾肾虚弱者。

2. 土茯苓猪骨汤　猪脊骨500g，土茯苓50～100g，猪脊骨加水适量熬成3碗。去骨及浮油，入土茯苓，再煎至两碗即成，分两次服完，每日1服。适用于糖尿病。

3. 萝卜粳米粥　选萝卜煮熟后绞汁，入粳米适量，同水并汁煮粥食之，主治糖尿病症见口干舌燥、小便频数为主者。

4. 蘑菇山药扁豆粥　蘑菇15g，山药30g，白扁豆15g，上三味切碎加少许精盐，共做粥食。适用于糖尿病日久、脾虚乏力、口渴者，具有明显的改善症状的作用。

5. 怀山薏米粥　怀山药60g，薏苡仁30g共煮粥食，每日2次，适用于糖尿病脾胃虚弱者。

6. 地骨皮粥　地骨皮30g，桑白皮15g，麦冬15g，面粉100g，先煎三味药，去渣，取汁，与面粉共煮为稀粥。渴即食之，不拘时。适用于消渴（糖尿病）、多饮、身体消瘦。

7. 天花粉粥 天花粉 30g，粳米 100g，先煎天花粉，去渣，取汁，再入米煮作粥。任意食用。功效：清肺，止渴，生津。适用于糖尿病及肺热咳嗽。

8. 绿豆南瓜汤 绿豆 30g，南瓜 250g，切块加水适量煮熟食用，适于糖尿病气阴两虚者。

9. 三豆饮 绿豆、赤小豆、黑大豆各等份，加水煎煮，煮成烂熟，任意饮汁食豆。适用于糖尿病证属中消，善饥多食、烦渴多饮者。

10. 黄精玉竹猪胰汤 黄精 24g，北沙参 15g，怀山药 30g，玉竹 30g，猪胰 1具（刮去油膜洗净）。将以上各物洗净放入瓦煲内，加水适量，文火煮 1 小时左右，调味即可。随量饮汤食肉。适用于气阴两虚患者。

【常用中成药】

1. 消渴丸 由黄芪、生地黄、花粉、优降糖（每丸含 0.25 mg，即 10 丸消渴丸含片优降糖）组成，滋肾养阴、益气生津。每次 5 ~ 20 粒，每日 2 ~ 3 次，饭前 30 分钟服用。由于本药内含优降糖，所以严禁与优降糖同时服用，以免发生严重的低血糖。严重的肝肾疾病慎用。

2. 玉泉丸 麦门冬、人参、茯苓、黄芪、乌梅、甘草、葛根、花粉、生地黄、五味子等组成，益气生津、清热除烦、滋肾养阴。每次 5g，每日 4 次。

3. 降糖甲片 由生黄芪、黄精、太子参、生地黄、花粉等组成，益气养阴，生津止渴。每次 6 片，每日 3 次。

4. 甘露消渴胶囊 由熟地黄、生地黄、党参、菟丝子、黄芪、麦冬、天冬、元参、山茱萸、当归、茯苓、泽泻等组成，滋阴补肾、益气生津。每次 1.8g，每日 3 次。

5. 参芪降糖片 由人参、五味子、山药、生地黄、麦冬等组成，益气养阴、滋脾补肾。每次 8 片，每日 3 次。

6. 石斛夜光丸 由天门冬、人参、茯苓、麦冬、熟地黄、石斛等组成，滋补肝肾、养肝平肝明目，对糖尿病视网膜病变及糖尿病性白内障早期有一定疗效。每次 1 丸，每日 2 次。

7. 渴乐宁胶囊 由黄芪、地黄等组成，益气养阴生津，主治气阴两虚型糖尿病，症见口渴多饮、五心烦热、乏力多汗、心悸等。1 次 4 粒，每日 3 次，3 个月为 1 个疗程。

8. 消渴灵片 由地黄、五味子、麦冬、牡丹皮、黄芪、黄连、茯苓、红参、天花粉、石膏、枸杞子等组成，滋补肾阴、生津止渴、益气降糖。口服，1 次 8 片，每日 3 次。

9. 金芪降糖片 由黄芪、金银花等组成，清热益气，主治气虚内热消渴病，症见口渴喜饮，易饥多食，气短乏力等。每次 7 ~ 10 片，每日 3 次。

10. 糖脉康颗粒 由黄芪、生地黄、赤芍、丹参、牛膝、麦冬、黄精等组成，益气养阴，活血化瘀。每次 6g，每日 2 次。

（四）呼吸道疾病

慢性支气管炎患者，多由饮食起居，吸烟嗜酒，环境污染等多种因素长期互相作用，逐渐引起肺脾虚弱，复感外邪侵袭，诱发成疾。肺主气，司呼吸，外合皮毛；肺气虚弱，外卫空疏，利于六淫外邪乘虚而入，邪客于肺，使肺气不得正常宣降，故咳嗽、气喘之症遂作。脾主运化，脾虚则运化失职，不但饮食谷物精微上奉日少，水湿亦因之停聚为痰饮，痰饮上逆，阻塞气道，故喘促痰多。肾主纳气，主水主命门火，肾虚则气不归根，故动则气促；命火不足，则水失其制，上泛为痰。

【预防调护】

室内空气宜保持清洁新鲜。冬日严寒，尤应保温取暖，以免受寒复发。应避免油烟刺激，减少诱发咳嗽症状。必须严格执行医嘱戒烟及禁酒，特别是不许可饮含高度酒精之酒。对可疑之过敏物诸如沥青、花粉、冷风、油漆、尘粉、农药、杀虫剂等均需避免接触，以免诱发急性发作。

饮食调理方面宜做到"三高"和"四低"。"三高"即高蛋白质、高维生素、高纤维素，故宜多食用瘦肉、豆制品、鱼类、蘑菇等高蛋白质食物及蔬菜水果、豆类、乳类、黑木耳等含维生素量较多的食物；而粗食、糠麸、蔬菜等属于高纤维素食物均应经常食用有助于增加营养、改善体质及大便通畅，排除毒素。"四低"即饮食中宜注意食用低胆固醇、低脂肪、低糖、低盐饮食。

患者平时可参加适当的体育活动，如太极拳、体操、散步、慢跑以及气功等，以增强体质。吸烟嗜好者应下决心戒除。保暖防寒，防止感冒。避免一切可导致过敏所致咳嗽及支气管炎发作的诱因。

老年人慢性支气管炎常常反复急性发作，故当急性期控制后，仍应继续药物治疗、饮食调理、安排合理的生活作息以及加强健身锻炼等综合措施，以便提高身体素质及抗病能力，避免本病的反复急性发作。当急性发作时，应及时进行治疗，以免拖延时日，使气管及肺组织进一步损害，肺功能更差。应注意并发症的发生，最常见的是肺炎和心脏病，因此须做各项有关检查。以便准确地了解病情，采取恰当的治疗措施。

治疗上应根据患者病情表现，注意分清标本及分清久病和新病。遵循"急则治其标，缓则治其本"的中医理论，一般急性发作期以治标为主，或配以西药的消炎、解痉、止咳、祛痰等治疗；缓解期则以固本为主，多以中医中药固本治疗，以调补肺、脾、肾三脏为主。

【药膳食疗】

1. 鲫鱼汤　250g 以上的鲫鱼 1 条，白蔻仁 3～5g。将鲫鱼去鳞，剖腹去内脏，洗净，放蔻仁于鱼腹，用麻油微煎，放少许盐、生姜、煮汤服用。适用于老年慢性支气管炎之痰湿犯肺、脾肺气虚、脾肾阳虚型患者。

2. 川贝梨汤 梨 1 个，川贝母 10g。梨去皮切片，川贝母打碎，加入糖少许，共炖汤服。适用于老年慢性支气管炎之痰热壅肺、肺阴不足型之干咳少痰症。

3. 紫苏粥 紫苏叶 10g，粳米 50g，生姜 3 片，大枣 3 枚。先用粳米煮粥，粥煮熟时加入苏叶、生姜、大枣，趁热分服。本品有祛风散寒、理气宽中作用。适用于老年性慢性支气管炎的外寒内饮、痰湿犯肺的患者。

4. 枇杷饮 枇杷叶 10g，鲜芦根 10g。枇杷叶去毛，洗净烘干，鲜芦根切片，一同入锅加水适量，用武火煮沸，文火熬煮 20 ~ 30 分钟即成。温热顿服。本品有祛风清热、止咳化痰作用，适用于慢性支气管炎的痰热壅肺、肺阴不足型的患者。

5. 秋梨川贝膏 雪花梨 1000g，款冬花、百合、麦冬、川贝各 30g，冰糖 50g，蜂蜜 200g。将诸药切碎加水煎取浓汁，去渣，将梨、冰糖、蜂蜜兑入文火煎成膏。每次食膏 15g，每日 2 次，温开水冲服。本品功能为养阴润肺、止咳化痰，适用于肺阴不足、咳嗽痰稠的慢性支气管炎患者。

6. 薏仁杏仁粥 薏苡仁 50g，杏仁（去皮尖）10g。将薏苡仁洗净，入锅加水煮至半熟，放入杏仁，粥成可加入少许白糖，以矫其味。本品有健脾祛湿、化痰止咳作用，适用于痰湿犯肺的慢性支气管炎患者，对脾虚湿痰咳嗽尤宜。

7. 紫苏杏仁糖 紫苏 1 份，杏仁 2 份，冰糖 3 份。将杏仁去皮尖，紫苏去梗，研碎与冰糖混合，制成紫苏杏仁糖，早晚各服 10g。本方有散寒、除痰、平喘作用，对寒性慢性支气管炎患者之咳嗽、哮喘等症有效。

8. 黄芪粥 黄芪 20g，粳米 50g。黄芪加水 500mL，煮至 200mL，去渣，加米煮粥，温热顿服。适用于肺气虚弱的慢性支气管炎患者。

9. 枇杷叶粥 枇杷叶 10 ~ 15g，上等米 50g。先将枇杷叶用纱布包起，水煎，去渣取浓汁，加入上等米煮粥，粥将成时加入冰糖适量，稍煮供吃。适用于痰热壅肺、肺阴不足型的慢性支气管炎的咳嗽、痰稠、气喘等症。

10. 百合核桃粥 百合 30g，核桃肉 10 ~ 15g，大枣 10 枚，粳米（或上等米）适量。共煮为粥，可供早晚餐点服用。适用于老年慢性支气管炎之脾肺气虚、肺肾两虚、脾肾阳虚型的咳嗽、气喘等症。

【常用中成药】

1. 气管炎丸 由麻黄、款冬花、杏仁、贝母等组成，散风祛痰，止咳定喘。口服，成人每次 30 粒，每日 2 次。

2. 六君子丸 由党参、白术、茯苓、炙甘草、半夏、陈皮等组成，健脾，燥湿，化痰。口服，成人每次 3 ~ 6g，每日 2 ~ 3 次；小儿酌减。

3. 肾气丸 由制附片、肉桂、生地黄、山茱萸、山药、茯苓、牡丹皮、泽泻等组成，温阳补肾，益气，治疗肾阳虚型慢性支气管炎。口服，成人每次 3 ~ 6g，每日 2 ~ 3 次。注意事项：急性发作期暂停服用本药。

4. 固本咳喘片 由党参、茯苓、白术、麦冬、甘草等组成，益气固本，健脾补肾。口服，成人每次 4 ~ 5 片，每日 3 次，3 个月为 1 个疗程。

5. 百令胶囊　发酵虫草菌粉，补肺肾，益精气；用于肺肾两虚引起的咳嗽、气喘、咯血等症。口服，每日 3 次，每次 5 ~ 10 粒。

6. 金水宝胶囊　冬虫夏草提取物等。补肾保肺，秘精益气，用于慢性支气管炎之久咳、盗汗、痰少、痰白而黏等症。口服，每日 3 次，每次 3 粒，饭后服用。

7. 桂龙咳喘宁胶囊　由桂枝、龙骨、半夏、黄连等组成，止咳化痰，降逆平喘。口服，每日 2 ~ 3 次，成人每次 5 粒，小儿 1 岁 1 粒，3 ~ 7 岁 3 粒，8 岁以上按成人剂量服用。服药期间忌生冷食物。

8. 金匮肾气丸　由桂枝、附子、地黄、山药、山茱萸、牡丹皮、茯苓、泽泻等组成，温补肾阳。口服，每日 3 次，每次 8 丸。

9. 百合固金丸　由百合、生地黄、熟地黄、麦冬、玄参、川贝母、当归、白芍、桔梗、甘草等组成。养阴润肺，化痰止咳，适合肺肾阴虚、盗汗、咽部充血、干咳少痰的人服用。口服，成人每次 1 丸，每日 2 次。

10. 复方蛤蚧散　由蛤蚧、黄芪、枸杞子、杜仲、狗肾、巴戟天、熟地黄、白芍、茯苓、山药、党参、鸡（除毛、皮、脚、翅及内脏）等组成。主要用于喘息型老年性支气管炎。口服，成人每次 8g，每日 2 次，宜在秋末、春初服用。

（五）老年便秘

便秘是老年人常见证候之一，系指大便涩滞，排便困难，粪便干燥结硬，经常解而不畅的一种症状，属中医学中阴结、脾约、气秘、热秘、冷秘等范围。主要由于平素过食辛热厚味，恣饮酒浆，热移大肠以致胃肠积热；或情志不舒，思虑过度，久坐少动，以致气机不利，传导失职所成；或因劳倦内伤，或病后及年老体弱之人，阳气不足，阴血亏虚而得。气虚则大肠传导无力，阴血亏虚则津枯肠道失运；阳虚则阴寒内生，津液失布。此外，也有因膳食结构不合理、偏食等导致者。

【预防调护】

养成正确的饮食习惯及摄取有益于排便的食物。本病以肠道津亏、传导无力或气机郁滞为病理特点，故食宜清淡滑润之品，如蔬菜、水果、豆浆、小豆、麻油等。少食辛辣煎炸、甘腻之品，以防滞中焦腻膈，助热伤津加重病情。

鼓励饮水，便秘患者每天应饮 2000 ~ 3000mL 水，分 3 ~ 4 次，喝白开水或加入一点食盐。特别要养成晨起空腹喝 1 杯温凉开水的习惯，以润湿消化道，软化粪块，缓解大便。

保持心情安定舒畅，日常生活中注意多动少静，锻炼腹肌张力，促进肠胃蠕动，定时排便，养成良好的排便习惯，有便意立即去厕所，排便姿势要舒适，应尽可能排净。

力所能及的参加体育锻炼，并根据个人情况，按以下方法自我按摩，早晨起床前及晚上睡前做 1 次，可增强肠蠕动，促进排便。①指揉中腹：右手中指附着于中脘穴，稍用力，余指贴附在腹部，然后做顺时针揉动约 30 次。②揉按天枢：两手中指附着天枢穴，稍作用力，余手指点附在腹，然后由外向内揉按约 50 次。③揉脐摸腹：先用右手掌心按于脐部，左手掌按在右手掌背，做顺时针揉动约 30 次，用力稍轻。④掌推侧腹：用左手掌的内侧置附在小腹的左侧，然后用力由上而下推按约 30 次。

【药膳食疗】

饮食的寒温之性应根据病证寒热性质不同而进行选用。同时膳食结构要做到合理。注意粗细粮搭配，力求主食品多样化，既可提高营养价值，又可增强肠道蠕动。适当增加润肠食物，如蜂蜜、大枣、果脯、新鲜水果（香蕉、苹果、梨等）、核桃仁、植物油、核桃仁、松子仁、南杏仁、芝麻等；纤维食物，如粗粮、麦麸食品、豆类、芹菜、韭菜等，以增加肠道的蠕动功能；并可多食产气食品，如土豆汁、萝卜等，亦可奏利便之效。

【常用中成药】

根据不同情况选用下列中成药：热性便秘可选用黄连上清丸、防风通圣丸；气滞便秘，用槟榔顺气丸；血虚便秘用当归补血丸；气虚便秘用补中益气丸；虚性便秘宜用便秘通。目前治疗实证便秘多用清热泻下法，其方药多含有大黄、番泻叶等，虽可图一时之通畅，但伤气耗津，尤其对气血津液不足的虚性便秘患者，不宜使用。

（六）老年性痴呆

老年性痴呆是老年人常见的精神障碍疾病，又称为老年性精神病，是一种中枢神经系统退行性疾病。一般认为，由于机体日趋衰老，老年人新陈代谢功能逐渐降低，引起体内蛋白质与类脂质代谢障碍，脑细胞营养缺乏，致使发生进行性脑功能衰退，出现脑萎缩，而发生本病。但也有认为与脑遗传因素等因素有关。本病的特点是以痴呆症状为主，属中医的"癫证""郁证""痰湿"等范畴。中医学很早对本证就有所认识，历代医家论述也颇多，如《景岳全书·杂证谟》说："……而渐至痴呆，言语颠倒，举动不经，或多汗，或善愁，其证则千奇万怪，无所不至。"

【预防调护】

本病多发于 70 岁以后，女多于男。对老年人应注意饮食调养，情志调节，尽量推迟其发病时期或延缓病情的发展。

从中医的辨证多属于年老体虚，脑海不足所致，但在具体患者上常兼痰、兼湿、兼瘀，故论治上必须究其是由何导致，肝郁化火，或为痰阻脑络，或血虚风动，或脾虚湿滞，应依据证候而采取不同的治法。肝郁化火者应清肝泻火解郁；

痰阻脑络者应祛痰通络；血虚风动者应养血息风；脾虚湿滞者应健脾祛湿，切勿随意进补，徒增病势加剧。

加强体育锻炼，坚持气功导引，适当进行保健灸。应防止头部外伤及药物中毒，避免空气污染及噪音刺激等。

对重症患者的饮食、洗漱、二便均需有人护理。注意褥疮、感染的发生。

【药膳食疗】

由于老年性痴呆患者多精气不足、情志损伤所致，而从脏腑、气血来说，则与脾胃失调，肝肾虚损，痰湿扰心，气血凝滞等有关，故饮食调养应根据患者情况不同，而给予健脾祛湿，滋养肝肾，补脑益髓，化痰宁心，益气活血的食物。

1. 陈皮白术粥 陈皮 10g，白术 12g，粳米 100g，将陈皮、白术置于锅中，加清水适量煮沸，沸后改用文火继续加热 20 分钟，去药渣；将粳米淘洗干净，放入药液中煮粥，米熟即可。每日 1 次，连服 10～15 天。本品有健脾化痰行气，安心神解抑郁之功用，适用于老年性痴呆症之脾虚痰阻型，表现有精神抑郁、表情淡漠、食不下等症的患者。

2. 生地百合粥 生地黄 10g，百合 10g，白米 100g。将生地黄、百合洗净加水适量煎煮 1 小时去渣，药汁加入淘净的白米煮烂成粥分服。本品有滋阴降火，清心安神的作用，适用于老年痴呆症之肝肾虚损型，有神情呆滞、傻笑傻哭、腰膝酸软、耳鸣眼花、脉弦细数表现的患者。

3. 甘麦二枣粥 甘草 25g，小麦 50g，大枣 10 个，酸枣仁（炒）15g，粳米 100g。将甘草、小麦、大枣、酸枣仁煎沸 20 分钟，去渣留汁，放入粳米煮熟即可食用。本品甘润滋补，养心安神，适用于老年痴呆症之肝肾虚损型，表现有忧郁伤神兼见少寐多梦患者。

4. 人参粥 人参 10g，白米 100g，煮粥如常法，作为食膳用，适用于脾虚或气虚所致痰湿型的老年性痴呆患者服用。

5. 连翘竹沥茶 连翘 10g，竹沥 20g，白糖适量。将连翘心加清水 500g，浸泡 20 分钟，武火煮沸后取鲜竹沥兑入沸水中，放入白糖即可。本品功能清泻心火，化痰通窍；适用于老年痴呆症痰火扰心型患者。宜置冷服，以加强其泻心火之力；频服以代茶饮。

6. 桃仁粥 桃仁 10～15g，粳米 50～100g。先将桃仁捣烂如泥，少加清水研为汁，再加适量水，漂去浮起之粗皮，放入米同煮为稀粥。本品有活血祛瘀，通经络之功用，适用于老年性痴呆症之气滞血瘀型患者。

7. 竹叶瓜蒌粥 淡竹叶 30g，瓜蒌 20g，粳米 100g，砂糖少许。将瓜蒌放入锅中，注入清水 500g，加热至沸，沸后 20 分钟加入淡竹叶，再煎 5 分钟，取出药液，用药液煮米至成稀粥，放入砂糖即成。适用于老年性痴呆症之痰火扰心型患者。

8. 双耳莲心汤 银耳、黑木耳各 5g，莲子心 2g，冰糖 15g。将双耳用清水泡开，摘去蒂，洗净与莲心一起放入碗内，加冰糖及水适量。放入蒸锅中蒸 1 小时。出锅置温，即可食用。本品有养阴生津，清心润肺的作用，适用于老年性痴呆症之肝肾阴虚所致时有狂躁不安、少寐虚烦、五心烦热之狂躁患者。

9. 红莲饮 红花 12g，莲藕 150g，冰糖 30g。将莲藕洗净，削皮，藕心切为薄片，备用，将红花、藕皮放入锅中，加清水 600g 浸泡 20 分钟，武火煮沸，沸后用文火煎 20 分钟，弃去渣，再将藕片及冰糖放入锅中，加药液煮沸，沸后两分钟，停火即成。本品有活血祛瘀、通经活络、凉血止血的作用。适用于老年性痴呆症之血瘀症患者，无论外伤、内伤所致瘀血的诸种病证，皆可用之。制成后，可饮汤食藕，不拘量，随意用之。

【常用中成药】

1. 当归芍药散 主要成分为当归、白术、茯苓、泽泻和川芎。养血疏肝，活血化瘀，健脾利湿。

2. 左归丸 主要成分为熟地黄、枸杞子、鹿角胶、龟甲胶、山茱萸、山药及怀牛膝等。补肾滋阴，填精益髓。

3. 健脑补肾丸 主要成分为酸枣仁、远志、龙骨、川牛膝、杜仲、朱砂、当归、山药、人参、鹿茸。补肾填精，健脑益气。

4. 抗脑衰胶囊 主要成分为首乌、生地黄、枸杞子、山药、茯神、人参、丹参、党参、石菖蒲、远志、龙骨、菊花、麦冬、白芍、维生素 E 等。补气健脑，益肾安神，活血通络。对老年性痴呆的记忆力减退、失眠、乏力等症状有较好的改善作用。

（七）老年骨质疏松症

老年性骨质疏松症，是中年以后内分泌的变化、活动减少、营养障碍或治疗慢性病时所用药物等影响所发生的慢性代谢性骨病。以骨组织有正常的钙化，钙盐与基质呈正常比例，而单位体积内骨组织减少为病理特征，临床上多在做 X 线检查时发现。老年人发病率高，易并发老年人骨折，所以应有足够的认识，并及时给予预防和治疗。

中医学没有骨质疏松症的名称，就症状和体征、并发症的特征，可以归属于中医学的"骨痿""肾痹"。"肾主骨""肾为先天之本"，中年以后，肾精逐渐衰竭，督任二脉损伤，肾亏则髓空，骨不充养而瘦弱。腰为肾之府，故腰痛；筋骨痿弱故无力。肾虚于下，五脏得不到温煦，阳气衰微，阴精不足，故虚热往来，气虚自汗。脑为髓海，髓不充，故神疲、眩晕。也有或因烟酒过度，或房事太过，致耗损真元；或因后天不足而致先天失养；或因养尊处优，脾阳不运，气血壅滞，都可以引起肾亏而导致骨痿。

【预防调护】

预防工作应从中年开始，根据个体的体力、性格、生活条件、生活习惯的差异，开展各种体育运动。强健的肌肉，对骨关节有支持和保护作用。运动能延缓骨质的丢失，增进食欲，运行气血，有利于对肾的充养。随着年龄增加，运动量和运动方式逐渐改变和调整。

室内空气清新，适当的户外活动和晒阳光，以提高身体素质和抗病能力，改善钙的吸收。给予患者含较多蛋白质和丰富的钙的食品，如牛奶、瘦肉、鸡蛋、鱼类、豆制品等。根据不同的具体情况，补充钙剂。

保持良好的姿势，力争直立、正坐，床铺要松软而承托力均匀，能延缓和减轻变形，避免卧位转动时引起疼痛。必要时早期使用腰围。

节制房事，不要恣情纵欲，以保精养生。不要烟酒过度，以免损伤肝脾，引起后天不足，肾元所养。进入老年，不要食用削伐太过、损害肾精的食品。人为血肉有情之躯，需要血肉有情之品充养，故肉类、奶类应经常食用，经常多饮鲜牛奶或各种矿物质配比合理的奶粉，有益身体。

本症易并发骨折，特别是脊椎的压缩性骨折和股骨颈骨折。所以首次较剧的疼痛出现，应高度警惕骨折发生的可能。

【药膳食疗】

1. 猪尾杜仲汤　猪尾 1 条（或用下段猪脊骨 250g），杜仲 10g，黑眉豆 10g，生姜、食盐少许，煮汤，饮汤食肉。适用于食欲尚好的老年性骨质疏松患者。

2. 淮杞甲鱼汤　甲鱼 500g，怀山药 10g，枸杞子 5g，骨碎补 10g，生姜、食盐、绍酒少许，煮汤饮用，肉可食。适用于老年性骨质疏松症阴虚偏胜的患者。

3. 巴戟牛鞭汤　牛鞭 50g（无牛鞭可用猪鞭、狗鞭、鹿鞭），巴戟天 6g，锁阳 6g，枸杞子 6g，生姜、绍酒少许，炖汤或煮汤饮用。适用于老年性骨质疏松症肾阳偏虚者。

4. 附姜狗肉汤　狗肉 250g（含骨头），熟附子 6g，干姜少许。把狗肉红烧至半熟后，加入附子、干姜煨烂，加调味品食用。适用于老年性骨质疏松症之肾阳虚患者。

5. 煨猪腰子　猪腰子 50g，生姜适量、绍酒少许、食盐少许，配以各种蔬菜适量，煨至熟食用。适用于老年性骨质疏松症肾阳虚患者。

6. 海参乌鸡汤　乌鸡 250g（剖开，含骨头），海参（干料）30g，炖、煮、煨均可，加调味品后食用。适用于老年性骨质疏松症肾阴阳两虚患者。

7. 补肾粥　胡桃肉 30g，黑眉豆 15g，莲子 15g，怀山药 15g，大米 30g，巴戟天 10g（纱布包好），锁阳 6g（纱布包好），以糖或盐调味均可，共煮粥食用。适用于脾肾两亏患者。

8. 虾皮拌豆腐　嫩豆腐 750g，虾皮 50g，葱花、姜末各 25g，麻油 10g，精盐、味精少许。适合各类骨质疏松症。

9. 核桃粉牛奶　核桃仁 20g，牛奶 250mL，蜂蜜 20g 牛奶放入砂锅，用小火煮沸，即调入核桃仁粉，拌匀，再煮至沸，停火，加入蜂蜜服食。对肾阳虚型骨质疏松症尤为适宜。

10. 桑椹牛骨汤 桑椹 25g，牛骨 250 ～ 500g。将牛骨置砂锅中，水煮，开锅后撇去面上的浮沫，加姜、葱再煮，见牛骨发白时，表明牛骨中钙、磷、骨胶等已溶解到汤中，随即捞出牛骨，加入桑椹，开锅后调味即可饮用。适用于肾阴虚的骨质疏松症患者。

【常用中成药】

中医学认为是肾亏所致，治疗时亦以肾为本。平时可以服食虎潜丸、龟鹿补肾液、壮腰健肾丸、六味地黄丸等补肾填精的中成药。中医治疗老年性骨质疏松症以补肾为大法，补肾法中，要辨别肾阴虚和肾阳虚，根据"孤阴不生、独阳不长"的道理，治疗时应阴阳同补而有所偏重。

第二节　女性的基本特点及中医养生保健

一、中医学对女性的生理、病理特点的认识

妇女在解剖上有胞宫，在生理上有月经、胎孕、产育、哺乳等特点，其脏腑经络气血活动的某些方面与男子有所不同。女性的经、孕、产、乳等特殊功能，主要是脏腑、经络、气血乃至天癸的化生功能作用于胞宫的表现。研究妇女的生理特点，找出其活动规律，必须了解脏腑、经络、气血、天癸与胞宫的内在联系及其在女性生理中的特殊作用。按照中医学的理论，胞宫是行经和孕育胎儿的器官；天癸是肾中产生的一种能促进人体生长、发育和生殖的物质，气血是行经、养胎、哺乳的物质基础，脏腑是气血生化之源，经络是联络脏腑、运行气血的通路。

妇科疾病的病理认识，主要是三个方面：脏腑功能失常影响冲任为病，气血失调影响冲任为病，直接损伤胞宫影响冲任为病。三个方面不是孤立的，而是相互联系、相互影响的，如脏腑功能失常，可导致气血失调；气血失调，也能使脏腑功能失常；同样直接损伤胞宫，可能导致脏腑功能失常、气血失调。总之，不论何种致病因素损伤了机体，不论病变起于哪个脏腑，是在气还是在血，其病机反应是整体的，都是损伤了冲任（督带）生理功能才发生了妇产科疾病。

妇女又具有感情丰富、情不自制的心理特点，精血神气颇多耗损，极易患病早衰。《备急千金要方》中说："夫妇人之别有方者，以其胎妊生产崩伤之异故也。"又说："女人嗜欲多于丈夫，感病倍于男子，加以慈恋爱憎嫉妒忧恚……所以为病根深，疗之难瘥。故养生之家，特须教子女学习，此三卷妇人方，令其精晓。"做好妇女的卫生保健，有着特殊重要的意义。她们的健康不仅影响自身寿命，还关系到子孙后代的体质和智力。为了预防并减少妇女疾病的发生，保证妇女的健康长寿，除了注意一般的卫生保健外，尚须注重经期、孕期、产褥期、哺

乳期、青春期及围绝经期的卫生保健及各期常见疾病的预防与调护。

二、中医学对女性各个生理阶段的养生保健方法

由于妇女有经、孕、产、乳等特点，更需重视养生保健，达无病养生、有病早治的目的，以减少妇科疾病的发生，保障妇女的身体健康。

1. 经期养生保健　月经期由于盆腔充血，胞宫经血下行，血室开放，人体抵抗力减弱，又容易发生情绪波动，若不注意摄养可导致妇科疾病，故应重视经期卫生。

劳逸适度：经期以溢泻经血为主，需要气血调畅。因经期失血可导致气血损耗，机体易感疲劳，适当活动，有利于经行畅利，减少腹痛，但不宜过劳，或做剧烈运动，或重体力劳动，或过度紧张等，若劳倦过度则耗气动血，可致月经过多、经期延长、崩漏等证。并应保证充足的睡眠，保持充沛的精力。

寒温适宜：经期胞宫气血空虚，应注意保暖，避免受寒、冒雨涉水、坐卧湿地、下水田劳动或冷水淋洗、游泳等，忌在烈日高温下劳动，以防止月经失调、痛经、带下及妇科杂病。

调摄饮食：经期不宜过食辛辣香燥伤津食物，以免耗伤阴血或热迫血妄行，也不宜过食生冷之品，以防导致寒滞血脉，经行不畅。更不宜过量饮酒，以免刺激胞宫，扰动气血，影响经血的正常进行。

心情舒畅：经期因经血下注，阴血不足，肝气易郁，情绪容易失控，或忧思恼怒，以致气血逆乱，导致月经失调等症，故应保持心情舒畅，维持气血正常运行，避免疾病发生。

严禁房事：经期血室开放，故应严禁房事及盆浴、坐浴，防止病邪入侵。应保持外阴和阴道清洁，勤换内衣内裤，并置于日光下晒干。

2. 孕期养生保健　怀孕后，人体生理上会发生各种变化，以生殖系统变化最显著，应定期做产前检查，早期发现异常情况并采取下列预防措施。

预防调护：怀孕早期出现纳少泛恶、乏力等现象，如果不影响工作和生活，则是正常的妊娠反应，一般不需要治疗。孕期饮食宜清淡，宜进富于维生素、蛋白质，又易消化的食物，忌食辛辣刺激食物。孕期更不能随便乱服药物，应在医师指导下正确服药。

劳逸结合：怀孕后应避免剧烈体力劳动或运动，更不宜提拿重物或攀高涉险，应保证足够的睡眠和养成有规律的生活。

保暖避寒：妊娠早期，人体卫外之气较虚弱，易感冒，故衣着要保暖，服装及鞋要宽松、舒适柔软，切勿紧胸束腰，阻碍气血运行，以免影响胎儿生长发育。

注意清洁：孕期应保持外阴及皮肤清洁，常洗澡，勤换内衣裤，并用温水清洗乳头，常用手指牵拉或用手掌按摩乳头，以防乳头内陷。

注意胎教：孕妇的生活、思想情操、言行及情绪变化等均可影响胎儿，故在孕期应保持精神愉快，多听悦耳优美的乐曲，有利胎儿发育和性格训导。

严慎房事：孕期房事过频可损伤肾气，发生流产。特别是在妊娠头 3 个月不慎房事，容易导致流产。妊娠后 3 个月如不避房事，可引起早产或诱发产褥感染。

产前检查：妊娠 3 个月时应测基础血压，并做盆腔检查，了解子宫大小与妊娠月份的关系以及盆腔情况。妊娠 5 个月后应定期做产前检查，孕期如发现水肿、高血压、蛋白尿等异常情况应及时治疗。在靠近预产期时如发现阴道少量流血、流水、腹部阵痛等先兆临产现象，应立即去医院检查。

牢记"六字"：产妇临产时不必恐怖紧张，医务人员应予关心照顾，向患者宣传"睡、忍痛、慢临盆"六字精神，避免过早屏气，鼓励产妇进食和休息，必要时可进服参汤、桂圆汤等，以扶助正气，增强体力，加速产程进展。如出现难产或紧急情况，医务人员也要镇静，并迅速果断地做出处理。

3. 产褥期养生保健　产后 6～8 周时间内属产褥期。由于分娩时耗气失血，机体处于虚弱多瘀的状态，故产妇在产褥期多气血虚弱，体力疲乏，故产后调养护理尤为重要。

谨避风寒：新产之后，产妇身体虚弱，容易出汗，稍受风寒极易感冒，故应保暖，不宜卧于当风之处，以免邪风乘虚侵袭。在炎热的夏季，居室应通风透气，保持凉爽，以防中暑。

饮食护养：产妇新产不久，体力未恢复，脾胃功能尚未能恢复健运，不宜进食油腻之品和生冷瓜果，以防损伤脾胃及恶露留滞不下；也不宜吃辛热伤津之食，以防大便困难和恶露过多。饮食应清淡可口，易于消化，营养丰富，可适当增加维生素摄入。

讲究卫生：产褥期应保持皮肤及外阴清洁，清洗会阴，勤换内裤及卫生巾，严禁房事，保持乳房清洁，防止乳头破裂和乳腺炎，还要破除"月子里"不梳头、不刷牙的陋习。产后 4 周不能盆浴，以防邪毒入侵引发其他疾病，不利于胞宫恢复。

产后锻炼：一般顺产的产妇，在产后 2～3 天就可起床适当活动，产后两周即可逐渐开始产后保健运动，以增强体质和保持体型，但不宜过早进行下蹲或增高腹压的活动，或操劳负重的情况，以防发生产后血崩、子宫脱垂等病。

产后检查：产后 45 天，产妇应抱婴儿去医院做产后健康检查，以便及时发现异常情况，及时治疗。

计划生育措施：产后要注意采取计划生育措施，如男用避孕套、女方放置节育环等。

4. 哺乳期养生保健　母乳是婴儿最好的食物，优于人工喂养，应提倡母乳哺养。

定时喂奶：养成定时喂奶的习惯，这样可预防婴儿消化不良，有利于母亲的休息。一般每隔 3 ~ 4 小时喂 1 次，哺乳时间为 15 ~ 20 分钟。根据月龄增长逐月增加食量，或添加辅助饮料，进食量要适中，防止消化不良。乳母应适当增加营养和保证休息。

清洁乳头：注意乳房卫生，常用温水洗奶头，哺乳前后都要清洁乳头，不能让婴儿含奶头入睡。喂奶时双侧乳房轮换吸空，发现乳头破裂应立即治疗，防止乳腺炎发生。

辅助食品：婴儿奶量大者，可逐渐增加辅助食品，如米汤、奶糕和蛋汤等，一般在婴儿 10 个月左右即可考虑断奶。

饮食营养：产后乳汁充足与否、质量如何，与脾胃盛衰及饮食营养密切相关。乳母应加强饮食营养，增进食欲，多喝汤水，以保证乳汁的质量和分泌量。忌食刺激性食品，勿滥用补品。如乳汁不足，可多喝鱼汤、鸡汤、猪蹄汤等；若乳汁自出或过少，需求医诊治。

起居保健：疲劳过度，情志郁结，均可影响乳汁的正常分泌。乳母必须保持心情舒畅，起居有时，劳逸适度。还要注意避孕，用延长哺乳期作为避孕的措施是不可靠的，最好用避孕工具，勿服避孕药，以免抑制乳汁的分泌。

慎用药物：有些药物通过血液循环进入乳汁，如青霉素、镇静剂等，直接影响婴儿，甚至使婴儿致敏，发生过敏反应，故乳母应慎重用药。

5. 青春期养生保健　青春期是长身体、长知识时期，随着月经初潮，防治重点是月经病。

月经生理的宣教：少女进入 14 岁左右，天癸成熟，月经初潮，这是正常的生理现象。不少女青年对月经来潮感到羞涩、恐惧，甚至厌恶月经，导致月经病的发生，故宣教月经生理是十分重要的。

性知识的宣教：月经来潮，说明已具有生育能力，青春期少女对女性的性生理缺乏了解，又有一种好奇心，出现性紊乱现象，故对少女要进行性知识的宣教，促使她们正确认识和对待性知识的了解。

膳食营养均衡：青春期是身体发育的旺盛时期，体内需要各种氨基酸、蛋白质、维生素等营养物质，故应遵循合理膳食、食物多样化、营养均衡的原则，保证卵巢功能及体内各脏器的需要，促进天癸发育，促进冲任气血旺盛，保证月经正常来潮，切忌偏食和不恰当的减肥节食，导致月经失调、厌食等症。

6. 围绝经期养生保健　妇女在 45 ~ 50 岁进入围绝经期。围绝经期是女性生理功能从成熟到衰退的一个转变时期，亦是从生育功能旺盛转为衰退乃至丧失的过渡时期，是妇女天癸渐衰，阴阳失去平衡，卵巢及性腺功能衰弱的时期，也是肿瘤好发时期，要特别注意以下几个方面的保健。

劳逸适度：围绝经期妇女肾气渐衰，易疲乏，故应劳逸结合，不宜过度操劳，预防脏腑气血功能紊乱所致的月经失调和肿瘤的发生。提倡适当的体育活动，锻炼身体，增强体质，调节生活规律，保证充足的睡眠与休息。

情志舒畅：围绝经期妇女应当正确认识自己的生理变化，解除不必要的思想负担，排除紧张恐惧、消极焦虑的心理和无端的猜疑。避免不良的精神刺激，遇事不怒。心中若有不快，可与亲朋倾诉宣泄。可根据自己的性格爱好选择适当的方式怡情养性，要保持乐观情绪，胸怀开阔，树立信心，做到清心寡欲，心情舒畅，才能达到养生益寿的目的。

饮食调养：围绝经期妇女的饮食营养和调节重点是顾护脾肾、充养肾气，调节恰当可以从根本上预防或调治其生理功能的紊乱。围绝经期妇女其肾气衰，天癸将竭，月经频繁，经血量多，经期延长，往往出现贫血，可选食鸡蛋、动物内脏、瘦肉、牛奶等高蛋白食物以及菠菜、油菜、西红柿、桃、橘等绿叶蔬菜和水果纠正贫血。患有阴虚阳亢型的高血压患者，可摄食粗粮（小米、玉米渣、麦片等）、菌类（蘑菇、香菇等）、芹菜、苹果、山楂、酸枣、桑椹、绿叶茶等以降压安神，应当少吃盐，不要吃刺激性食品，如酒、咖啡、浓茶、胡椒等。平时可选食黑木耳、黑芝麻、胡桃等补肾食品。

劳逸结合：围绝经期妇女应注重劳逸结合，保证睡眠和休息。但是过分贪睡反致懒散萎靡，不利于健康。只要身体状况好，就应从事正常的工作，还应参加散步、太极拳、气功等运动量不大的体育活动及力所能及的劳动，以调节生活，改善睡眠和休息，避免体重过度增加。此外，也要注意个人卫生。

定期体检：围绝经期是肿瘤好发时期，应定期进行妇科普查，排除妇科肿瘤或早期发现肿瘤，特别对某些不明原因的症状更不可忽视，须进一步检查。最好每隔半年至一年做 1 次体检，包括防癌刮片，以便及早发现疾病，早期治疗。

适当治疗：围绝经期为妇女从生殖功能旺盛的状态向老年衰萎过渡的时期，这时期可始于 40 岁，而历时 10 ～ 20 年。在围绝经期卵巢功能渐渐衰退，雌激素水平偏低，已有缺钙倾向，故应开始补充适量的雌激素和钙片，防止骨质疏松和心血管疾病。中药方面可适当服用活血化瘀类药物和补肾健身壮骨类药物。

三、中医学对女性各个生理阶段常见疾病的预防保健方法

（一）月经不调

月经不调是月经的周期、经量以及持续时间发生异常改变的一组妇科疾病。临床常见的有月经先期、月经后期、月经先后不定期、月经过多、月经过少和经期延长等。病因可能是功能失调或器质性病变，许多全身性疾病如血液病、高血压病、肝病、内分泌疾病、流产、宫外孕、葡萄胎、生殖道感染、肿瘤（如卵巢肿瘤、子宫肌瘤）等均可引起月经不调。分类：①月经先期：月经周期提前 7 天以上，甚至十余日一行，连续两个周期以上者；②月经后期：月经周期延后 7 天以上，甚至 40 ～ 50 天一行（大于 35 天，小于 3 个月），连续两个周期以上者；

③月经先后无定期：月经提前或错后超过 7 天，连续两个周期以上者；④月经过多：月经量较以往明显增多，一般周期基本正常者；⑤月经过少：月经周期基本正常，经量明显减少，甚或点滴即净或经期缩短不到两天，经量也少者；⑥经期延长：月经周期基本正常，行经时间超过 7 天以上，甚或淋沥半月才净者；⑦崩漏：非经期，子宫大量出血或淋沥不断地出血。

【预防调护】

对于本病的预防保健，首先要明确病因，因人因病进行个性化调理，包括从生理到心理，融合物理治疗、药物调治、心理辅导等多种手段。大多青春期少女在初潮后 3 个月的月经一般是不正常的，有的甚至 1 ～ 2 年内月经还是不规则，这是青春期女性的卵巢功能不够健全，又容易受到环境干扰，致使内分泌紊乱造成的。随着年龄的增长和卵巢功能的健全，月经自然会变得有规律，因此，对于这类月经不调一般不需要用药。如果出血量比较大，又滴滴答答不干净，影响了学习和生活，可以用一些调经药物。此外，天气变化、精神因素、地域差异、考试前紧张或生病等，也可导致月经不调，这类月经不调应调整健康的生活方式，增加营养，适当休息，缓解紧张情绪，调试 2 ～ 3 个月无效时再进行治疗。但如出现诸如月经紊乱、没有周期，经量较多、甚如崩漏，或经常停闭等，或因子宫内膜异位症、卵巢囊肿等器质性病变引起者，一定要尽早治疗，以免贻误病情。在饮食方面应注意以下几点：①月经来潮前 1 周及经期的饮食都宜清淡，易消化，富营养，以利于营养物质的补充，可以多吃豆类、鱼类等高蛋白食物，并增加绿叶蔬菜、水果，也要多饮水，以保持大便通畅，减少骨盆充血。②月经来潮初期时，常会感到腰痛、不思饮食，这时不妨多吃一些开胃、易消化的食物，如枣、面条、薏米粥等。③月经期会损失一部分血液。因此，月经后期需要多补充含蛋白及含铁、钾、钠、钙、镁的食物，如肉、动物肝、蛋、奶等。

【药膳食疗】

1. 浓茶红糖饮　茶叶、红糖各适量。煮浓茶 1 碗，去渣，放红糖溶化后饮，每天 1 次。功能：清热，调经，主治月经先期、量多。

2. 黑木耳红枣茶　黑木耳 30g，红枣 20 枚，黑木耳、红枣共煮汤服之，每天 1 次，连服。功能：补中益气，养血止血，主治气虚型月经量过多。

3. 山楂红糖饮　生山楂肉 50g，红糖 40g。山楂水煎去渣，冲入红糖，热饮。非妊娠者多服几次，经血亦可自下。功能：活血调经，主治妇女经期错乱。

4. 益母草大枣汤　大枣 20 枚，益母草 10g，红糖 10g，加水炖饮汤，每天早晚各 1 次。适宜于经期受寒所致月经后延、月经过少等症。

5. 益母草鸡蛋汤　鸡蛋两个，益母草 30g，将鸡蛋洗净，同益母草加水共炖，蛋熟后去壳再煮 20 分钟，吃蛋饮汤。适宜于瘀血阻滞所致的月经过少、月经后延等。

6. 山楂红花酒　山楂 30g，红花 15g，白酒 250g，将上药入酒中浸泡 1 周。

每次 45 ～ 30g，每天 2 次，视酒量大小，不醉为度。功能：活血化瘀，主治经来量少、紫黑有块、腹痛、血块排出后痛减。注意忌食生冷，勿受寒凉。

7. 羊肉生姜当归汤　当归、生姜各 10g，羊肉片 100g，加水同煮，熟后加盐，饮汤食肉。适宜月经后延、量少、腹冷痛等症。

【常用中成药】

1. 乌鸡白凤丸　组成为乌鸡、鹿角胶、鳖甲、牡蛎、桑螵蛸、人参、黄芪、当归、白芍、香附、天冬、甘草、熟地黄、川芎、银柴胡、丹参、山药、芡实、鹿角霜。此药为黑褐色至黑色的水蜜丸，每次服 6g，每天 2 次。有补气养血、调经止带的作用，适用于体虚所致的月经不调、白带量多。

2. 益母草膏　主要成分为益母草，为棕黑色稠厚的半流体膏，每次服 10g，每天 1 次或 2 次。有活血调经之功效，适用于月经量少，产后腹痛。

3. 逍遥丸　组成为柴胡、当归、白芍、茯苓、白术、甘草、生姜、薄荷，为黑褐色水蜜丸，每次服 6g，每天 2 次。有疏肝理气、健脾养血的作用，适用于两胁胀痛、心烦易怒、倦怠食少、月经不调。

（二）痛经

痛经是一种妇女常见的症状，指的是在月经来潮时出现小腹部痉挛性疼痛。痛经又可分为原发性痛经与继发性痛经两种，原发性痛经指的是从月经初潮时即有痛经，以后每次来潮均出现反复疼痛。继发性痛经指的是初潮开始有一个阶段在月经来潮前后并不感到疼痛，以后逐步出现腹痛，并逐渐加剧，常并发不孕与子宫内膜异位症、子宫肌腺症与生殖道炎症等。

【预防调护】

对于本病的预防保健，①避免情绪剧烈波动。年轻女性正处于学习、工作、恋爱时期，升学落榜、失恋、怀孕、生育以及成年女性久病缠身等，都可引起剧烈的情绪波动。沉重的思想负担，过分的忧郁焦虑，再加上对痛经的敏感、紧张等因素均可刺激中枢神经，使子宫过度收缩，引发痛经或使痛经症状加重。因此，痛经患者应尽量控制自己的情绪，保持精神愉快，放松情绪，以减少痛经的发作。②防止房劳过度，注意性生活卫生。房事过频或经期过劳均可导致精神紧张，子宫过度收缩，使子宫缺血缺氧而发生痛经。平素房事不洁，不注意经期卫生，可导致盆腔器官感染，是产生继发性痛经的重要因素。因此，平时应注意节制房事和性生活卫生，尤其是痛经发作时，更应卧床休息，绝对禁止性交。③注意经期保暖，防止寒邪入侵。经期注意腹部保暖，对缓解痛经有好处。尤其是在经期注意不要冒雨涉水、坐卧湿地、下水游泳等，以防止寒邪客于下焦，侵入胞宫而出现小腹冷痛，痛经加重。痛甚时可取食盐 250g，炒热，用布包好温熨小腹。④防止滥用药物。痛经患者用药多在经前 1 周开始。尤其用中药时应根据患者寒热虚实进行辨证施治，如果用药不当可使痛经加重。应用西药时，也忌用促凝和止血药，如安络血、维生素 K 等。因为这些药同样会促使血液凝滞、瘀阻，不利于经血畅行而加重痛经。总之，痛经患者不要自行随便用药，应在医师指导下对症治疗，尤其有出汗、肢冷、面色青紫等伴随症状的剧烈疼痛时，应尽快去医院检查治疗。在饮食方面，应多吃清淡、易消化食物，忌食生冷、辛辣刺激性食物。

【药膳食疗】

1. 当归汤 取大当归 1 支，切片用水煎服。

2. 生姜红糖水 取生姜 15g，红糖 50g，煎水服。

3. 黄花炖肉汤 取黄花菜 60g，羊肉或瘦肉 60g，米酒 250mL，加适量水炖，喝汤及吃肉。每天 1 次，连服数天。

4. 首乌黄芪乌鸡汤 乌鸡肉 200g，制首乌 20g，黄芪 15g，红枣 10 枚。将黄芪、制首乌洗净，用棉布袋装盛；红枣去核洗净，乌鸡肉洗净，去脂肪，切成小块，一起放入砂锅内，加清水适量，武火烧沸后，用文火煮两个小时，去药袋，调味食用。适用于痛经肝肾气血不足，头晕耳鸣，烘热汗出，心悸失眠，身倦乏力者。

5. 当归红花酒 当归、红花各 100g，60°米酒 2000g。将当归、红花洗净、晒干；把米酒放入玻璃或瓷瓶内，加入当归、红花，加盖密封，浸泡 1 周，摇匀，过滤即可。每次 10mL，每天 1 ~ 2 次。可活血祛瘀、调经止痛，适用于痛经瘀血阻滞，经期腹痛，经行不畅，血色紫暗，或有血块，腹部胀痛等。

【常用中成药】

1. 元胡止痛片（口服液、胶囊、颗粒） 组成为延胡索（醋制）、白芷，口服。片剂，每次 4 ~ 6 片，每日 3 次，或遵医嘱；口服液，每次 10mL，每天 3 次；胶囊剂，每次 4 ~ 6 粒，每天 3 次；颗粒剂，每次 5g，每天 3 次，开水冲服。有理气活血止痛之功，适用于气滞血瘀所致的痛经、胃痛、胁痛及头痛等。

2. 艾附暖宫丸 组成为艾叶（炭）、香附（醋制）、吴茱萸（醋）、肉桂、当归、川芎、白芍（酒炒）、地黄、黄芪（蜜炙）、续断。口服，大蜜丸每次 1 丸，小蜜丸每次 9g，每天 2 ~ 3 次。理气养血，暖宫调经。用于血虚气滞、下焦虚寒所致的月经不调、痛经，症见经行后错，经量少，有血块，小腹疼痛，经行小腹冷痛喜热，腰膝酸痛。

3. 益母颗粒 组成为益母草、当归、川芎、木香，口服，每次 1 丸，每天 2 次，开水冲服。治疗痛经，可于经前 3 ~ 7 天开始服药，直至痛经缓解；对有生育要求者（未避孕），宜行经当天开始服药。功能：活血调经，行气止痛，适用于气滞血瘀所致的月经不调、痛经、产后瘀血腹痛。

（三）闭经

闭经是妇科疾病中的常见症状，可以由各种不同的原因引起。通常将闭经分为原发性和继发性两种。凡年过 18 岁仍未行经者称为原发性闭经；在月经初潮以后，正常绝经以前的任何时间内（妊娠或哺乳期除外），月经闭止超过 6 个月者称为继发性闭经。这样的区分在很大程度上是人为的，因为引起原发和继发闭经的基本因素有时可能是相同的。但是在提供病因和预后的线索时，这种划分是有价值的，例如多数的先天性异常，包括卵巢或苗勒氏组织的发育异常所导致的闭经被列入原发性闭经，而继发性闭经多数是由获得性疾病所引起，且较易治疗。

【预防调护】

对于本病的预防保健，①注意生活规律，劳逸结合，避免过度劳累。平时生活规律，少熬夜，不在月经期间进行剧烈运动，以防身体过度疲劳，导致子宫及其内膜受伤，甚至出现功能失常而致闭经。②注意饮食，饮食中应少吃酸奶及其他乳制品、糖、肉类等，可多吃生菜、海带、鲑鱼（含骨）、沙丁鱼等，月经期间要避免受凉和不吃生冷的食物。③避免长时间接受电脑辐射。现在的很多女性都很喜欢电脑聊天，或是整天坐在电脑前工作，长期下去，会直接影响生殖卵巢功能，因此女性在平时尽量避免长时间接触电脑辐射。④保持规律的性生活。规律的性生活不易使皮肤发热，而且能间接刺激退化的卵巢，以缓和荷尔蒙系统，且防止雌激素锐减。⑤避免久坐不动。因为久坐会直接影响盆腔生殖器官卵巢、子宫等的血液微循环，进而影响卵巢的正常功能，从而导致卵巢疾病的发生。年轻女性一旦出现闭经，一定要去医院检查原因并及时治疗。

【药膳食疗】

1. 阿胶粥 阿胶 30g，粳米 50g。先将阿胶捣碎炒令黄燥，研末；再取粳米煮粥，粥熟后下阿胶末搅匀，早晚分食。可滋肾益精，养血润燥，适用于闭经肝肾不足证，面色无华，腰膝酸软，头晕目眩。

2. 益母草煮鸡蛋 益母草 20g，鸡蛋两个。将益母草与鸡蛋放适量水中同煮，待鸡蛋刚熟时剥去蛋壳，加入红糖，再煮片刻即可。吃蛋喝汤。可活血调经，适用于闭经瘀血阻滞，小腹疼痛，舌质紫暗，脉象沉涩。

3. 当归煮鸡蛋 鸡蛋两个，当归 9g。将当归加水 1000mL，放入煮熟去壳并用针刺十余个小孔的鸡蛋，煮汤至 300mL 左右，饮汤吃蛋。可益气养血，活血调经，适用于闭经气血不足，血瘀气滞，月经闭止，面色无华，少腹胀痛等。

4. 鳖甲炖白鸽 鳖甲 30g，白鸽 1 只，米酒少许。将白鸽去毛和内脏，并将鳖甲打碎，放入白鸽腹内，加清水适量，米酒少许，放瓦盅内隔水炖熟，调味服食。适用于闭经属肝肾不足者。

【常用中成药】

1. 八珍益母丸 组成为益母草、党参、白术、茯苓、当归、白芍、川芎、熟地黄。口服，每次 1 丸（9g），每天两次。本品药性平和，补而不腻，可以常服。功能益气补血调经，适用于气血两虚者，症见月经逐渐后延，量少，血色淡而质薄，继而停闭不行，面色萎黄或苍白，头目眩晕，神疲肢倦，间有头痛，心悸失眠，舌淡，苔薄白，脉细弱者。

2. 龟鹿二仙膏与阿胶补血膏合用　龟鹿二仙膏由龟甲、鹿角、党参、枸杞子组成，阿胶补血膏由阿胶、熟地黄、党参、黄芪、枸杞子、白术组成。龟鹿二仙膏每次 10g，每天两次，开水冲服；阿胶补血膏每次 10g，每天两次，开水冲服。可滋补肝肾，养血调经，适用于肝肾虚亏者，如年过 18 周岁未行经，或由月经后期量少逐渐闭经，形体虚弱，腰酸腿软，头晕耳鸣，舌淡红，苔少，脉沉弱或细涩者。

3. 七制香附丸合益母草膏联用　七制香附丸由当归、白芍、川芎、熟地黄、白术、香附、阿胶、延胡索、益母草、砂仁、黄芩组成，口服每次 1 丸（9g），每天两次；益母草膏由益母草制成，口服，每次 10g，每天 1 ~ 2 次。可活血祛瘀，理气行滞，适用于气滞血瘀型，症见月经数月不来，精神抑郁，烦躁易怒，胸胁胀满，少腹胀痛或拒按，舌边紫暗或有瘀点，脉沉弦或沉涩者。

（四）功能性子宫出血

功能性子宫出血是妇女非行经期间阴道出血的总称，临床以阴道出血为其主要表现。中医学称为"崩漏"，来势急，出血量多者称崩；出血量少或淋沥不断者称漏。崩漏是妇女月经病中较为严重复杂的一个症状，青春期和更年期妇女多见。

【预防调护】

对于本病的预防保健，平时要注意身体保健，增强营养，在生活上劳逸结合，不参加重体力劳动和剧烈运动，睡眠要充足，精神愉快，不要在思想上产生不必要的压力。发作时应尽早去医院采用药物止血，并以药物调节月经周期，恢复卵巢功能。在饮食方面，出血期间患者宜食用猪瘦肉、鸡肉、猪肝、兔肉等清淡、富有营养的食物；多吃青瓜、青菜、豆角等新鲜蔬菜、豆制品。偏肾阳虚崩漏患者可选食火腿、海虾、鸡肉、羊肉、黄花菜等；脾虚崩漏患者，选食山羊肉、山药、牛肉、红枣等；偏于血热崩漏患者，选食苦瓜、生藕、芽菜等。禁食辣椒、胡椒、大蒜、葱、姜、油炸辣蚕豆、炸油条等辛辣燥热刺激的食物；禁食冻汽水、冻西瓜、冻果汁等生冷寒凉的食物；严禁喝烈酒和浓茶。

【药膳食疗】

1. 生地藕节饮　鲜地黄 50g，鲜藕节 100g，红糖 20g，牡丹皮 30g。将鲜地黄、藕节、牡丹皮放入砂锅内，加水适量，煎 30 分钟，加糖，去渣取汁服。功效：清热、凉血、止血，适用于实热引起的崩漏，亦适用于咯血、唾血、尿血、便血、血痢等。

2. 乌贼鸡肉汤　乌贼肉 75g，鸡肉 200g，大枣 10 枚。将乌贼泡发洗净切丁；鸡肉洗净切块；大枣去核，加清水适量同炖至鱼肉烂熟，食盐、味精等调服。每天1剂。可补益气血、收敛止血，适用于脾虚型崩漏，经血非时而至、崩中继而淋沥、血色淡而质薄、气短神疲、面色苍白，或面浮肢肿、手足不温，或饮食不佳。

3. 阿胶粥　阿胶 30g，糯米 100g，红糖适量。先将糯米煮粥，待粥将熟时，放入捣碎的阿胶，边煮边搅匀，稍煮 1～2 沸，加入红糖即可。每天分两次服，3～5 天为 1 个疗程。滋阴补虚，养血止血，安胎。适用于功能失调性子宫出血及血虚、咯血、衄血、大便出血等。

4. 山药山萸粥　山茱萸 60g，山药 30g，粳米 100g，白糖适量。将山茱萸、山药煎汁去渣，加入粳米、白糖，煮成稀粥。每天分两次，早晚温热食。补肾敛精，调理冲任，适用于肾虚型崩漏。

【常用中成药】

1. 宫血宁胶囊　主要成分为重楼。口服，每次 1～2 粒，每天 3 次，在月经期或子宫出血期服用或遵医嘱。有凉血、收涩止血之功，适用于崩漏下血、月经过多、产后或流产后宫缩不良出血及子宫功能性出血属血热妄行证者。但孕妇忌服，胃肠道疾病患者慎用或减量服用。

2. 妇科止血灵　由熟地黄、五味子、海螵蛸、白芍等组成。口服，每次 5 片，每天 3 次。可补肾敛阴、固冲止血，适用于妇女功能性子宫出血。注意用药期间忌食生冷、辛辣食物，不宜在服药期间同时服用滋补性中成药。

3. 断血流片　主要成分为断血流。口服，每次 3～6 片，每天 3 次。可凉血止血，适用于功能性子宫出血，月经过多，产后出血，子宫肌瘤出血，尿血，便血，吐血，咯血，鼻衄，单纯性紫癜，原发性血小板减少性紫癜等。

（五）妊娠呕吐

约有半数以上妇女在怀孕早期会出现早孕反应，包括头晕、疲乏、嗜睡、食欲不振、偏食、厌恶油腻、恶心、呕吐等。症状的严重程度和持续时间因人而异，多数在孕 6 周前后出现，8～10 周达到高峰，孕 12 周左右自行消失。但少数孕妇早孕反应严重，频繁恶心呕吐，呕吐物中有胆汁或咖啡样物质，不能进食，以致发生体液失衡及新陈代谢障碍，甚至危及孕妇生命。

【预防调护】

轻度恶心呕吐是孕早期常见症状，饮食少量多餐，服用维生素 B_6 常可缓解，并可从心理、饮食等方面进行自我调适。①心理放轻松，心理压力过大，妊娠反应会更加严重。要明确孕吐是正常现象，只要在正常范围内，不用担心会给胎儿造成不良影响。了解一些相应的科学知识，多与周围的妈妈和孕妇交流，相互学习，解除心理压力。②在饮食方面，要明确孕早期（前 3 个月）胎儿生长缓慢，并不需要太多的营养，在口味上可以尽量选取自己想吃的东西，还要尽量减少每次进食的量，少食多餐，多喝水，多吃富含蛋白质的食物（低脂餐、海产、蛋、豆类等），多吃富含维生素的食物，可以防止便秘，因为便秘会加重早孕反应。另外，也可变换就餐环境，这样能激发食欲。为了减轻孕吐反应，多吃一些较干的食物，如烧饼、饼干、烤馒头片、面包片等，避免吃过于油腻、油炸、味道过重的食物，避免喝咖啡、茶等。如果孕吐严重，应多吃蔬菜、水果等偏碱性的食物，以防酸中毒。姜可缓解孕吐，将鲜姜片含于口中，或者在饮水或牛奶时，冲入鲜姜汁，均可缓解恶心的症状。③适当参加一些轻缓的活动，如室外散步、做孕妇保健操等，都可改善心情，强健身体，减轻早孕反应。如果活动太少，恶心、食欲不佳、倦怠等症状就会更为严重，长此以往便形成恶性循环。如上方法效果不显著，可每天口服 50mg 维生素 B_6，或每天口服 25mg 维生素 C，配合 5mg 维生素 B_1 同时服用。少数孕妇反应特别严重，呈持续性呕吐，甚至不能进食、进水，称为妊娠剧吐。呕吐物除食物外，还有黏液性泡沫，也可能有胆汁或血性物。由于呕吐频繁，孕妇处于失水状态。如果病情继续恶化，将发生抽搐、昏迷、黄疸等严重症状，甚至造成死亡。如果发生以上状况，需到医院及时就诊。多数妊娠剧吐的孕妇经治疗后病情好转，可以继续妊娠。如果常规治疗无效，出现持续黄疸、持续蛋白尿、体温升高，持续在 38℃以上、心动过速（≥ 120 次 / 分）、伴发 Wernicke 综合征等危及孕妇生命时，需考虑终止妊娠。

【药膳食疗】

1. 砂仁粥 砂仁 4 ～ 6g，粳米 100g。将砂仁研成细末，粳米淘洗净。锅入适量水上火，烧沸后下入粳米，小火煮成稀粥状，调入砂仁粉，搅匀，稍煮一会即可。早晚餐温热食用，或少量多餐服用。可暖脾胃，调中气，助消化，适用于脾虚气逆，妊娠呕吐涎沫，脘腹胀满及食欲不振等症。

2. 白术鲫鱼粥 白术 10g，鲫鱼 2 条（约 150g），粳米 50g，精盐（或白糖）适量。将鲫鱼去鱼鳞，抠鳃，剖腹去内脏，洗净血污；粳米淘洗净；白术切小片，入适量水锅中上火，煎药汁约 150g。另锅入适量水上火，放入鲫鱼，开锅后撇去浮沫，下入粳米煮成粥，再加入药汁稍煮即可（可根据个人口味加入适量精盐或糖调味）。每天 1 次，连服 3 ～ 5 天。可健脾和胃，降逆止呕，适用于脾胃虚弱型恶阻，症见孕后 2 ～ 3 个月，脘腹胀闷，呕吐恶心、无食欲，或食入即吐，浑身无力，倦怠思睡，舌质淡、苔白等。

3. 鲜竹茹粥 鲜竹茹 50g，糯米 75g。鲜竹茹洗净，入适量水锅中上火，用小火煎汁后去渣，下入洗净的糯米，煮成稀粥状即可。每天 2 ～ 4 次，温服。功效：清热、降逆、止呕，适用于妊娠恶阻、呕吐清涎等症。

（六）产后缺乳

产后乳汁少或完全无乳，称为缺乳。乳汁的分泌与乳母的精神、情绪、营养状况、休息和劳动都有关系。任何精神上的刺激如忧虑、惊恐、烦恼、悲伤，都会减少乳汁分泌。乳汁过少可能是由乳腺发育较差、产后出血过多或情绪欠佳等因素引起，感染、腹泻、便溏等也可使乳汁缺少，或因乳汁不能畅流所致。对前者西医尚无特殊处理方法，对后者可用催产素肌内注射，以促使乳汁流出，或用吸奶器等方法。中医学认为本病有虚实之分。虚者多为气血虚弱、乳汁化源不足所致，一般以乳房柔软而无胀痛为特征；实者则因肝气郁结，或气滞血凝，乳汁不行所致，一般以乳房胀硬或痛，或伴身热为特征。

【预防调护】

正确、合理地注意生活、饮食、精神等方面的调理对缺乳的防治非常重要。

①做到母婴同室，及早开乳。一般认为，早期母乳有无及泌乳量多少，在很大程度上与哺乳开始的时间及泌乳反射建立的迟早有关。有人通过比较，发现产后1小时内即哺乳，产妇的泌乳量较多，哺乳期也较长。②养成良好的哺乳习惯。按需哺乳，勤哺乳，尤其在婴儿4个月以前每天可哺乳10～12次，并适当延长每侧乳房的吸吮时间，一侧乳房吸空后再吸另一侧，如能保证晚间喂哺则更理想。若乳儿未吸空，应将多余乳汁挤出。③注意营养和休息。要保证产妇充分的睡眠和足够的营养，应多吃富含蛋白质、碳水化合物、维生素和矿物质的食物，如牛奶、鸡蛋、鱼肉、蔬菜、水果，多喝汤水如酒酿蛋、火腿鲫鱼汤、黄豆猪蹄汤等，但也不要滋腻太过。应鼓励产妇少食多餐，多食新鲜蔬菜、水果，多饮汤水，多食催乳食品，如花生米、黄花菜、木耳、香菇等。如确实母乳量少可用些中药催奶，如王不留行、通草、川芎、当归、黄芪等。④调畅情志。产妇宜多休息，生活有规律，保持乐观、舒畅的心情，避免过度的精神刺激，以防乳汁泌泄发生异常。⑤及早治疗。发现乳汁较少，要及早治疗，一般在产后15天内治疗效果较好。时间过长，乳腺腺上皮细胞萎缩，此时用药往往疗效不佳。

【药膳食疗】

1. 山甲炖母鸡 老母鸡1只，穿山甲（穿山龙代替）60g，葱、姜、蒜、五香粉、精盐等适量。将母鸡去毛及内脏，穿山甲砸成小块，填入鸡腹内。入锅，加水及调味料，炖至肉烂脱骨即可食用。功效：泻肺、利小便、下乳汁，治疗乳汁不足。

2. 猪蹄黄豆汤 猪蹄1只，黄豆60g，黄花菜30g。猪蹄1只洗净剁成碎块，与黄豆60g，黄花菜30g共煮烂，入油、盐等调味，分数次吃完。2～3天服1剂，连服3剂。可滋补阴血，化生乳汁。

3. 归芪鲫鱼汤 鲫鱼1条（250g），当归10g，黄芪15g。将鲫鱼洗净，去内脏和鱼鳞，与当归、黄芪同煮至熟即可。饮汤食鱼，每天服1剂。适用于产后气血不足，食欲不振，乳汁量少。

4. 乌鸡白凤尾菇汤 乌鸡500g，白凤尾菇50g，料酒、大葱、食盐、生姜片各适量。乌鸡宰杀后，去毛，去内脏及爪，洗净。砂锅添入清水，加生姜片煮沸，放入已剔好的乌鸡，加料酒、大葱，用文火炖煮至酥，放入白凤尾菇，加食盐调味后煮沸3分钟即可起锅。可补益肝肾，生精养血，养益精髓，下乳，适用于产后缺乳、无乳或女子乳房扁小不丰、发育不良等。

【常用中成药】

乳泉颗粒：主要成分为王不留行、穿山甲（炙）、天花粉、甘草（炙）、当归、漏芦，辅料为蔗糖。口服，每次 1 袋，每天两次。可通经，活血，下乳。用于产后乳少、乳汁不畅。注意事项：忌食辛辣，勿过食咸味、酸味，宜食富有营养的食物；恶露过多者不宜服用；感冒时不宜服用；若乳房红肿热痛，或乳汁突然减少，应去医院就诊；服药 7 天，乳汁未见增多，应去医院就诊；若服药过程中出现不良反应，或乳儿有不良反应，均应停药并向医师咨询；对本品过敏者禁用，过敏体质者慎用。

（七）围绝经期综合征

围绝经期综合征又称更年期综合征，指妇女绝经前后出现性激素波动或减少所致的一系列以自主神经系统功能紊乱为主，伴有神经心理症状的一组症候群。绝经可分为自然绝经和人工绝经两种。自然绝经指卵巢内卵泡用尽，或剩余的卵泡对促性腺激素丧失了反应，卵泡不再发育和分泌雌激素，不能刺激子宫内膜生长，导致绝经。人工绝经是指手术切除双侧卵巢或用其他方法停止卵巢功能，如放射治疗和化疗等。围绝经期综合征多发生于 45 ～ 55 岁，大多数妇女可出现轻重不等的症状，有人在绝经过渡期症状已开始出现，持续到绝经后 2 ～ 3 年，少数人可持续到绝经后 5 ～ 10 年症状才有所减轻或消失。人工绝经者往往在手术后两周即可出现围绝经期综合征，术后两个月达高峰，可持续两年之久。

围绝经期综合征的主要症状包括以下多个方面：①血管功能失调，出现阵发潮红及潮热，即突然感到胸部、颈部及面部发热，出汗、畏寒，有时伴心悸、胸闷、气短、眩晕等症状。②月经失调，绝经前月经周期即开始紊乱，经期延长、经血量增多甚至血崩，有些妇女可有周期延长、经血量渐减少，以后月经停止，性器官和第二性征由于雌激素的减少而逐渐萎缩。③精神、神经症状。更年期妇女往往有忧虑、抑郁、易激动、失眠、好哭、记忆力减退、思想不集中等，有时喜怒无常，类似精神病发作。④性欲减退，阴毛及腋毛脱落，性欲衰退，阴道分泌物减少，性交时出现疼痛感，继而导致了性生活次数的减少或厌恶性生活情绪的发生。⑤肿瘤易发，更年期为常见肿瘤的高发年龄，常见的有子宫肌瘤、子宫颈癌、卵巢肿瘤等，如能早发现、早治疗，可提高治疗效果及患者生存率。

【预防调护】

因妇女生命的 1/3 时间将在绝经（更年期最突出的表现）后度过。因此，必须重视和做好更年期不同时期的预防和保健措施。首先是预防卵巢功能衰退导致更年期提早的情况。引起卵巢功能早衰的原因，除了一些疾病因素外，跟外界环境、工作压力、家庭矛盾以及身体素质、心理调节能力等有关；另外，反复多次的人工流产手术也会导致卵巢功能早衰。卵巢早衰有先兆，可治可防。育龄期妇女要重视月经的改变，如出现月经过少、经期过短、周期延长等现象，须引起重视，饮食上做到平衡合理，有目的地选择一些禽肉、牛羊肉等，配合蔬菜烹调食用，以起到补肾益精、健脾养血的作用。其次，进行精神心理治疗是围绝经期综合征治疗的重要组成部分，包括：①科学地安排生活。保持生活规律化，坚持力所能及的体育锻炼和脑力劳动，少食动物脂肪，多吃蔬菜水果，避免饮食无节，忌烟酒。增加日晒时间，摄入足量蛋白质和含钙食物。②充实生活内容。如旅游、烹饪、种花、编织、跳舞等，以获得集体生活的友爱，精神上有所寄托。③避免不良的刺激，注意性格的陶冶。更年期易出现急躁、焦虑、抑郁、好激动等情绪，要善于克制，并培养开朗、乐观的性格，善用宽容和忍耐对待不称心的人和事，减轻工作压力带来的紧张，学会放松，以保持心情舒畅及心理、精神上的平静状态，有利于顺利度过围绝经期。此外，尚可辅助使用一些自主神经功能调节药物，如谷维素、地西泮（安定）；还可以服用维生素 B_6、复合维生素 B、维生素 E 及维生素 A 等。

【药膳食疗】

1. 合欢花粥　合欢花（干品）30g，或鲜品 50g，粳米 50g，红糖适量。将合欢花、粳米、红糖同放锅内加水 500mL，用文火煮至粥熟即可。每晚睡前 1 小时空腹温热食用，具有安神解郁、活血悦颜、利水消肿等功效，适用于更年期易怒忧郁、虚烦不安、健忘失眠等症。

2. 甘麦大枣粥　大麦、粳米各 50g，大枣 10 枚，甘草 15g。先煎甘草，去渣，后入粳米、大麦及大枣同煮为粥。每天两次，空腹食用。具有益气安神、宁心美肤功效，适用于妇女更年期精神恍惚、时常悲伤欲哭、不能自持，或失眠盗汗、舌红少苔、脉细而数者。

3. 附片鲤鱼汤　制附片 15g，鲤鱼 1 条（约 500g）。先用清水煎煮附片两个小时，将鲤鱼收拾干净再将药汁煮鲤鱼，食时入姜末、葱花、盐、味精等。适用于更年期有头目眩晕，耳鸣腰酸或下肢水肿、喜温恶寒，或白带清冷，小腹冷痛及面色无华等症者。

4. 益智仁粥　益智仁 5g，糯米 50g，精盐少许。先将益智仁研为细末，糯米煮粥，调入益智仁末，加细盐少许，稍煮即可，每天早晚餐温热食用。适用于妇女更年期综合征及老年人脾肾阳虚、腹中冷痛、面色晦暗、尿频、遗尿等。

5. 枣仁粥　酸枣仁 30g，粳米 60g。洗净酸枣仁，水煎取汁，与粳米共煮成粥，每天 1 剂，连服 10 天为 1 个疗程。适用于更年期精神失常，喜怒无度，面色无华，食欲欠佳等症。

【常用中成药】

1. 丹栀逍遥丸　由逍遥散加牡丹皮、栀子组成，方药为牡丹皮、栀子、柴胡、芍药、当归、茯苓、白术、甘草、生姜、大枣，可用于月经不调、潮热自汗或盗汗等症以及围绝经期综合征出现以上症状者。

2. 坤宝丸 由女贞子（酒炙）、墨旱莲、白芍、鸡血藤、地黄、珍珠母、黄芩、知母、菟丝子、龟甲、枸杞子、当归等药组成。口服。每次50粒，每天两次。可滋补肝肾，镇静安神，养血通络，用于妇女绝经前后，肝肾阴虚引起的月经紊乱，潮热多汗，失眠健忘，心烦易怒，头晕耳鸣，咽干口渴，四肢酸楚，关节疼痛等。

3. 更年安片 由熟地黄、泽泻、麦冬、玄参、茯苓、仙茅、磁石、牡丹皮、珍珠母、五味子、首乌藤、制何首乌、浮小麦等组成。口服。每次6片，每天2～3次。可滋阴清热、除烦安神，用于治疗更年期出现的潮热汗出，眩晕，耳鸣，失眠，烦躁不安。

4. 静心口服液 由生地黄、白芍、枸杞子、菟丝子等十几种纯天然中药精制而成。早晚各1支，空腹服用，6盒为1个疗程。可宁心安神、调节功能、延缓衰老，主治更年期烦躁失眠等症。

（八）孕产妇常用的中医药养生保健方法

1. 生活规律 起居以平和为上，既不可太逸（如过于贪睡），亦不可太劳（如提挈重物或攀高履险等）。逸则气滞，导致难产；劳则气衰，导致伤胎流产。因此，孕妇一定要养成良好的生活习惯，作息要有规律，最好每天保证睡够8小时，并适当活动。这样，才能使自己有充沛的体力和精力来应对孕期的各种情况。另外，孕妇衣着应宽大，腰带不宜束紧，平时应穿平底鞋。要养成定时排便的习惯，还要适当多吃富含纤维素的食物，以保持大便通畅。大便秘结时，避免用泻药。

2. 合理饮食 孕妇要注意选食富含各种维生素及微量元素、易于消化的食品，如各种蔬菜、水果、豆类、蛋类、肉类等。胃肠虚寒者，慎服性味寒凉的食品，如绿豆、白木耳、莲子等；体质阴虚火旺者，慎服雄鸡、牛肉、狗肉、鲤鱼等易上火的食品。

3. 注意个人卫生 孕妇应勤洗澡、勤换内衣，但不宜盆浴、游泳，沐浴时注意不要着凉。要特别注意阴部清洁，可每晚用洁净温水清洗外阴部，以防止病菌感染。

4. 保持心情舒畅 研究认为，一部分自然流产是因为孕妇中枢神经兴奋所致。因此，孕妇要注意调节自己的情绪，尽量保持心情舒畅，避免各种不良刺激，消除紧张、烦闷、恐惧心理，尤其不能大喜、大悲、大怒、大忧，否则对胎儿的生长发育是非常不利的。

5. 定期产检 孕妇在妊娠中期就应开始定期进行产前检查，以便及时发现和处理妊娠中的异常情况，确保胎儿健康发育。

6. 慎房事 对有自然流产史的孕妇来说，妊娠3个月以内、7个月以后应避免房事，习惯性流产者此期应严禁房事。

第三节 儿童的基本特点及中医养生保健

一、中医学对儿童生理、病理特点的认识

（一）中医学对儿童的生理特点的认识

1. 脏腑娇嫩，形气未充 是指小儿机体柔嫩，脏腑的形态尚未成熟，脏腑经络、四肢百骸、精血津液等生理功能尚未健全现象的概括。明代医家万全根据小儿五脏特点提出了"三不足、二有余"的学术思想。"三不足"是指肺、脾、肾三脏不足更为突出。小儿肺脏娇嫩，卫外功能未固，外邪每易由表而入，侵袭肺系，故小儿感冒、咳嗽等肺系病证最为常见；小儿脾常不足，脾胃的运化功能尚未健旺，而因生长发育迅速，对精血津液等营养物质的需求却比成人多。因此，小儿易为饮食所伤，出现积滞、呕吐、腹泻等疾患；小儿肾常虚，表现为肾精未充，肾气不盛，青春期前的女孩无"月事以时下"、男孩无"精气溢泻"，婴幼儿二便不能自控或自控能力较弱等。"二有余"是指小儿心、肝两脏亦未充盛，功能尚不健全。心主血脉、主神明，小儿心气未充、心神怯弱，表现为脉数，易受惊吓，思维及行为的约束能力较差；肝主疏泄、主风，小儿肝气尚未充实、经筋刚柔未济，表现为好动，易发惊惕、抽风等症。

2. 生机蓬勃，发育迅速 小儿在生长发育的过程中，表现得生机旺盛，好比旭日之初升、草木方萌，蒸蒸日上，欣欣向荣。小儿的机体无论是在形体结构方面，还是在生理功能方面，都在不断地，迅速地向成熟、完善的方向发展，而且年龄越小，这种发育的速度越快，显示出小儿不同于成人的蓬勃生机，这种生机既是促进机体形态增长、功能完善的动力，也是促进疾病康复的主力。

（二）中医学对儿童病理特点的认识

1. 发病容易，传变迅速 小儿发病容易、传变迅速的病理特点是由其生理特点所决定的。由于脏腑娇嫩，形气未充，因而，小儿适应外界环境、抵御外邪入侵以及其他各种病因的能力较差，易于感受外邪及为饮食、药物等所伤，较成人容易发病，且一旦发病之后，较成人病情多变且传变迅速。

小儿肺常不足，肺脏娇嫩，卫外功能未固，加之小儿寒热不知自调，家长护理不当，外邪每易由表而入，侵袭肺系，故小儿感冒、咳嗽等肺系病证最为常见。

小儿脾常不足，脾胃的运化功能尚未健旺，而因生长发育迅速，对精血津液等营养物质的需求却比成人多，小儿饮食不知自节，家长喂养不适，脾胃易为饮食所伤，出现积滞、呕吐、腹泻等疾患。

小儿肾常虚，表现为肾精未充，肾气不盛，直接关系到小儿骨骼、脑、耳、毛发、牙齿的形态发育及功能成熟问题。若小儿肾精失充，易患五迟、五软等。

小儿心、肝两脏亦未充盛，功能尚不健全。心怯神弱，肝气未盛，外邪侵袭，易于传变，入里化热化火，易发生心肝病证，如惊惕、抽风、昏迷等。

小儿疾病发生之后传变迅速的病理特点，主要表现在寒热虚实等病性的迅速转化、演变与夹杂较成人突出，易虚易实，易寒易热。

由于小儿脏腑娇嫩、形气未充、稚阴稚阳的生理特点，外邪侵袭容易入里而炽盛，正邪抗争，则呈实证；邪盛正伤，则呈虚证。小儿"稚阴未长"，邪热入里易耗伤津液，故见实热证与虚热证；"稚阳未充"，阳气易遭损伤，故见实寒证或虚寒证。在邪正交争的过程中，又易见寒证邪炽化热、热证伤阳转寒，或者寒热夹杂、虚实夹杂的演变转化复杂证候。

2.脏气清灵，易趋康复 与成人相比，小儿生机蓬勃，蒸蒸日上，虽然小儿发病迅速，易于传变、加重，但其病情好转的速度亦较成人为快，疾病治愈的可能性也较成人要大。小儿病证易于康复在于生机旺盛、活力充沛、脏气清灵、陈年痼疾较少，病因较为单一，受七情六欲影响较少，发病之后表现出较强的生命力和恢复能力，对药物等治疗的反应也比较敏捷。

（三）儿童各年龄分期及保健

1.胎儿期 从男女生殖之精相合而受孕，直至分娩断脐，属于胎儿期。胎龄从孕妇末次月经的第1天算起，约40周，280天。

男女双方要慎重选择配偶，近亲之间不可通婚，做好婚前检查，排除遗传性疾病，选在适当的年龄结婚生育，男女双方要注意养生保健，纠正不良嗜好及生活习性，固本培元，在精神愉悦、环境适宜、身体健康的状态下孕育下一代。

胎儿在母亲体内的生长完全依赖于母亲气血的滋养，孕母在妊娠期间应保持心情愉悦，饮食调和，寒温适宜，防止跌仆，劳逸结合，谨慎用药，这样胎儿才能发育良好，健康生长。

2.新生儿期 自出生后脐带结扎时起生后满28天是新生儿期。小儿初生，乍离母体，脏腑娇嫩，形气未充，对外适应能力差，抵抗力弱，易于外邪侵袭，因此新生儿期的保健尤为重要。小儿娩出后应尽快拭口、洁眼、护肤，清洁断脐、去除胎毒，预防感染。新生儿体温调节功能不全，应注意保暖，尤其寒冷季节，须防受风寒感冒，夏季则须防暑，衣被不能过厚，以免发生中暑。母乳喂养是最适合婴儿生长发育的喂养方法，新生儿应尽早开乳。新生儿居室定时开窗通风，保持空气清新，尽量减少亲友的探视，避免交叉传染，谨避风寒，保证睡眠充足。

3.婴儿期 出生28天后至1周岁为婴儿期。婴儿期已初步适应了外界环境，此时生长发育特别迅速，必须根据这一特点安排起居作息，合理喂养，按时添加辅食，合理膳食，使婴儿的脾胃功能逐步增强，注意饮食卫生；时见风日，安排各种各样的户外活动，衣着宽松，保证睡眠，精神调摄；如有患病，及时就诊，以防传变；定期预防接种，防止传染病的发生；定期进行体格检查，监测生长发育。

4. 幼儿期　1～3周岁为幼儿期。进入幼儿期，小儿活动范围扩大，智力发育、语言表达能力、活动能力都逐渐增强。幼儿处于从乳食为主转变为普通饮食为主的时期，此时应培养小儿良好的起居饮食的习惯，进餐需定时、定量、有规律、不挑食、不偏食；重视早期教育，促进智力发育；培养良好的睡眠习惯，保证充足睡眠时间；重视与幼儿的语言交流，促进幼儿的语言能力发展。幼儿时期，活动范围扩大，患感染性疾病的概率加大，家长要耐心教导，纠正不良习惯，寒温适宜，讲卫生，减少发病。另外幼儿识别危险的能力差，应注意防止异物吸入、烫伤、触电、外伤等意外事故的发生。

5. 学龄前期　3～7周岁为学龄前期。这个时期较婴幼儿时期生长发育减慢，但智力发育迅速，求知欲旺盛。应有计划地进行幼儿园教育，学龄前期儿童好学好问，家长与保育人员应因势利导，耐心地解答小儿提出的问题；加强体格锻炼，培养优良品德，讲礼貌，诚实；采用多种方式教育，启发智慧，培养兴趣爱好，提高理解和思维能力；这一时期仍然要调节饮食、讲究卫生，防止进行带有危险性的活动，以防意外的发生。对体质较差的儿童需辨证调补，健脾开胃，增进食欲，改善体质，减少发病。

6. 学龄期　7周岁后至青春期（一般为女12岁，男13岁）来临为学龄期。进入学龄期的儿童已经入学读书，学校和家庭共同教育是孩子健康成长的必要条件，注意提供适宜的学习条件，家长和教师要言传身教，通过自己的言行举止来引导孩子，实施正确的教育方法，培养学习兴趣，促进创造性思维的发展，既不能娇生惯养，也不能操之过急，要养成良好的习惯，循序渐进。加强素质教育，坚持体育锻炼，丰富课余活动。另外应当保护眼睛、牙齿，端正坐姿，注意此期小儿的情绪和行为变化，避免思想过度紧张，减少精神行为障碍疾病的发生。进行法制教育，学习交通法规，注意安全，预防意外事故的发生，保证小儿健康成长。

7. 青春期　女孩自11～12岁到17～18岁，男孩自13～14岁到18～20岁，为青春期。青春期是一个特殊时期，是从儿童向成人过渡的时期，小儿进入第二个生长发育的高峰，家长要教导孩子学会正确处理青春期的生理变化，保证足够的休息以及充足的营养，坚持锻炼，劳逸结合，全面发展。普及青春期保健知识，合理进行生理、心理卫生及性知识教育。正确引导认识社会，适应社会，加强团结协作能力，树立正确的世界观、人生观、价值观。

二、常见儿童疾病的中医预防保健方法

（一）营养与生长发育疾病

1. 营养不良　是由于摄入不足、吸收不良或过度耗损营养所造成的营养不足情况，以形体消瘦，面色无华，毛发干枯，精神萎靡或烦躁，饮食异常，大便不调为主要临床表现。属中医学"疳证"范畴，"疳"之含义，自古有两种解释：其一曰"疳者甘也"，言其病因，是指小儿恣食肥甘厚腻，损伤脾胃，形成疳证；其二曰"疳者干也"，言其病机、主症，是指气液干涸，形体羸瘦。

预防调护：①提倡母乳喂养，母乳是最适宜的食品，但母乳喂养也应有节制、有规律，乳食定时定量，按时按序添加辅食，适时断奶，膳食均衡，以满足小儿生长发育的需要。为使乳汁适合乳儿需要，乳母应保持精神愉快，营养宜丰富、多样化。②合理安排小儿生活起居，保证充足睡眠时间，经常户外活动，呼吸新鲜空气，多晒太阳，增强体质。③纠正不良饮食习惯，饮食物要富含营养，易于消化。避免过食肥甘厚味、暴饮暴食、贪吃零食、挑食、饥饱无常等。④发现体重不增或减轻，食欲减退时，要尽快查明原因，及时加以治疗。⑤保证病室温度适宜，光线充足，空气新鲜；患儿衣着要柔软，注意保暖。⑥定期测量患儿的体重、身高，及时了解和分析病情，评估治疗效果。

药膳食疗：①鸡肫两个（瓦焙干，研末），车前子30g（炒，研末），两物和匀，拌入米糖溶液调和食用，具有调和脾胃的功效，适用于面色萎黄少华，毛发稀疏，不思饮食，腹胀，精神欠佳，性急易怒，大便干稀不调，舌质略淡，苔薄微腻，脉细有力，指纹淡等症者。②鸡肫5g，白术5g，干姜3g，熟枣肉3g。将上药各自烘干化细，共捣成泥做成饼，在木炭火上炙干，空腹时，当点心，细细咀嚼咽之。具有温脾散寒的功效，适用于脾胃湿寒，饮食减少，反复泄泻，完谷不化等症者。③山药粥：干山药片100g，粳米100g，白糖适量。将粳米淘洗干净，与山药片一起碾碎，入锅，加水适量熬成粥。具有调补脾胃，滋阴养液的功效，适用于皮肤干瘪、盗汗、口渴、口干等症者。

常用中成药：①健儿素颗粒：由党参、白术（炒）、麦冬、南沙参、薏苡仁、白芍、稻芽（炒）、诃子等组成。开水冲服，1次10～15g，1日3次。益气健脾，和胃运中，用于治疗小儿疳积、厌食、消化不良、腹满胀痛、面黄肌瘦。②十全大补丸：由党参、白术（炒）、茯苓、炙甘草、当归、川芎、白芍（酒炒）、熟地黄、炙黄芪、肉桂等组成。口服，水蜜丸1次30粒（6g），大蜜丸1次1丸，1日两次。宽胸顺气，止嗽定喘，用于治疗干疳证。③明目地黄丸：由熟地黄、山茱萸（制）、牡丹皮、山药、茯苓、泽泻、枸杞子、菊花、当归、白芍、蒺藜、石决明（煅）等组成。口服，水蜜丸1次6g，小蜜丸1次9g，大蜜丸1次1丸，1日两次。滋肾养肝明目，用于眼疳证，肝肾阴虚，目涩畏光，视物模糊，迎风流泪。

2. 维生素 D 缺乏性佝偻病　简称佝偻病，是由于儿童体内维生素 D 不足，致使钙磷代谢失常的一种慢性营养缺乏性疾病，以正在生长的骨骺端软骨板不能正常钙化，造成骨骼病变为特征，以多汗、夜啼、烦躁、枕秃、肌肉松弛、囟门迟闭，甚至鸡胸肋翻，下肢弯曲等为主要临床表现，是小儿时期常见的疾病之一。本病与中医学"五迟""五软""夜啼""汗证""龟背""鸡胸"等多种病证相关，小儿先天禀赋不足和后天调护失宜为本病的主要发病原因，病机为脾肾亏虚，病位主要在脾肾，常累及心肝脾。

预防调护：①加强孕期保健，孕妇应做适当的户外活动，多接触太阳，增强体质，平时注意饮食新鲜，富有营养，平时注意并积极防治慢性病。《幼幼集成》认为此证盖由父母精髓不足，元阳亏损者多有之。说明佝偻病的发生与孕妇的饮食起居、用药等有一定的关系。②新生儿出生后要坚持母乳喂养至少 6 个月，母乳不足的应当补充牛乳、羊乳、豆浆等代乳品。冬季出生的小儿应补充预防量的维生素 D 剂（每天 400 单位），及时添加辅食，多食富含维生素 D 及钙磷丰富的食物，要加强户外活动，多晒太阳，增强小儿体质。婴儿从两个月开始多晒太阳，每日平均 1 小时以上。③小儿的生长发育过程是循序渐进的，衣带应宽松，不应过早、过多地让小儿坐立或行走，坐立及行走时注意正确姿势，防止发生骨骼变形。不系裤带，穿背带裤，防止肋骨外翻。帮助患儿做俯卧抬头动作，每日 2～3 次，防止鸡胸形成。

药膳食疗：①龟甲鸡骨核桃汤：龟甲 30g，乌鸡胫骨 2 对，核桃 10g，盐适量。将龟甲、乌鸡胫骨打碎，加水适量，文火炖约两小时，再加核桃、盐继续炖至核桃熟烂。具有益肾气，填肾精的功效，适用于头汗淋漓、肢软乏力、神情淡漠、呆滞，甚或生长发育迟缓，如出牙、坐立、行走迟缓，囟门不闭，头颅方大，鸡胸，龟背，或见漏斗胸、肋外翻、下肢弯曲、舌质淡、苔少、指纹淡、脉细无力等症者。②虾米紫菜萝卜汤：虾仁 25g，胡萝卜 250g，清油适量入锅后爆炒葱姜末后加入虾仁，加酒少许，入水适量，煮沸 5 分钟，再倒入胡萝卜丝煮 5～10 分钟后加紫菜 5g，洒上麻油加调味品食用。具有温肾健脾的功效，适用于肢软乏力，神情淡漠、呆滞，甚或生长发育迟缓，及同上汤剂所列之症。③栗子饼：生板栗 200g，白糖适量。将板栗去皮煮好压成泥加入白糖调匀，把栗子泥做成饼状，待温热之后即可食用。在平时也可以作为点心经常食用。可补肾填精，强健筋骨，主治小儿筋骨不强，发育迟缓，出牙、坐立、行走皆迟。

常用中成药：①龙牡壮骨颗粒：由龙骨、牡蛎、五味子、黄芪、麦冬、龟甲、白术、山药、鸡内金、茯苓、大枣、甘草等组成。开水冲服，两岁以下 1 次 5g，2～7 岁 1 次 7.5g，7 岁以上 1 次 10g，1 日 3 次。强筋壮骨、和胃健脾，用于治疗和预防小儿佝偻病。②玉屏风口服液：由黄芪、防风、白术（炒）等组成。口服，1 次 10mL，1 日 3 次。益气固表止汗，用于表虚不固，自汗恶风，面色㿠白，或体虚易感风邪者。③六味地黄丸：由熟地黄、山茱萸（制）、牡丹皮、山药、茯苓、泽泻等组成。口服，大蜜丸1次1丸，1日2次。滋阴补肾，用于肾阴亏损，头晕耳鸣，腰膝酸软，骨蒸潮热，盗汗遗精等脾肾亏虚证。

3.营养性缺铁性贫血 是小儿时期的一种常见病，是指由于体内贮存铁缺乏，导致血红蛋白合成减少所致，临床以皮肤黏膜苍白或萎黄、倦怠乏力、食欲不振、营养不良、烦躁不安、发育迟缓为特征。较大儿童可诉头晕、耳鸣、目眩、心悸等临床表现，具有小细胞低色素性、血清铁和转铁蛋白饱和度降低、铁剂治疗效果良好等特点。本病以2～3岁小儿发病率高，属于中医学"血虚""虚劳"范畴，病机为血虚不荣，病位主要在脾胃，可累及心、肝、肾。

预防调护：①孕期及哺乳期加强母亲营养和疾病的预防，保证婴儿健康。②要做好婴幼儿的喂养指导，虽然母乳喂养含铁量不足，但是铁的吸收较好，因此提倡母乳喂养，4～6个月龄就可添加营养丰富、富含铁剂的辅食。纠正不良饮食习惯，如：长期乳类喂养，不能及时断奶和添加辅食的可引起营养性巨幼红细胞性贫血；以谷类和淀粉类食物为主食的应逐渐增加蛋黄、肝、鱼、肉末、新鲜蔬菜、水果、肉类等营养丰富的食物。③各类辅食的添加要根据小儿的脾胃功能循序渐进，合理膳食搭配，如进食各类食物的同时进食肉类和含维生素C多的水果，并避免与大量牛奶服用，以使铁的吸收率大大提高。④加强患儿生活调理，讲究卫生，注意休息，及时治疗各类传染病、消化道疾病等，谨慎用药，加强病期护理。⑤重症贫血患儿加强护理，尽量卧床休息，减少活动，密切观察病情变化，早期发现虚脱、出血等危证，以及时抢救。

药膳食疗：①大枣黄豆汤：黄豆50g，大枣10个，粳米200g。将黄豆浸泡4～8小时，大枣用温水洗净备用；粳米淘洗干净后放入锅中熬煮，水开后放入黄豆熬煮40分钟；再加入大枣继续熬40分钟即可。具有健脾补血的功效，适用于具有气短乏力、头晕、懒言等症者。②芹菜炒猪肝：猪肝200g，芹菜300g。将猪肝去筋膜，洗净切成薄片，加适量盐搅匀，待用。芹菜洗净，切段。将油锅烧至六成油温，投入猪肝，待变色后，倒入漏勺沥油。锅中留油少许，投入芹菜旺火煸炒，待熟前加入酱油、白糖、精盐，再倒入猪肝，翻炒几下，立即出锅，猪肝富含铁质和叶酸，对于有贫血倾向的婴幼儿是日常食补的佳品。

常用中成药：①升血灵颗粒：由皂矾、黄芪、阿胶、山楂、大枣等组成。口服，1～3岁1次1包，1日3次，连服1～2个月。补气养血，用于气血两虚、心脾两虚所致的面色淡白、眩晕、神疲乏力、气短等症。②健脾升血颗粒：由党参、茯苓、硫酸亚铁、白术（炒）、鸡内金（炒）等组成。饭后开水冲服，1岁以内1次2.5g，1～3岁1次5g，1日3次，4周为1个疗程。健脾和胃，养血安神，用于小儿气血两虚证型的缺铁性贫血。③复方阿胶浆：由阿胶、熟地黄、党参、山楂、红参、枸杞、大枣、桂圆、人参、甘草等组成。口服，1次1支，1日3次。补气养血，用于心脾两虚证的缺铁性贫血。

4.肥胖病及相关性疾病 肥胖病：肥胖是长时间摄入的能量超过消耗的能

量，导致体内过多的能量以脂肪的形式贮存起来，体重超过一定范围的一种营养障碍性疾病。肥胖儿童主要表现为饮食过量，活动过少，食欲佳，进食快，偏嗜肉类、甜食或油炸类食物，喜卧、懒动或由于其他原因造成的活动量少。部分肥胖儿童社会适应能力差，自卑怯懦，伴有不同程度的社交障碍。严重肥胖者易有疲乏感，活动后心悸气短或疼痛，因恐惧运动而活动量减少，形成恶性循环。由于大部分儿童及青少年肥胖会延续至成人阶段，使得多种慢性病在儿童期便开始出现，导致全身各系统的并发症，有些是在儿童期就已经有表现，而许多并发症可能是潜在的长期影响，以致延续至成人阶段而成为不可逆的疾病，常见的有内分泌代谢系统疾病、心脑血管疾病、呼吸系统疾病、生殖系统疾病，甚至心理问题。古代中医没有肥胖病这一病名，但对肥胖早有论述，《灵枢·卫气失常》提到："人有肥有膏有肉……䐃肉坚，皮满者，肥。䐃肉不坚，皮缓者，膏。皮肉不相离者，肉。"记载了"脂人""膏人""肉人"3种肥胖的证候类型。《景岳全书·论经络痰邪》说："何以肥人反多气虚？盖人之形体，骨为君也，肥人者柔盛于刚，阴盛于阳，且肉与血成，总皆阴类，故肥人多有气虚。"指出肥胖与气虚有关。本病的基本病机是脾胃运化失常，痰湿、膏脂内停，病变部位主要在脾胃，涉及肝、肾、肺。

预防调护：①注意合理饮食。母孕后3个月，应避免营养过度，以减少肥胖儿的出生；婴幼儿时期，强调母乳喂养，按照婴幼儿实际需要量进行适度喂养；学龄期及学龄前期，养成良好的进食习惯，不得偏食糖类、高脂等高热量食物；青春早期及青春期要加强对营养知识的正确教育。②养成科学、正确和良好的生活习惯，适量运动，保持身心健康。③定期到儿科保健门诊接受系统的营养监测及指导。④建立良好的饮食行为，不吃零食，能量摄入要适量，多参加户外活动。⑤对于严重肥胖而并发气促、低氧血症等情况，要给予及时处理。

药膳食疗：①白菜、圆白菜、芹菜、莴苣、竹笋、莼菜、莲藕、苦瓜、马齿苋、马兰草、荸荠、鸭梨等，用于具有肥胖，头胀眩晕，消谷善饥，肢重困楚，懒言少动，或口渴多饮，或大便秘结等症儿童的饮食。②加味赤小豆粥：常用原料为肉桂、熟地黄、茯苓、泽泻、山药、益母草、白芍、豇豆、刀豆、枸杞子、羊乳、牛乳、瘦肉、胡桃仁等，功能：补脾固肾、化湿降脂，用于重度肥胖症患儿。

（二）呼吸道感染

呼吸道感染是小儿常见的多发性疾病，包括上、下呼吸道感染，主要是指口、鼻、咽、支气管、肺等发生感染的肺系疾病。临床上常见的有感冒、咳嗽、肺炎喘嗽等。主要表现为反复发热、鼻塞、流涕、咳嗽、多痰、食欲不振、体虚多汗等。①感冒：是以发热、恶寒、鼻塞、流涕、喷嚏、咳嗽、头痛、全身酸痛等肺卫表证为主要临床表现的肺系外感疾病，俗称"伤风"，相当于西医学的急性上呼吸道感染。②咳嗽：是小儿常见的肺系病证，临床以咳嗽为主症，咳以声言，嗽以痰名，有声有痰谓之咳嗽，咳嗽可分为外感咳嗽与内伤咳嗽。由于小儿肺常不足，卫外不固，很容易感受外邪引起发病，故临床上以外感咳嗽为多见。本病相当于西医学中的气管炎、支气管炎。③肺炎喘嗽：是小儿时期常见的肺系疾病之一，以发热、咳嗽、气促、痰鸣为主要临床特征，俗称"马脾风"，西医学的小儿肺炎以上述症状为主要临床表现可参考本病论治。

预防调护：①积极锻炼身体，适当到户外活动，呼吸新鲜空气，多晒太阳，预防急性呼吸道感染。②注意休息，保持环境安静，保持室内空气新鲜、流通，随气候变化，及时增减衣物。③饮食宜清淡、宜消化、富含营养，忌食辛辣、冷饮、肥甘厚味。④呼吸急促时，应保持气道通畅，随时吸痰。⑤咳嗽剧烈时可抱起小儿轻拍其背部，伴呕吐时应防止呕吐物吸入气管。⑥重症患儿要加强巡视，监测呼吸、心率等，注意观察病情变化。

药膳食疗：①百合花生粥：干百合 20g，花生米 30g，糯米 60g。百合加水泡胀，与花生米共放锅内煮熟，再与糯米加水煮粥，最后加少许糖食用，有润肺健脾的功效。适用于具有咳嗽无力，喉中痰鸣，低热起伏不定，面白少华，动辄汗出，食欲不振，大便溏，舌质偏淡，舌薄白，脉细无力，指纹淡等症者。②参枣鸽肉饭：鸽肉 100g，怀山药 20g，党参 10g，粳米 50g，生姜、酱油、麻油、白砂糖适量。先将党参、怀山药洗净，煎取浓汁，鸽肉洗净，切薄片，置碗内，加入酱油、姜末腌渍约 15 分钟，将粳米淘洗，入锅加水煮沸后，入药汁、鸽肉片、红枣于饭面上，加盖用文火焖熟，后将酱油、麻油鸡、白砂糖淋在饭上即可。可分次服用，有补中益气的功效。适用于具有咳嗽无力，痰白清稀，面色苍白，气短乏力，胃纳不振，自汗畏寒，舌淡嫩，边有齿痕，脉细无力，指纹淡等症者。③百合杏仁粥：干百合 10g（鲜品 30g），甜杏仁（去衣）10g。与大米适量煮粥，可常吃，有润肺化痰止咳的功效，适用于具有干咳无痰，或痰少而黏，或痰中带血，不易咯出，口渴咽干，喉痒声嘶，午后潮热或手足心热，舌质红，舌苔少，脉细数，指纹紫等症者。

常用中成药：①小儿感冒颗粒：由广藿香、菊花、连翘、大青叶、板蓝根、地黄、地骨皮、白薇、薄荷、石膏组成。1 岁以内 1 次 6g，1～3 岁 1 次 6～12g，4～7 岁 1 次 12～18g，8～12 岁 1 次 24g，1 日 2 次。功效：疏风解表，清热解毒，主治小儿风热感冒。②藿香正气口服液：由广藿香、苍术、陈皮、厚朴、白芷、茯苓、大腹皮、半夏、紫苏叶、甘草等组成。1 岁以下 1 次 1mL，1～6 岁 1 次 2～3mL，7～14 岁 1 次 5～10mL，1 日 3 次。散寒化湿，和中祛暑，主治脘腹胀痛、呕吐腹泻等的暑湿感冒。③小儿豉翘清热颗粒：由连翘、淡豆豉、薄荷、荆芥、栀子（炒）、大黄、青蒿、赤芍、槟榔、厚朴、黄芩、半夏、柴胡、甘草等组成。开水冲服，6 个月至 1 岁 1 次 1～2g，1～3 岁 1 次 2～3g，4～6 岁 1 次 3～4g，7～9 岁 1 次 4～5g，10 岁以上 1 次 6g，均为 1

日3次。功效：疏风解表，清热导滞，用于小儿风热感冒夹滞。④急支糖浆：由鱼腥草、金荞麦、四季青、麻黄、紫菀、前胡、枳壳、甘草等组成。口服，1次20～30mL，1日3～4次；儿童1岁以内1次5mL，1～3岁1次7mL，3～7岁1次10mL，7岁以上1次15mL，1日3～4次。功效：清热化痰、宣肺止咳，用于风热咳嗽。⑤金振口服液：由羚羊角、平贝母、大黄、黄芩、牛黄、青礞石、生石膏、甘草等组成。口服，6个月至1岁1次5mL，1日3次，2～3岁1次10mL，1日2次，4～7岁1次10mL，1日3次，8～14岁1次15mL，1日3次，疗程为5～7天或遵医嘱。功效：清热解毒，祛痰止咳，用于小儿急性支气管炎符合痰热咳嗽者，表现为发热、咳嗽、咳吐黄痰、咳吐不爽等。⑥小儿清肺化痰颗粒：由麻黄、石膏、苦杏仁、前胡、黄芩、紫苏子（炒）、葶苈子、竹茹等组成。开水冲服，1～5岁1次6g，5岁以上1次9～12g，1日2～3次。功效：清热化痰，止咳平喘，用于小儿肺炎喘嗽痰热闭肺证，表现为呼吸气促、咳嗽痰喘等。

（三）支气管哮喘

支气管哮喘是由多种细胞（如嗜酸性粒细胞、肥大细胞、T淋巴细胞、中性粒细胞及气道平滑肌细胞和上皮细胞等）和细胞组分共同参与的气道慢性炎症性疾患，是小儿时期常见的一种反复发作的哮鸣气喘性肺系疾病。临床以反复发作性喘促气急，喉间哮鸣有声，呼气延长，严重者不能平卧，张口抬肩，摇身撷肚，口唇青紫为特征，常在清晨和/或夜间发作或加剧。支气管哮喘可发生在任何年龄，以秋冬季多见，寒冷地区多于温暖地区。轻中度患儿预后较好，经正规治疗可缓解，部分患儿也可自行缓解。但若失于防治或反复发作，迁延不愈，则易转为成人期哮喘。气道慢性（变应性）炎症是哮喘的基本病变，由此引起的气流受限，气道高反应性是哮喘的基本特征。本病属中医学"哮喘""哮证""齁喘"范畴，发病内因责之于素体肺、脾、肾三脏不足，痰饮留伏；外因责之于感触外邪（接触异物、异味及嗜食咸酸甜等）。其病机为外因诱发，触动伏痰，痰随气升，气因痰阻，相互搏结，阻塞气道。

预防调护：①避免接触过敏原，如花粉、尘螨等致敏物质；避免各种诱发因素，如海鲜、冷饮、蛋类、奶制品及过咸或过甜食物等。②居室宜空气流通，阳光充足，避免接触吸烟、漆味等刺激性气味。③注意气候变化，冬季外出防止受寒，预防外感诱发哮喘。④发病季节避免剧烈活动和情绪激动，以免诱发哮喘。

药膳食疗：①杏仁薄荷粥：杏仁（去皮尖）30g，鲜薄荷10g，粳米50g。将杏仁放入沸水中煮到七分熟，再放入粳米同煮，将要成粥时，放入薄荷，煮熟即可食用。可辛散透表、温肺止喘，用于寒性哮喘的辅助治疗。②白萝卜猪肺汤：白萝卜150g，荸荠50g，猪肺75g。白萝卜切块，猪肺洗净切小块，用少许油在铁锅中炒透，加入适量开水，与荸荠、萝卜同放入砂锅内，煲3～4小时，以盐调味，即可食用。可清热化痰，下气宽中，用于热性哮喘的辅助治疗。③五味子30g，泡水浸 10 个鸡蛋，每晨蒸熟 1 个服食，可连续服食 1 个月。用于哮喘缓解期，冬至后服最好。

常用中成药：①小青龙口服液：由麻黄、桂枝、白芍、干姜、细辛、炙甘草、半夏、五味子等组成。口服，1 次 10mL，1 日 3 次。功效：温肺散寒，化痰定喘，用于支气管哮喘发作期寒性哮喘的治疗。②玉屏风口服液：由黄芪、防风、炒白术等组成。口服，1 次 10mL，1 日 3 次。功效补肺固表，用于支气管哮喘缓解期肺气虚弱型的治疗。③金匮肾气丸：由熟地黄、山药、山茱萸、茯苓、泽泻、牡丹皮、桂枝、制附子、牛膝、车前子等组成。口服，1 次 4g，1 日 2 次。可补肾固本，用于支气管哮喘缓解期肾虚不纳型的治疗。

（四）腹泻

腹泻是一组由多病原、多因素引起的消化道疾病，临床以大便次数增多、粪质稀薄或如水样为特征。本病好发于两岁以下小儿，一年四季均可发病，夏秋季节尤其易于发病，不同季节发生的腹泻，临床表现有所不同。西医病因分为感染性和非感染性两类，感染性腹泻主要由病毒（如轮状病毒、柯萨奇病毒、埃可病毒等）、细菌（如致腹泻大肠埃希菌、空肠弯曲菌、耶尔森病菌等）、真菌（白色念珠菌等）、寄生虫引起；非感染性腹泻常由饮食因素（如喂养不当、过敏性腹泻、乳糖酶缺乏等）、消化功能紊乱或气候突变等引起。轻证治疗得当预后良好，重证则预后较差，是造成小儿营养不良、生长发育障碍和死亡的主要原因。本病中医属"泄泻"范畴，病因以感受外邪、伤于饮食、脾胃虚弱、脾肾阳虚多见，病变主要在脾胃，饮食入胃后，水谷不化，精微不布，清浊不分，合污而下，致成泄泻。

预防调护：①注意饮食卫生，保持食品新鲜、清洁，不吃变质食品，饭前、便后要洗手，餐具要卫生。②适当控制饮食，不暴饮暴食，减轻脾胃负担，忌食油腻、生冷及不易消化的食物。③注意科学喂养，提倡母乳喂养，避免在夏季及小儿有病时断奶，遵守添加辅食原则。④加强户外活动，注意气候变化，防止感受外邪，避免腹部受凉。⑤对于感染性腹泻患儿需隔离治疗，避免与患儿接触。

药膳食疗：①茯苓车前子粥：茯苓粉 30g，车前子 30g，粳米 30g。先将车前子用布包好放入锅中加水 500mL，煎半小时后取出布包，再将茯苓粉、粳米一起放入煎汁中煮成稀粥，加白糖适量调味即可。可清热健脾，利湿止泻，适用于湿重于热型腹泻。②怀莲芡豆粥：山药、莲子、扁豆、芡实各 10g，大米 50g。将上述材料洗净，同时放入砂锅中，加清水适量煲粥，加糖或盐调味即可食用。此方可健脾开胃，利水止泻，对腹泻患儿有辅助治疗作用。③糯米固肠粥：糯米 30g，山药 15g。先将糯米炒微黄，山药研成细末，然后把二者放入锅中加水适量共煮成粥，熟后加胡椒面少许、白糖适量调服，具有健脾暖胃、温中止泻之功效。

常用中成药：①藿香正气口服液：由广藿香、苍术、陈皮、厚朴、白芷、茯苓、大腹皮、半夏、紫苏叶、甘草等组成。口服，1岁以下1次1mL，1～6岁1次2～3mL，7～14岁1次5～10mL，1日2次。功效：疏散风寒，化湿和中，主要用于大便清稀夹有泡沫，臭气不甚，肠鸣腹痛为主要表现的风寒泻。②保和丸：由焦山楂、炒六神曲、制半夏、茯苓、陈皮、连翘、炒莱菔子、炒麦芽等组成。口服，1～2岁1次1g，4～6岁1次2g，7～9岁1次3～4g，10～14岁1次6g，1日2次。功效：消食化滞，健脾和胃，主要用于便稀夹有不消化食物，气味酸臭，脘腹胀痛，泻后痛减为特征的伤食泻。

（五）遗尿

遗尿又称尿床，是指5周岁以上的小儿睡中不自主排尿，醒后方觉，每周两次以上，并持续6个月以上的一种病证。本病多见于10岁以下的儿童，男女发病率约为1.5：1，部分有家族遗传倾向。本病虽然每年以15%的比例自愈，但仍有1.0%～2.0%的患儿症状持续到成人，长期遗尿，可影响小儿身心健康发育。本病病因主要有下元虚寒、肺脾气虚、心肾不交和肝经湿热，病位在膀胱，与肾、脾、肺密切相关，三焦气化失司、膀胱约束不利是本病主要病机。

预防调护：①晚间入睡前两小时应少饮水或不饮水，不吃含水分较多的食物和利尿食品。②坚持排尿训练，白天鼓励患儿多饮水，尽量延长两次排尿之间的时间间隔；睡前及夜间定时督促和唤醒孩子排尿，使其习惯醒时主动排尿。③夜间尿湿后要及时更换被褥衣裤，保持外阴部干燥清洁。④勿使患儿白天玩耍过度，避免过度疲劳及精神紧张。⑤对于遗尿儿童要耐心教育指导，不责罚打骂，消除其紧张心理，建立信心，积极配合治疗。

药膳食疗：①覆盆子芡实汤：覆盆子20g，芡实50g。将覆盆子加水煮汁，取汁去渣，加入芡实，放糖少许煮成粥食用，可收敛补肾，适用于肾虚遗尿小儿。②山药白果炖猪肚：猪肚1个，山药50g，白果15g。将猪肚切开洗净，把白果放入猪肚中加黄酒少许，锅中加山药及水炖煮，出锅前加少许盐调味即可。可补肾缩尿，适用于肾虚遗尿小儿。③木耳鸡脯汤：黑木耳200g，鸡脯100g。将黑木耳洗净、泡开，鸡脯切小块，与黑木耳共同煮熟，最后加葱花、姜末、食盐、芝麻油调味即可。可温肾缩尿，适用于下元虚寒之遗尿小儿。

常用中成药：①缩泉丸：由山药、益智仁、乌药等组成。口服，1次3g，1日3次。功效补肾缩尿，用于下元虚寒之遗尿轻证。②补中益气丸：由炙黄芪、党参、炙甘草、炒白术、当归、升麻、柴胡、陈皮、生姜、大枣等组成。口服，1次1/2丸，每日2～3次。功效补中益气，用于肺脾气虚证。③龙胆泻肝丸：由龙胆、柴胡、黄芩、炒栀子、泽泻、关木通、车前子、酒当归、生地黄、炙甘草等组成。口服，1次3g，1日2次。功效：清肝胆，利湿热，用于肝经湿热型遗尿。

（六）厌食

厌食是指小儿较长时期的食欲减退，厌恶进食，食量减少，甚至拒食的一种常见病证，可发生于任何季节和各年龄儿童。除食欲不振外，患儿一般无其他明显不适，但长期不愈者，可致抗病能力低下而患他病，甚至影响生长发育。古代中医文献中无小儿厌食的病名，而其中的"恶食""不思食""不嗜食""不饥不纳"等病证的主要临床表现与本病相同。本病多由喂养不当、他病伤脾、先天不足、情志失调等引起，病变部位主要在脾胃，脾胃失健、纳化不和是主要病机。

预防调护：①纠正不良的饮食习惯，不偏食、挑食，不强迫及过分诱导进食，饮食定时适量，不可过饥过饱，鼓励孩子多吃蔬菜及粗粮，少食油腻、煎炸、生冷、坚硬等不易消化的食物。②勿随便服用补品补药。③母乳喂养的婴儿在 6 个月后应逐步添加辅食，在 1 岁前后即应断奶。

药膳食疗：①香菇海参炖鸡：香菇 30g，海参 30g，鸡肉 150g。海参浸透洗净去内脏，切成小块，香菇浸泡后去香菇脚，鸡肉切成小块，一同放入瓦盅内加适量清水，隔水炖 1 小时，以盐调味，即可食用。可滋阴养血，健脾和胃，适用于身体虚弱、精神疲倦、食欲不振、面色苍白的小儿。②怀芡猪肚汤：怀山药 10g，芡实 10g，山楂 6g，猪肚约 200g。怀山药、芡实、山楂、猪肚（洗净切成小块）同放入大砂锅中，加适量清水，煲两个小时，以盐调味，即可食用。功可益气健脾开胃，适用于肺脾气虚、食欲不振、大便不调之小儿。③双枣莲藕炖排骨：红枣、黑枣各 10 颗，莲藕两节（约 600g），排骨 250g。排骨洗净后在沸水中余烫，去除血水，莲藕洗净削皮切块，红枣、黑枣洗净去核，将所有食材放入煮锅，加适量清水漫过食材，煮沸后转小火炖煮 40 分钟左右，快起锅前加入盐调味即可。可健胃消食，适用于脾虚食欲不振之小儿。

常用中成药：①健胃消食口服液：由太子参、陈皮、山药、炒麦芽、山楂等组成。口服，每次 10mL，每日 2 次，在餐间或饭后服。功效健胃消食，用于脾胃气虚所致的厌食。②保和片（丸）：由焦山楂、炒六神曲、制半夏、茯苓、陈皮、连翘、炒莱菔子、炒麦芽等组成。口服，1 ～ 2 岁 1 次 1g，4 ～ 6 岁 1 次 2g，7 ～ 9 岁 1 次 3 ～ 4g，10 ～ 14 岁 1 次 6g，1 日 2 次。功效是和胃导滞，用于脾失健运所致的厌食。③山白消食合剂：由山药、白术、茯苓、大枣、焦山楂、鸡内金、何首乌、龙眼肉、牡蛎、枳实、当归、槟榔等组成。口服，2 ～ 3 岁 1 次 3 ～ 4mL；3 ～ 6 岁 1 次 5mL；7 ～ 15 岁 1 次 10mL；均 1 日 3 次。功效：健脾和胃，消食化滞，用于脾失健运所致的厌食。④儿康宁糖浆：由党参、黄芪、白术、茯苓、山药、薏苡仁、麦冬、制何首乌、大枣、焦山楂、炒麦芽、桑枝等组成。口服，1 次 10mL，1 日 3 次。功效：益气健脾，消食开胃，用于脾胃气虚所致的厌食。

（七）传染病

传染病是由各种病原体引起的能在人与人、动物与动物或人与动物之间相互传播的一类疾病。病原体中大部分是微生物，小部分为寄生虫。小儿传染病种类甚多，其中以呼吸道传染病最为常见，例如麻疹、风疹、水痘、猩红热、流行性腮腺炎等。本类疾病虽表现各有不同，但因其感受疫邪均属阳毒，加之小儿特有的生理病理体质特点，故在发病上有共同特征：凡易感儿（未患过某种传染病，又未进行其有效预防方法的小儿），皆易被染；初似感冒，易于误诊；证属阳热，最易伤阴；转归各异，易生变证。

1. 麻疹　麻疹是感受麻疹病毒引起的急性出疹性时行疾病，临床以发热、上呼吸道炎症（咳嗽、鼻塞流涕、喷嚏等）、结膜炎（眼结膜充血、畏光、泪水汪汪等）、麻疹黏膜斑及全身斑丘疹为特征，疹退时皮肤有糠麸样脱屑和棕褐色色素沉着斑。本病一年四季均可发病，好发于冬春季节。任何年龄均可发病，6 个月至 5 岁小儿多见。20 世纪 70 年代中期，通过采取麻疹减毒活疫苗的基础免疫、加强免疫接种等有效措施，麻疹的发病率显著下降。本病一般预后良好，患病后大多可获得持久免疫力。

2. 风疹　风疹是由感受风疹病毒引起的急性出疹性呼吸道传染病，临床以轻度发热、咳嗽、全身皮肤出现淡红色细小斑丘疹，耳后、枕后颈部淋巴结肿大和全身症状轻微为特征。本病春季发病率最高，多见于 5 岁以下小儿，有一定传染性，易在托幼机构中流行。一般症状较轻，少有并发症，预后良好，病后可获持久免疫力。本病属中医"风痧""瘾疹"范畴。

3. 水痘　水痘是由水痘 - 带状疱疹病毒引起的一种以皮肤出疹为主的急性呼吸道传染病，临床以发热，皮肤黏膜分批出现的瘙痒性红色斑、丘疹、疱疹及结痂症状，且上述各期皮疹可同时存在为主要特征。本病一年四季均可发生，以冬春两季发病最多。任何年龄皆可发病，以 6 ~ 9 岁学龄期儿童最为多见。本病一般预后良好，患病后可获得持久的免疫力。中医对水痘很早就有较清楚的认识，由于疱疹形态的不同，又有"水花""水疮""水疱""零落豆子"等别名。

4. 猩红热　猩红热是由 A 组乙型溶血性链球菌感染后引起的急性出疹性呼吸道传染病，临床以发热、咽峡炎、全身弥漫性猩红色皮疹和疹退后皮肤脱屑为特征。在出疹期可出现"贫血性皮肤划痕""口周苍白圈"及"帕氏线"等特征。本病以冬春两季多见，儿童尤其是 3 ~ 7 岁是主要易感人群，一般预后较好，少数病例可并发心悸、水肿、痹证等病证。由于红疹毒素有型特异性，型间没有交叉免疫，故可见到再次罹患本病的患儿。本病中医称"丹痧""喉痧""疫痧""烂喉丹痧"，属中医学温病范畴。

5. 流行性腮腺炎　中医称"痄腮"，又称"鸬鹚瘟""蛤蟆瘟"，是由流行性腮腺炎病毒所引起的急性呼吸道传染病，临床以发热、腮腺肿胀、疼痛为主要特征。腮腺炎病毒除侵犯腮腺外，还可能累及其他腺体和器官，引起脑膜炎、脑膜脑炎、睾丸炎、胰腺炎等。本病一年四季均可发生，冬春季易于流行。多见于3岁以上儿童，尤以学龄儿童高发。本病预后一般良好，感染后可获终生免疫。

预防调护：①注意室内洁净，定时开窗通风，又要保持室内温暖，避免直接风吹，以防受凉。②对于易感儿进行相关疫苗接种。③疾病流行期间，避免去公共场所及探亲访友；麻疹及风疹患儿应隔离至出疹后 5 天，水痘患儿应在家隔离至疱疹全部结痂，猩红热患儿应隔离至咽拭子培养阴性时，流行性腮腺炎患儿应隔离至腮肿完全消退为止。④患儿发病期间应卧床休息，禁食肥腻、辛辣刺激性食物，及时补充水分。⑤保持患儿皮肤、眼睛、鼻腔及口腔的清洁，勤换内衣，注意消毒。

药膳食疗：①乌梅二豆汤：乌梅两个，黑豆 15g，绿豆 15g。上三味共为粗末，用水煎取清汁代茶频饮。可清热解毒，生津止渴，用于水痘各期。②绿豆薄荷汤：绿豆 50g，薄荷 3g。绿豆加水两碗煮沸后，再煮半小时，取汁一碗，加入薄荷，共煮数分钟，滤渣，频频饮用，用于猩红热毒炽气营证。③冰糖炖鸭蛋：冰糖 30g，鸭蛋两个。将冰糖在热水中溶化，待水温后打入两个鸭蛋搅匀，文火烧熟。每日两剂，早晚空腹各服 1 次，连用 5 日。有凉血解毒之功，用于流行性腮腺炎各期。

常用中成药：①板蓝根冲剂：冲服，1 ～ 2 岁 1 次 1/4 袋，3 ～ 6 岁 1 次 1/3袋，7 ～ 9 岁 1 次 1/2 袋，10 ～ 14 岁 1 次 1 袋，每日 2 ～ 3 次。用于风疹邪郁肺卫证。②清开灵口服液：由胆酸、珍珠母、栀子、水牛角、板蓝根、黄芩、金银花等组成。口服，6 岁以内每次 10mL，7 岁以上每次 20mL，每日两次。用于水痘、流行性腮腺炎邪入气营证。③银黄颗粒：由金银花、黄芩等组成。口服，1次 1 ～ 3 片，每日两次。用于猩红热毒炽气营证。

第七章 常见疾病的中医药预防和保健

第一节 上呼吸道感染（感冒）

上呼吸道感染是指局限在鼻腔和咽喉部呼吸道黏膜的急性炎症。本病与中医学的"感冒"相似，病情轻者称为"伤风""冒风""冒寒"，病情重者称为"重伤风"，是感受触冒风邪或时行病毒，导致邪犯肺卫，卫表不和，出现鼻塞、流涕、打喷嚏、咳嗽、头痛、恶寒、发热、全身不适、脉浮等为主要临床表现的一种外感病证。感，感受；冒，触冒，感冒即感受触冒风邪而致病。

【预防】

1. 生活上应慎起居，适寒温，保持室内空气新鲜，冬春注意防寒保暖，盛夏不要贪凉。

2. 不要劳累，劳累时免疫功能较弱，抵抗力较差。

3. 避免精神紧张与忧愁。医学家发现，精神紧张或多愁善感会使局部免疫力降低。

4. 勤晒被褥。被褥上人体蒸发的汗水和油脂浸渍受潮后，易使细菌、病毒繁殖生长。常晒被褥，一可借太阳光中的紫外线杀死这些细菌、病毒，二可使被褥干燥松软，对预防感冒有好处。

5. 勤洗手。许多人认为，感冒是由于吸入患者喷出的气体而传染的。实际上，接触传播也是感冒的主要传播途径。当感冒患者摩擦自己的鼻子时，手上便沾染了感冒病毒，这些病毒就会被带到患者所接触的地方，如门把手、电话机、桌椅及汽车扶手等，健康人的手一旦接触这些污染物体，手上就会沾染病毒，如果不常洗手就易染上感冒。

6.常换牙刷。我们使用的牙刷几乎经常处于潮湿状态，这是细菌、病毒生长的最好温床。为了预防感冒，建议经常更换牙刷，并定期用开水烫一烫。

7.早晚按摩。经常用手指轻轻摩擦鼻根处，每次上下按19次或感到微热为止，可使感冒的发病率下降，鼻子不通气时用此方法当即就可见效。

8.热水搓耳。每晚洗脸时，用热毛巾搓耳朵，上下轻轻摩擦双耳郭40次，对预防感冒有良效。

9.冷水洗脸，热水洗脚。一年四季坚持冷水洗脸的人很少患感冒，每晚睡前用热水洗脚，有助于提高身体抗病能力，利于预防感冒。

10.加强锻炼，增强体质，提高免疫功能。

11.时行感冒流行期间，应少去人员密集的公共场所，防止交叉感染。

12.预防可用贯众、板蓝根（或大青叶）、生甘草等药水煎服，室内可用食醋熏蒸。

【保健】

1.中成药 玉屏风颗粒：每次5g，开水冲服，每日3次。

2.饮食疗法

（1）豆豉二白汤

原料：淡豆豉12g，葱白15g，白萝卜30g，香菜3g。

制法：加水适量，烧沸，趁热服用。适于深秋、冬季寒冷时服用。

（2）姜枣苏叶饮

原料：苏叶3g，生姜3g，大枣3个，红糖15g。

制法：生姜切丝，大枣去核切片，与紫苏叶同装入茶杯内，以沸水200～300mL加盖浸泡5～10分钟，加入红糖搅匀，趁热饮用。适用于深秋、冬季寒冷时服用。

（3）薄荷梨粥

原料：薄荷3g，带皮鸭梨30g，大枣6枚。

制法：加水适量，煎汤备用，小米或大米煮粥，粥熟后加入薄荷梨汤，再煮沸即可。适于春季服用。

（4）菊花芦根茶

原料：菊花3g，芦根10g。

制法：沸水浸泡，代茶频服。适于春季服用。

3.针灸疗法

（1）基本治疗

主穴：列缺、合谷、风池、大椎、太阳。

配穴：风寒感冒配风门、肺俞；风热感冒配曲池、尺泽；夹湿配阴陵泉；夹暑配委中；虚人感冒配足三里。鼻塞配迎香；头痛甚配头维；咽喉疼痛配少商、商阳点刺出血；头痛配印堂、太阳；全身酸楚配身柱。

操作：主穴以毫针泻法。风寒感冒，大椎施以灸法；风热感冒，大椎施以刺络拔罐法。

（2）耳针：取肺、气管、内鼻、脾、三焦、耳尖。耳尖点刺放血，余穴选2～3个穴，采用毫针刺或用压丸法。

（3）刺血疗法：取大椎、尺泽、委中、耳尖、耳垂、少商。在大椎穴挑刺放血，并拔火罐5～10分钟。委中、尺泽局部常规消毒后，用三棱针点刺静脉出血，令其血流自止。少商、耳尖、耳垂点刺出血数滴。适用于风热感冒。

4. 推拿疗法　推揉太阳穴30次，推揉风池穴10次；按揉双侧风门、肺俞，每穴1分钟；擦大椎1分钟，小鱼际擦背部督脉、膀胱经（重点擦大杼至膈俞间），透热为度；拿双侧肩井，稍用力，以酸胀为度，时间1分钟，捏脊2～3遍。

5. 拔罐疗法　取大椎、身柱、大杼、肺俞，拔罐后留罐15分钟，或用闪罐法。适用于风寒感冒。

第二节　慢性支气管炎

慢性支气管炎是指气管、支气管黏膜及其周围组织的慢性非特异性炎症。临床以咳嗽、咯痰或伴有喘息等反复发作的慢性过程为特征，常并发阻塞性肺气肿，甚至肺源性心脏病。

本病与中医学的"久咳"类似，归属于中医学"咳嗽""喘证"等范畴，咳嗽是由于外感六淫侵袭肺系，或脏腑功能失调，内伤及肺，导致肺失宣降，肺气上逆，发出咳声，或咳吐痰液的一种肺系疾病。

【预防】

1. 注意气候变化，保持空气流通，做好防寒保暖，避免受凉，尤其在气候反常时更要注意调摄。

2. 吸烟是引起慢性支气管炎的重要原因，烟雾对周围人群也会带来危害，应大力宣传吸烟的危害性，要教育青少年杜绝吸烟。

3. 注意饮食清淡，如有过敏性体质患者忌鱼虾蟹。少食肥甘厚味，以免酿湿生痰。风热、气火、风燥、肺阴虚咳嗽，忌食辛辣香燥之品及饮酒，以免伤阴化燥助热。

4. 针对慢性支气管炎的发病因素，应加强个人卫生，包括呼吸和耐寒锻炼，以增强体质，预防感冒。

5. 改善环境卫生，处理"三废"，消除大气污染，以降低发病率。

【保健】

1. 中成药

（1）清气化痰丸：每次6～9g，口服，每日2次。

（2）人参保肺丸：每次 1 丸，口服，每日 1 次。

（3）百合固金丸：每次 1 丸，口服，每日 2 次。

（4）复方蛤蚧散：每次 8g，口服，每日 2 次，分别在秋末、初春服用。

（5）十味贝砂散：每次 5g，口服，每日 3 次。

2. 饮食疗法

（1）蜂蜜萝卜汁

原料：白皮大萝卜 1 个，蜂蜜 100g。

制法：白皮大萝卜洗净，中心挖空，将蜂蜜盛装于内，放入碗内，置锅中隔水蒸。

功效：清热润肺，止咳化痰。

主治：急性、慢性支气管炎，咳嗽，痰多，久咳，痰中带血和肺结核咽干者。

（2）百合炖肉

原料：百合 100g，瘦猪肉（亦可用鸡肉、羊肉）500g。

制法：共炖熟，佐餐食用。

功效：清热滋阴润肺。

主治：身体虚甚者及慢性支气管炎、浮肿患者作调补之用。

（3）花生冰糖水

原料：花生 100 ～ 150g，冰糖及清水适量。

制法：同煮，煮至花生熟烂即可食。

功效：润肺补脾。

主治：慢性支气管炎，干咳少痰，秋冬燥咳，小儿百日咳等病。

3. 针灸疗法

（1）针刺：急性发作期取天突、风池、合谷、尺泽、肺俞、风门。寒邪犯肺者，加外关、列缺；邪热壅肺者加鱼际、大椎，每次选 2 ～ 4 个穴，每日 1 次；慢性迁延期，取肺俞、脾俞、足三里、丰隆；脾虚者，加内关、膻中、阴陵泉、中脘；肾虚者，加肾俞、膏肓俞、太溪、定喘，每次选 2 ～ 4 个穴，隔日 1 次，留针 30 分钟。

（2）耳针：取肺，脾，肾，气管，定喘，三焦，神门。每次选用 2 ～ 3 个穴，毫针刺或在耳穴埋针、压丸。

4. 穴位贴敷法　药物取洋金花 30g，白芥子 35g，甘遂 10g，细辛 15g，上药共为末，用生姜汁调匀，制成 5g 重的圆形药饼，取麝香少许备用。取穴：肺俞、心俞、膈俞（均双侧）。每年伏暑天治疗，先刺上穴，得气后出针，然后在药饼上放麝香 0.01g，用橡皮膏将药饼固定在穴位上，两个小时左右摘掉。每年 3 次为 1 个疗程，连续贴敷 3 年。

5. 穴位注射疗法　主穴：肺俞，合谷。配穴：痰多选丰隆；久咳体虚，选肺俞、肾俞、脾俞，每次选 2 ～ 3 个穴位，用 5% 当归注射液，每穴注入 0.5mL，每日 1 次。

6. 推拿疗法

（1）胸背部取穴及部位：天突、膻中、中府、身柱、大杼、风门、肺俞、胁肋部、胸骨部。

操作方法：患者仰卧位，医生以中指揉天突、膻中、中府，每穴 1 分钟，再以两拇指由胸骨剑突沿肋弓分推两胁肋部 5 ～ 10 遍。患者俯卧位，用一指禅推法推身柱、大杼、风门、肺俞，每穴 1 分钟。

（2）四肢部取穴及部位：尺泽、外关、列缺、太渊、合谷。

操作方法：患者取坐位，医生先用一指禅推法推尺泽、太渊两分钟，然后按揉列缺、外关、合谷，每穴 1 分钟。

7. 拔罐法　取背部第 1 ～ 12 胸椎两侧足太阳膀胱经第一侧线，用留罐法，每侧 5 ～ 6 只罐，至皮肤瘀血为度；或选取大杼至膈俞区间循行部，用走罐法，至局部皮肤潮红为度。

第三节　支气管哮喘（缓解期）

支气管哮喘简称哮喘，是由嗜酸性粒细胞、肥大细胞、T 淋巴细胞等参与的气道慢性过敏反应炎症性疾病，表现为反复发作性喘息、呼气性呼吸困难、胸闷、咳嗽等症状。此病在中医学中属"哮病"范围，在古代文献中，属于中医学的"哮证""喘""痰饮"范畴。哮病的病理因素以痰为根本，分发作期和缓解期，本节重点介绍支气管哮喘缓解期的预防和保健。缓解期为肺、脾、肾虚，肺虚不能主气，气不化津，则痰浊内蕴，肃降无权，并因卫外不固，易受外邪的侵袭诱发；脾虚不能化水谷之精华，上输养肺，反而积湿生痰，上贮于肺，影响肺气的升降；肾虚则摄纳失常，其阳虚水泛为痰，或阴虚虚火灼津生痰，皆可上干于肺，致肺气出纳失司。上述三脏之间相互影响，可合而同病。缓解期无典型症状，可有轻度哮证，以肺、脾、肾虚为主要表现。

【预防】

1. 根据身体情况，进行适当的体育锻炼，以逐步增强体质，提高抗病能力。

2. 避免诱发因素：①忌接触过敏原。②忌着凉感冒。③忌烟雾和异味刺激。④忌精神紧张和过度疲劳，保持心情舒畅，避免不良情绪的影响。⑤忌自作主张随意用药。

3. 饮食调养：①饮食宜清淡，忌酒，忌肥甘油腻、辛辣甘甜及冷饮，避免鱼、虾、蟹等海膻发物，防止生痰生火。②多吃高蛋白食物，如瘦肉、肝、蛋、家禽、大豆及豆制品等，增加热量，提高抗病力。③多吃含有维生素 A、维生素 C 及钙质的食物。

4. 改善居住环境，控制和减少居室空气中的过敏原。

【保健】

1. 中成药

（1）玉屏风颗粒：每次 5g，开水冲服，每日 3 次。

（2）金匮肾气丸：每次 4 ～ 5g，口服，每日 2 次。

（3）七味都气丸：每次 9g，口服，每日 2 次。

2. 饮食疗法

（1）百合银耳羹

原料：百合 20g，银耳 20g，冰糖、清水适量。

制法：将银耳用水泡开，去黄头洗净。把百合、银耳放入炖盅，掺入清水，小火炖至银耳软糯时，放入冰糖熬化即可。

功效：滋阴润肺，化痰平喘。

主治：适用于哮喘缓解期肺气虚患者的饮食调补。

（2）虫草全鸭

原料：冬虫夏草 10g，老雄鸭 1 只。

制法：将鸭洗净，劈开鸭头，纳入冬虫夏草 8 ～ 10 枚，扎紧，余下冬虫夏草与葱姜装入鸭腹内，放入蒸锅中，再注入高汤，加食盐、胡椒、绍酒，上笼蒸 1 ～ 2 个小时。出笼后去姜、葱，加味精即可。

功效：补肺益肾，益气养阴。

主治：适用于哮喘缓解期肺肾气虚、阴虚患者的饮食调补。

（3）柚子封乌鸡

原料：乌鸡 1 只，去瓤柚子 1 个。

制法：乌鸡切成小块，放入已挖去果瓤的柚子中，加水 20 ～ 50mL，不加盐及调料，封好口，外涂一层黄泥，将整个柚子裹住，用柴火烤 4 ～ 5 个小时，待鸡熟透，去泥开盖即可食用。

功效：温阳益气定喘。

主治：适用于哮喘缓解期肺、脾、肾气虚及阳虚患者的饮食调养。

3. 三伏贴 冬病夏治三伏贴的贴敷原理是于夏季三伏日进行穴位贴敷，三伏日是自然界阳气最旺盛的时候，根据中医"天人相应"的观点，此时人体的阳气和经络气血流注也最旺盛。此时采用白芥子 30g，甘遂 15g，细辛 15g，共为细末，用生姜汁调药粉成糊状，制成药饼如蚕豆大，上放少许丁桂散，敷于穴位上，用胶布固定，贴 3 个小时左右取掉，以局部红晕微痛为度。参考穴位：肺俞、膏肓、膻中、定喘、大椎、脾俞、肾俞、天突、足三里。

4. 针灸疗法

（1）基本治疗

主穴：肺俞、膏肓、肾俞、太渊、太溪、足三里、定喘。

配穴：肺气虚配气海、膻中，肾气虚配阴谷、关元。

操作：毫针补法。可酌用灸法或拔罐。

（2）皮肤针法：取鱼际至尺泽穴手太阴肺经循行部、第 1 胸椎至第 2 腰椎旁开 1.5 寸足太阳膀胱经循行部，循经叩刺，以皮肤潮红或微渗血为度。

（3）穴位埋线法：取肺俞、定喘、膻中。三角针埋线法。

（4）耳针法：取对屏尖、肾上腺、气管、肺、皮质下、交感。每次选用 3 ～ 5 个穴，毫针刺法。发作期每日 1 ～ 2 次；缓解期用弱刺激，每周 2 次。

5. 推拿疗法

（1）躯干部取穴及部位：天突、膻中、中脘、天枢、定喘、大椎、肺俞、脾俞、肾俞、胸部、背部。

操作方法：患者仰卧，从任脉天突以一指禅推至神阙，指按天突、膻中、中脘、天枢。横擦前胸部，沿锁骨下缘开始到第 12 肋，往返 2 ～ 3 遍。患者俯卧，横擦肩背部至腰骶部，往返 2 ～ 3 遍。直擦大椎到腰骶部督脉部位。以一指禅推或按揉定喘、大椎、肺俞、脾俞、肾俞等，以酸胀"得气"为度。

（2）四肢部取穴及部位：穴取足三里、丰隆，涉及上肢内侧、肩部、下肢区域。

操作方法：擦上肢内外两侧，以透热为度，自肩部拿至腕部。按揉足三里、丰隆，以酸胀"得气"为度。拿捏双下肢，交替操作。

第四节　过敏性鼻炎

过敏性鼻炎即变应性鼻炎，是指特应性个体接触变应原后，主要由 IgE 介导的介质（主要是组胺）释放，并有多种免疫活性细胞和细胞因子等参与的鼻黏膜非感染性炎性疾病。根据其临床特点，中医学认为过敏性鼻炎属于"鼻鼽"范畴，鼻鼽的主要症状是突然发作鼻痒、喷嚏、流清涕等。早在《素问·气交变大论》就有"鼽嚏"的载述，在《刘完素六书》论鼻鼽中说："鼽者，鼻出清涕也。"又指出："嚏，鼻中因痒而气喷作于声也。"从这些症状的描述可以看出，鼻鼽一症与过敏性鼻炎相似，属于变态反应性疾病。

【预防】

1. 检查过敏原可以提示哪些过敏原可以避免。相应花粉致敏季节，规避致敏原，对动物皮毛过敏的患者回避过敏原。

2. 减少室内的尘螨数量。清扫地毯，清洗床上用品、窗帘，螨变应原溶于水，水洗纺织品可清除其中的大部分变应原，并可使用有滤网的空气净化机、吸尘器等。

3. 保证生活规律，保证睡眠时间。

4. 饮食偏清淡，对于鱼、虾、牛肉、羊肉这一类发物，少吃或者不吃。

5. 适度地运动也可以很好地预防过敏性鼻炎。

【保健】

1. 中成药

（1）玉屏风颗粒：每次 5g，开水冲服，每日 3 次。

（2）肾气丸：每次 15 丸，口服，每日 3 次。

（3）苍耳子鼻炎胶囊：每次 2 粒，口服，每日 3 次。

2. 饮食疗法

（1）玉屏风粳米粥

原料：黄芪 15g，防风 8g，白术 8g，怀山药 15g，红枣 5 个，姜 3 片，粳米 60g。

制法：先将黄芪、防风、白术、怀山药洗净，用温水浸泡约 30 分钟，再将生姜、红枣、粳米一同放入锅中，加入适量水，一同煮至米烂粥成。可在每日晨起时服用，能够使素体虚弱、易患感冒的过敏性鼻炎患者减少发作次数。

功效：益气固表，补脾实卫。

主治：肺气虚型过敏性鼻炎，时觉少气乏力，轻微活动即可气喘吁吁，呼吸急促，说话语声低微，面色淡白，面色疲倦，自汗，怕风，易感冒，舌淡苔白，脉弱无力。

（2）苁蓉蛤蚧羊肉粥

原料：肉苁蓉 15g，蛤蚧 12g，精羊肉 50g，核桃 10g，粳米 50g，盐少许，葱白 3 段，姜 5 片。

制法：先将肉苁蓉、蛤蚧、羊肉、核桃、粳米加水同煮大约 1 小时，快熟时加入少许盐和葱姜稍煮即可，每日早上服用。

功效：温中益肾，固精助阳。

主治：肾气虚型过敏性鼻炎，伴腰膝酸软，形寒肢冷，遗精早泄，夜尿频多，舌质淡，苔白，脉濡弱。

（3）白芷红枣鸡肉粥

原料：白芷 15g，红枣 10 个，葱白 5 茎，鸡肉 60g，姜 5 片，粳米 50g，香菜 6g。

制法：先将粳米、鸡肉、白芷、生姜、红枣同煮，待粥熟后加入香菜、葱白、少许盐稍煮即可。

功效：祛风解表，通达阳气。

主治：风寒犯肺型过敏性鼻炎一般在遇到寒冷时诱发，患者常常感到喷嚏频频，鼻流清涕，鼻塞，又可见咳嗽，咽痛，恶风寒，全身酸痛，舌质淡红，苔薄白，脉浮紧。

（4）葛根乌梅饮

原料：鲜葛根 25g，鲜乌梅 10g，鲜芦根 10g。

制法：榨汁取 100mL，口服。

功效：疏风清热，解肌生津。

主治：风热犯肺型过敏性鼻炎，患者一般感热即诱发鼻炎，流黄涕，感到头目昏沉，口干舌燥，苔薄黄，脉弦数。

3. 穴位疗法

（1）按揉迎香穴可缓解鼻塞，用一定的力量按揉迎香穴至酸胀感，1 次可以按揉 2 ～ 3 分钟。

（2）将双手鱼际互相摩擦至发热，然后以双手鱼际按于鼻两侧，沿鼻根至迎香，往返摩擦至局部有热感为止。此后再由攒竹向太阳穴推，至局部有热。每天 2 ～ 3 次。通过鼻部按摩，使面部经络疏通，气血畅流，邪气得以宣泄。

（3）艾灸肺俞穴，操作方法：用艾条点燃，在肺俞穴缓慢移动地烘烤，以局部感到温热为止，时间约 30 分钟。

4. 拔罐疗法 神阙拔火罐，取神阙穴，每隔 5 分钟拔火罐 1 次，共拔 3 次，每日 1 次。3 日后视病情隔日 1 次，10 次为 1 个疗程。

第五节 高血压

高血压是以体循环动脉压增高为主要表现的临床综合征。根据目前采用的统一诊断标准，收缩压 ≥ 140mmHg 和（或）舒张压 ≥ 90mmHg 就可以确定为高血压。高血压可分为原发性高血压和继发性高血压，其特点是发病率高，以收缩压升高为主，并发症多。高血压与中医学"风眩"相似，根据相关临床症状亦可归属于"眩晕""头痛""中风"等范畴。

眩是指眼花或眼前发黑，视物模糊；晕即头晕，即感觉自身或外界景物旋转，站立不稳。二者常同时出现，故统称为眩晕。眩晕是因痰浊壅遏，化火上蒙或精血亏虚，肝风内动。轻者可以闭目即止，重者如坐车船，旋转不定，不能站立，或伴恶心、汗出，甚至昏倒。

【预防】

1. 合理膳食，低盐低脂饮食。

2. 适量运动，选择运动量轻、时间长、练习耐力的项目锻炼身体。

3. 戒烟限酒，应尽可能每日吸烟 5 支以内。

4. 心理平衡，保持平静的心态和快乐的心境。

5. 注意劳逸结合，保证充足睡眠。

6. 一旦发现血压高，即便是临界高血压也应积极去医院就诊。

【保健】

1. 中成药

（1）松龄血脉康：每次 4 粒，口服，每日 3 次。

（2）天麻钩藤颗粒：每次 1 包，口服，每日 3 次。

（3）天麻杜仲胶囊：每次 2 粒，口服，每日 3 次。

（4）龙胆泻肝丸：每次 6g，口服，每日 3 次。

（5）清脑降压片：每次 4 片，口服，每日 2 次。

2. 饮食疗法

（1）桃仁粥

原料：桃仁 10 ～ 15g，粳米 50 ～ 100g。

制法：先将桃仁捣烂如泥，加水研汁去渣，同粳米煮为稀粥。每日 1 次，5 ～ 7 天为 1 个疗程。

功效：活血通经，祛痰止痛。

主治：适用于高血压、冠心病、心绞痛等。

（2）胡萝卜粥

原料：新鲜胡萝卜适量，粳米适量。

制法：将胡萝卜洗净切碎，与粳米同入锅内，加清水适量，煮至米开粥稠即可。早晚温热食用。本粥味甜，易变质，须现煮现吃，不宜多煮久放。

功效：健脾和胃，下气化滞，明目，降压利尿。

主治：适用于高血压以及消化不良、久痢、夜盲症、小儿软骨病、营养不良等。

（3）玉米糕

原料：新玉米面 450g，红糖 200g，食用碱 4g，熟猪油 15g，发酵粉 50g。

制法：把发酵粉和玉米面弄成团后发酵，加上其他原料揉均匀，然后用湿布盖好，放置 1 个小时再揉成面团，投入蒸锅铺平，用旺火蒸 25 分钟左右食用。

功效：调中开胃。

主治：适用于高血压、咯血等。

（4）西米（猕猴桃）粥

原料：西米 100g，猕猴桃 200g，白糖适量。

制法：洗净西米，浸泡 30 分钟后沥干，猕猴桃去皮，用刀切成豆粒大小的丁块，将水大火烧开，倒入西米，水开后改成中火，将其他原料放入锅中，稍煮即成。

功效：滋补强身，解热止渴。

主治：适于高血压、肝炎患者或中老年人。

（5）藕藏花生

原料：大藕 1000g，花生米 200 ～ 300g，白糖若干。

制法：藕节中灌入花生米，放入锅内，用冷水浸泡，中火煮两小时，然后两碗挤汁水，每日两次为宜，以白糖佐食。

功效：补脾润肺，止血化痰。

主治：高血压、其他心血管病。

3. 针灸疗法

（1）基本治疗

主穴：百会、曲池、合谷、太冲、三阴交。

配穴：肝火亢盛配风池、行间；阴虚阳亢配太溪、肝俞；痰湿壅盛配足三里、丰隆；气虚血瘀配血海、膈俞；阴阳两虚配肾俞、关元；头晕头重配太阳、头维；心悸怔忡配内关、神门。

操作：太冲朝涌泉方向透刺，余穴平补平泻。

（2）皮肤针法：取项后、气管两侧及腰骶部脊柱两侧，也可取乳突区和前臂掌面正中线。轻中度叩刺，以皮肤潮红或微出血为度。

（3）耳针法：取耳尖、降压沟、肾上腺、交感、神门、心。每次取 3～5 穴，毫针刺或用耳针法、压丸法。血压过高者可在降压沟和耳尖点刺出血。

（4）三棱针法：取耳尖、百会、大椎、印堂、太冲、曲池等穴。每次选 1～2 个穴，每穴点刺出血 3～5 滴。

4. 推拿治疗

（1）抹前额：患者取仰卧位。轻抹印堂至神庭，其余四指置于头顶两侧。

（2）分推前额：以拇指桡侧缘，自前额中线向两侧太阳分推，并在太阳穴处点揉。

（3）梳头发：两手十指屈曲，从前至后做梳头动作。

（4）推桥弓：以拇指着力，压力适中，两侧交替，时间为 1 分钟。

（5）摩腹：以掌摩法作用于腹部，摩动的方向以顺时针为宜。

（6）推擦涌泉：以大鱼际着力，擦两侧涌泉，时间为 2 分钟。

第六节　冠心病

冠心病，亦称缺血性心脏病。WHO 将冠心病分为无症状性心肌缺血、心绞痛、心肌梗死、缺血性心肌病和猝死五型，在此重点介绍心绞痛，其他四种分型不在本节讨论范围内，临床上需要注意鉴别。心绞痛是冠状动脉供血不足，心肌急剧的、暂时的缺血与缺氧所致的临床综合征，其特点为阵发性的前胸压榨性疼痛感觉，主要位于胸骨后，可放射至心前区和左上肢内侧，常发生于劳力负荷增加时，持续数分钟，休息或用硝酸酯制剂后消失。心绞痛包括稳定型心绞痛和不稳定型心绞痛。本病与中医学"胸痹""心痛"相类似。

胸痹是指由于气血阴阳亏虚，痰浊、瘀血、气滞、寒凝而引起心脉痹阻，以胸部闷痛，甚则胸痛彻背、喘息不得卧为主症的一种疾病，轻者仅感胸闷隐痛，呼吸欠畅，重者则有胸痛，严重者心痛彻背，背痛彻心。

【预防】

1. 增强体质，提高免疫力　肥胖不仅容易诱发冠心病，同时还会降低心肺功能，从而引发多种疾病。所以，控制好体重、加强身体锻炼很重要，适当进行体育活动能够提升人体的血脂代谢功能、锻炼心血管系统，控制体重的同时还能够有效提高身体免疫功能，增强身体的抗病能力。例如老年人每天可以适当地进行散步、打太极拳等，对预防冠心病有很好的作用。

2. 规律饮食，平衡营养　良好的饮食结构是预防冠心病的重要措施，主要可以从三个方面进行：一是做到均衡营养。不要常吃高热量、高脂肪等食物，控制好血压、血脂等。患者可以多食用些新鲜蔬菜、水果、豆制品，增强身体免疫力。二是养成良好的饮食习惯。按时吃饭，切忌暴饮暴食等不良习惯。这能有效避免心绞痛等疾病的发生。

3. 起居有常，调整心态　平时应注意生活习惯方面，尽量少抽烟、少喝酒，按时作息不熬夜。保证每天充足的睡眠，保持乐观情绪，切勿动怒，养成良好的生活习惯。

【保健】

1. 中成药　在心绞痛发作时遵医嘱按疗程服用，疗程期满、心绞痛得以控制后不宜长期服用。

（1）速效救心丸：每次 4～6 粒，含服，每日 3 次；急性发作时，每次 10～15 粒。

（2）冠心苏合丸：每次 1 丸，嚼碎服，每日 1～3 次。

（3）通心络胶囊：每次 2～4 粒，口服，每日 3 次。

（4）复方丹参滴丸：每次 10 丸，口服或舌下含服，每日 3 次。

（5）麝香保心丸：每次 1～2 丸，口服，每日 3 次。

2. 饮食疗法

（1）山楂粥

原料：山楂 30g（鲜者可用 60g），粳米 100g，砂糖适量。

制法：将山楂入砂锅煎取浓汁，去渣，而后加粳米、砂糖，煮粥，作为上下午点心服用，不宜空腹食用。

功效：活血化瘀。

主治：冠心病心绞痛属心血瘀阻者。

（2）泽泻膏

原料：泽泻 500g，炼蜜 250g。

制法：泽泻加水煎熬，去渣，加炼蜜收膏，每服两匙，每日两次。

功效：祛湿降浊。

主治：冠心病心绞痛属痰浊壅塞者。

（3）仙人粥

原料：制首乌 30～60g，粳米 100g，红枣 3～5 枚，红糖适量。

制法：将制首乌煎取浓汁，去渣，同粳米、红枣同煮成粥，再入红糖少许，而后煮 1 ～ 2 沸即成。早晚温热分服。

功效：益气养阴，滋补心肾。

主治：冠心病心绞痛属气阴两虚、心肾阴虚者。

3. 经穴养生

（1）内关穴：内关穴属于手厥阴心包经的络穴，又是八脉之交会穴，与阴维脉相通，"阴维为病苦心痛"，是治疗胸痹心痛的重要穴位，不论寒热虚实皆可用之。心绞痛急性发作时，用一侧手拇指指端按压另一手的内关穴，手食指压在同侧外关穴上，上下垂直用力按压，然后屈伸活动手腕关节，让按压力度充分达到肌肉组织的深层，产生酸、麻、胀、痛等感觉，按压持续 20 ～ 30 秒后，逐渐放松，再施以轻揉手法按压，如此反复操作。日常保健可以每次轻揉内关穴 10 ～ 15 分钟，每日早晚各 1 次。

（2）膻中穴：属心包募穴，是宗气和心包经经气会聚之处，也是任脉和手太阳经、手少阳经、足太阴经、足少阴经交汇处。针灸或按摩此穴，可宽胸理气，通络活血。日常保健可用拇指点按膻中穴 15 ～ 20 次；顺时针揉 49 次，逆时针揉 49 次。也可用右手大鱼际按在膻中穴上，顺逆时针各按揉 100 次。

第七节　糖尿病

糖尿病是由于胰岛素缺乏和 / 或胰岛素生物作用障碍导致的一组以长期高血糖为主要特征的代谢综合征，临床特征为多尿、多饮、多食及消瘦，同时伴有脂肪、蛋白质、水和电解质等代谢障碍。病情严重或应激时可发生代谢紊乱，如酮症酸中毒、高渗性昏迷、乳酸性酸中毒等而威胁生命。糖尿病与中医学"消渴病"相类似，其并发症可归属于"虚劳""胸痹""中风"等范畴。

消渴病是因先天不足，素来体阴亏欠，多由过食肥甘膏粱厚味，饮食不节，过度酗酒，造成内热，损耗津液或恣情纵欲，劳伤过度而引起阴津亏耗，燥热偏盛，损伤阴津，以多饮、多食、多尿、乏力、消瘦，或尿有甜味为主要临床表现的一种疾病。

【预防】

1.①防止和纠正肥胖。②避免高脂肪饮食。③饮食要保证合理体重及工作、生活的需要。食物成分合理，碳水化合物以非精制、富含可溶性维生素为好，占食物总热量的 50% ～ 65%，脂肪占食物总热量的 15% ～ 20%（多不饱和脂肪酸与饱和脂肪酸比例大于 1.5），蛋白质占食物总热量的 10% ～ 15%，多吃蔬菜。④增加体力活动，参加体育锻炼。⑤避免或少用对糖代谢不利的药物。⑥积极发现和治疗高血压、高血脂和冠心病。⑦戒除烟酒等不良习惯。⑧对中老年人定期进行健康查体，除常规空腹血糖外，应重视餐后两小时血糖测定。⑨坚持呼吸空气负离子，负离子对治疗糖尿病有长效平稳的特点，同时易于坚持，是最新的光谱高效治疗糖尿病的方法。

2. 了解糖尿病的三级预防：①一级预防：树立正确的进食观并采取合理的生活方式，可以最大限度地降低糖尿病的发生率。②二级预防：定期检测血糖，以尽早发现无症状性糖尿病。③三级预防：目的是预防或延缓糖尿病慢性并发症的发生和发展，减少伤残和死亡率。

【保健】

1. 中成药

（1）消渴丸：每次 5 ～ 10 丸，口服，每日 3 次。

（2）金芪降糖片：每次 7 ～ 10 片，口服，每日 3 次。

（3）六味地黄丸：每次 9g，口服，每日 2 次。

（4）降糖舒：每次 6 片，口服，每日 3 次。

（5）三消胶囊：每次 6 粒，口服，每日 3 次。

2. 饮食疗法

（1）萝卜粥

原料：新鲜白萝卜适量，粳米 50g。

制法：煮粥服用。

功效：豁痰散结。

主治：糖尿病痰气互结者。

（2）山药粥

原料：生山药 60g，大米 50g。

制法：先煮米为粥，山药为糊，酥油蜜炒合凝，用匙揉碎，放入粥内食用。

功效：补肾健脾。

主治：糖尿病属脾肾气虚，腰酸乏力，大便溏泄者。

（3）枸杞子蒸鸡

原料：枸杞子 15g，母鸡 1 只，料酒、姜、葱各适量。

制法：将母鸡洗净，加料酒、姜、葱、调料，共同煮熟，食枸杞子、鸡肉并饮汤。

功效：益气补肾。

主治：糖尿病肾气虚弱者。

3. 针灸治疗

（1）上消：取肺俞、少商、金津、玉液、合谷、太渊。

（2）中消：取脾俞、胃俞、中脘、曲池、足三里、内庭、三阴交。

（3）下消：肾俞、肝俞、太溪、三阴交、关元、然谷、复溜。

常规针刺治疗，得气后留针 30 分钟，每日 1 次。

第八节 高脂血症

高脂血症是由于脂肪代谢或运转异常使血浆中一种或几种脂质高于正常的疾病，可表现为高胆固醇血症，高甘油三酯血症，或两者兼有（混合型高脂血症）。临床上分原发性和继发性，本病可归属于中医学"血浊""脂浊"范畴。血浊、脂浊是指因湿热瘀阻、肝胆疏泄失调引起的以肥胖、乏力、腹胀大等为主要症状的疾病。

【预防】

1. 改善膳食，少吃动物脂肪、内脏及甜食、淀粉类；多吃植物蛋白、油类、蔬菜水果及鱼类。

2. 减轻体重。

3. 加强体育锻炼，有氧运动每周至少 3 次，每次 30 分钟以上。

4. 戒烟，少量饮酒。

5. 控制影响血脂的其他疾病。

6. 已有高脂血症者，均应定期化验血脂，以期早治。

【保健】

1. 中成药

（1）脂必妥胶囊、片剂：每次 1 粒，口服，每日 3 次。

（2）山楂降脂片：每次 1 ～ 2 片，口服，每日 3 次。

（3）血脂康胶囊：每次 1 粒，口服，每日 2 次。

2. 饮食疗法

（1）山楂粥

原料：山楂 30 ～ 45g（或鲜山楂 60g），粳米 100g，砂糖适量。

制法：将山楂煎取浓汁，去渣，同洗净的粳米同煮，粥将熟时放入砂糖，稍煮 1 ～ 2 沸即可。

功效：健脾胃，助消化，降血脂。

主治：高脂血症、高血压、冠心病以及食积停滞、肉积不消等。

（2）泽泻粥

原料：泽泻 15 ～ 30g，粳米 50 ～ 100g，砂糖适量。

制法：先将泽泻洗净，煎汁去渣，入淘净的粳米共煮成稀粥，加入砂糖，稍煮即成。

功效：降血脂，泻肾火，消水肿。

（3）菊花决明子粥

原料：菊花 10g，决明子 10 ～ 15g，粳米 50g，冰糖适量。

制法：先将决明子放入砂锅内炒至微有香气，取出，待冷后与菊花煎汁，去渣取汁，放入粳米煮粥，粥将熟时，加入冰糖，再煮 1～2 沸即可食。

功效：清肝明目，降压通便。

主治：高脂血症、高血压以及习惯性便秘等。

（4）三七首乌粥

原料：三七 5g，制何首乌 30～60g，粳米 100g，大枣 2～3 枚，冰糖适量。

制法：先将三七、首乌洗净放入砂锅内煎取浓汁，去渣，取药汁与粳米、大枣、冰糖同煮为粥。

功效：益肾养肝，补血活血，降血脂，抗衰老。

主治：老年性高脂血症，血管硬化，大便干燥，头发早白，神经衰弱。

3. 针灸疗法

（1）针刺：取太冲、内关、足三里、三阴交，均双侧取穴，施平补平泻手法，每日针刺 1 次。

（2）耳针：取肝、脾、肾、脑、内分泌、神门，用胶布将王不留行籽粘上，每次按揉穴位 3～5 次，每隔 3 日按压对侧穴位。

第九节　慢性胃炎

慢性胃炎是指不同病因引起的各种慢性胃黏膜炎性病变，是一种常见病，其发病率在各种胃病中居首位。大多数患者常无症状或有程度不同的消化不良症状，如上腹隐痛、食欲减退、餐后饱胀、反酸等。慢性萎缩性胃炎患者可有贫血、消瘦、舌炎、腹泻等，个别患者伴黏膜糜烂者上腹痛较明显，并可有出血，如呕血、黑便。症状常常反复发作，无规律性腹痛，疼痛经常出现于进食过程中或餐后，多数位于上腹部、脐周，部分患者部位不固定，轻者间歇性隐痛或钝痛，严重者为剧烈绞痛。

本病属于中医学"胃脘痛""心下痛""吞酸""胃痞"等范畴，临床可见脘腹不适、钝痛、烧灼痛，食后饱胀，这些症状一般无明显规律性，进食可加重或减轻。此外可有食欲减退、嗳气、恶心、泛酸等，后期可出现全身乏力、消瘦、恶性贫血等症状。

【预防】

1. 保持心情舒畅，消化系统疾病与个人情志关系最为密切，心情不好，过怒、过忧极易引起慢性胃炎的产生与发作。

2. 戒烟酒，规律饮食，定时定量，切忌饿这顿、撑下顿。

3. 食物以杂粮为主食，搭配适量蔬菜以及鱼肉、瘦肉等荤菜为主，烹制豆类、花生米等硬果类时要烧熟煮透，便于消化吸收，食物要保持新鲜，不宜存放过久再食用。

4. 避免食用太多腌制品如酸菜、熏肉、隔夜菜等，因为食物放置时间过长，会产生大量亚硝酸盐，食用入胃会与人体的胃酸反应产生亚硝胺，而亚硝胺是一类强致癌物质，对胃黏膜有害无益，甚则有致癌的危险。

【保健】

1. 中成药

（1）食滞伤胃型：木香槟榔丸，每次 3 ～ 6g，口服，1 日 2 次，温开水送服。

（2）寒凝停滞型：良附丸，每次 3 ～ 6g，口服，1 日 2 次，温开水送服。7 岁以上儿童服 1/2 成人量，3 ～ 7 岁儿童服 1/3 成人量。

（3）肝胃不和型：木香顺气丸，大蜜丸成人每次 1 丸，1 日 2 次；或水丸剂每次 6 ～ 9g，1 日 2 ～ 3 次。7 岁以上儿童服成人量的 1/2，温开水送服。

（4）肝胃郁热型：胃益胶囊，每次 6 粒，温开水送服，1 日 3 次。

（5）脾胃虚寒型：健脾丸，大蜜丸每次 1 丸，或小蜜丸每次 9g，或浓缩丸每次 8 丸，1 日 2 ～ 3 次，温开水送服。小儿酌减。

2. 饮食疗法

（1）仙人掌猪肚汤

原料：仙人掌 30 ～ 60g，猪肚 1 个。

制法：将仙人掌去掉钉刺，清洗干净后装入猪肚内，入锅加水以没过猪肚为度，文火炖至熟烂，置温后饮汤，食猪肚。

功效：行气活血，健脾益胃。

主治：适用于迁延不愈之气滞血瘀型胃痛。

（2）胡椒葱汤

原料：胡椒粉 2g，葱白 3g，姜 6g。

制法：先烧开水约 200mL，放入姜、葱白，煮沸而成姜葱汤，出锅前将胡椒粉撒入汤表面，如胃痛时热饮此汤即可缓解。

功效：暖胃行气止痛。

主治：适用于胃寒痛症，胃热痛者忌服。

（3）桂皮山楂汤

原料：桂皮 6g，山楂肉 10g，红糖 30g。

制法：先用水煮清洗干净的山楂肉 15 分钟，后加入桂皮再煮 15 分钟，待山楂熟透后加入红糖，调匀即可，趁热饮服。

功效：温胃消食止痛。

主治：适用于食积而致胃脘胀痛。

3. 针灸疗法

（1）腹针疗法

取穴主穴：中脘、下脘、气海、关元、天枢（双侧）。

随证加减：消化不良加天枢（右侧）；便秘加天枢（左侧）；胃痛明显加选外陵（双侧）、商曲（双侧）；腹胀明显加上风湿点（双侧）；病程较长加大横（双侧）；虚寒加艾灸神阙。

操作规程：患者取仰卧位，规范测量标记出以上所需要用到的穴位，腹部进针时避开血管，如针尖抵达预计的深度时停止，中脘、关元、气海、下脘、天枢均深刺，配穴以中刺为主，局部疼痛处浅刺，亦可配合体针穴位共同针刺，每日1次，每次30分钟，10次为1个疗程。

（2）穴位埋线疗法：取4号可吸收羊肠线，剪成约1cm长度，置于埋线针具中，穴取中脘、建里、天枢、脾俞、胃俞、足三里、丰隆、三阴交等，每次间隔10天左右，连续3～5次为1个疗程。

（3）穴位贴敷：可选择每年"三伏贴""三九贴"进行。药物取白芥子（炒）20g，延胡索（醋）24g，细辛12g，甘遂（醋）12g，肉桂12g，地龙（炒）12g，小茴香12g，制成100g粉末，以生姜汁调成膏状，捏成圆丸置于贴敷胶布中备用。贴敷穴位多取大椎、膏肓、膈俞、肝俞、胃俞、胃脘下俞、脾俞、中脘、建里、足三里、丰隆等，随证加减，1次贴敷取6～8个穴位，每次贴敷留置3～5小时，以皮肤发红或微微起泡为度。

4. 日常锻炼

（1）晚饭后半小时，可到环境舒适、空气清新、适宜锻炼的地方散步，配合腹式呼吸，能使腹部肌肉有规律地收缩，促进胃肠蠕动，增强消化能力。

（2）揉腹：站位、坐位、仰卧位均可，可在任何时间进行，具体操作是用右手手掌在腹部上下左右按摩，由轻到重，由慢到快；每日按摩2～3分钟，以空腹时按摩效果最好。

（3）推脾经：两腿自然盘坐，先以右手拇指置于左腿内踝上3寸之三阴交穴处，天气干燥时可以涂适当润滑液，沿着小腿内侧中央骨缘自下而上推揉至小腿顶部阴陵泉穴，从下往上操作5次，再以同样的方法换左手推右小腿脾经5次。

（4）按胃经：坐位，右手握拳（拇指在外），用拇指的指关节敲击同侧足三里穴（足三里穴位于膝盖外膝眼下3寸，在胫骨和腓骨之间），叩击100次，再换另一只手操作；或者以两手拇指端部点按足三里穴，不痛时点按36次，痛时可揉200次左右，手法可略重。待有酸麻胀感后持续3～5分钟，胃痛可明显减轻甚至消失。

（5）捏腹直肌：仰卧，以两手拇指侧面放在右侧的腹直肌上；食指和中指相对，捏提起腹直肌；由上到下慢慢进行，随捏随提，进行1分钟，换左侧。

第十节　颈椎病

颈椎病又叫颈椎综合征，是由于颈肩部肌肉劳损、颈椎间盘退变（膨出或突出）、颈椎骨质增生及颈项部韧带劳损后继发的肥厚或骨化、钙化等原因，刺激、压迫或影响与之相邻的血管（主要是椎动脉）、神经（主要是脊神经及迷走神经）、脊髓以及食道及气管等，影响了其正常的生理功能，从而引发出一系列肌肉、韧带、血管、神经、脊髓等临床症状的综合症候群。

中医学称之为"项痹"，项痹是由于正虚劳损，筋脉失养，或风寒湿热等邪气闭阻经络，影响气血运行，以项部经常疼痛麻木，连及头、肩、上肢，并可伴有眩晕等为主要表现的疾病。

【预防】

1. 适当做一些颈部保健操，避免慢性颈椎劳损，经常活动改变头颈部姿势。

2. 枕头宜软、宜矮，忌高忌硬。高枕使颈部关节、肌肉、韧带长期处于牵拉状态，过度疲劳，产生损伤，加速其退行性变化。

3. 避免长期使用肾上腺皮质激素等药物，该类药物可加速颈椎的退行性变，促使椎骨疏松、产生骨刺及椎间盘脱出。

4. 对神经根型及椎动脉型颈椎病，大多采用非手术疗法，如物理疗法、牵引、针灸、轻手法按摩，其中牵引效果显著。

【保健】

1. 中成药 颈痛颗粒：每次1粒，口服，每日3次。

2. 饮食疗法

（1）强脊利骨汤

原料：新鲜猪腰椎200g，干燥桑椹100g，黄芪45g，当归20g，葛根30g，杜仲50g，熟地黄30g，续断30g，生姜10g。

制法：一起倒入砂锅，加水2000mL，用武火煮半个小时后，去泡沫，再用文火煮15分钟，加调料即可食用。

功效：补益肝肾，舒经活络。

主治：适宜于肝肾亏虚之颈椎功能减退者。

（2）甲鱼汤

原料：甲鱼1只，猪脊髓200g。

制法：将上两味加生姜、葱、胡椒粉各适量，炖熟，吃肉喝汤。

功效：滋阴补髓，固肾益精。

主治：适宜于肾精亏虚之颈椎功能减退者。

（3）猪骨虫草汤

原料：猪或羊腔骨500g，虫草20g，桂圆50g。

制法：用文火炖熟猪或羊骨，虫草去灰渣，清水漂洗干净后，加入桂圆，文火共炖，酌加调料即可。

功效：补肾壮骨。

主治：适宜于肾精亏虚之颈椎功能减退者。

3. 推拿疗法

手法：㨰、四指推、拿、按、摇、扳、搓、抖、拔伸法。

取穴与部位：风池，大椎，天柱，肩井，天宗，曲池，手三里，内关，外关，太阳，头维，百会，列缺，合谷等。

操作方法：

（1）患者取坐位，术者站于患者背侧方，用一指禅推、指揉、弹拨等法，沿颈项和肩背两侧进行操作，自上而下，反复3～5遍。以拇指点揉，按风池、肩井、风府、头维揉按，弹拨大椎、天柱，反复操作3～5分钟。

（2）接上势，术者位于患者背后，以一手指夹住前额部，用另一手五指指腹分别拿头顶督脉经和膀胱经，自前发际拿至头后枕部风池穴，往返5～6遍，然后用拇指和其余四指端螺纹面着力，自太阳穴经头维、角孙、耳后高骨推至两侧风池穴，反复操作3～5遍。

（3）术者一手扶住下颌部，另一手掌按于头顶百会，两手相对用力，将患者头部从左到右，再从右到左各摇转5次，然后按揉患肢曲池、手三里、内关、外关、列缺、合谷诸穴，每穴约0.5分钟，以搓揉、抖法于患侧上肢操作3～5次。

第十一节　消化性溃疡

消化性溃疡主要指发生于胃和十二指肠的慢性溃疡，是一种多发病、常见病。溃疡的形成有各种因素，其中酸性胃液对黏膜的消化作用是溃疡形成的基本因素，因此得名。临床特点为慢性、周期性和节律性上腹痛，可为隐痛、钝痛、饥饿样痛、胀痛、烧灼样痛，长期反复发作，其疼痛与精神紧张、饮食不当、季节变化等有关。

消化性溃疡属中医学"胃脘痛""腹痛"范畴。病机主要为情志所伤，每忧思恼怒，情怀不畅，肝郁气滞，疏泄失职，横逆犯胃侮脾，可使脾胃升降失常，气血瘀滞不畅，而致胃脘痛；或饮食所伤，损伤脾胃，则胃脘胀痛；或素体脾胃虚弱，先天禀赋不足，胃失濡养而致病。

【预防】

1.饮食有节　按时进餐，多素少荤，多餐少食，多嚼慢咽，多面米少烟酒，少油炸刺激食物。

2.坚持锻炼　饭后摩腹，晨起散步等，提高体质。

3.和悦情志　少怒少恼，开豁大度。同慢性胃炎一样，情志异常对胃肠道的伤害很大。

4.起居有常　按时作息，忌熬夜懒卧。

5.有病早治　如果出现胃痛、胃胀、泛酸等病证，应及时就医，避免耽误病情而发展为消化性溃疡。

【保健】

1. 中成药

（1）溃疡灵胶囊，1 次 3 ～ 5 粒，口服，1 日 3 次。

（2）珍珠胃安丸，1 次 1.5g，口服，1 日 4 次，饭后及睡前服。

（3）元胡胃舒片，1 次 2 ～ 4 片，口服，1 日 3 次。

2. 饮食疗法

（1）鸡蛋炖三七

原料：鸡蛋 1 个，蜂蜜 30g，三七粉 3g。

制法：将鸡蛋打入碗中，放入等量体积温水后搅拌均匀，再加入三七粉拌匀，隔水炖熟约 13 分钟后取出，放置约 60℃以下再加蜂蜜调匀服食。

功效：益气补血，缓急止痛。

主治：适用于上腹疼痛，呕吐，伴恶心、嗳气等。

（2）仙人掌炒牛肉

原料：仙人掌 50g，嫩牛肉 100g。

制法：将可食用的仙人掌去钉刺、刮皮，洗净后切成条状；牛肉洗净，切片，置热油锅中炒熟调味后服食。

功效：行气止痛。

主治：适用于气滞之胃痛。

（3）桃仁猪肚粥

原料：桃仁（去皮尖）、生地黄各 10g，熟猪肚片、大米各 50g。

制法：生地黄、桃仁取适量水煎取汁，将猪肚片焯水后切细，后将煎取的汁加入猪肚、大米中熬煮为稀粥，待猪肚熬软时调味服食，每日 1 次。

功效：益阴活血，化瘀止痛。

主治：适用于胃痛痛处固定，或痛如针刺等症。

3. 针灸疗法

（1）腹针疗法

取穴主穴：中脘、下脘、气海、关元、天枢（双侧）。

随证加减：十二指肠溃疡加梁门（右侧），嗳气、泛酸加上脘。

操作规程：患者取仰卧位，规范测量标记出以上所需要用到的穴位，腹部进针时避开血管。如针尖抵达预计的深度时停止，中脘、关元、气海、下脘、天枢均深刺，配穴中刺，亦可配合体针穴位共同针刺，每日 1 次，每次 30 分钟，10 次为 1 个疗程。

（2）穴位埋线疗法：取 4 号可吸收羊肠线，剪成约 1cm 长度，置于埋线针具中，穴取中脘、建里、天枢、胃脘下俞、足三里、三阴交等，每次间隔 10 天左右，连续 3 ～ 5 次为 1 个疗程。

（3）穴位贴敷：可选择每年"三伏贴""三九贴"进行。药物取白芥子（炒）

20g，延胡索（醋）24g，细辛 12g，甘遂（醋）12g，肉桂 12g，地龙（炒）12g，小茴香 12g，制成 100g 粉末，以生姜汁调成膏状，捏成圆丸置于贴敷胶布中备用。贴敷穴位多取肝俞、胃脘下俞、脾俞、中脘、建里、足三里、三阴交等，随证加减，一次贴敷取 6 ～ 8 个穴位，每次贴敷留置 3 ～ 5 小时，以皮肤发红或微微起泡为度。

（4）日常锻炼：与慢性胃炎相同。

第十二节　风湿性关节炎

风湿性关节炎是以慢性、对称性、多滑膜关节炎和关节外病变（皮下结节、心包炎、胸膜炎、肺炎、周围神经炎等）为主要临床表现的自身免疫炎性疾病。其主要临床表现为反复发作的对称性、多发性小关节炎，以手、腕、足等关节最常受累；早期呈现红、肿、热、痛，晚期关节可出现不同程度的强硬和畸形，并有肌萎缩，是一种致残率较高的疾病。

类风湿关节炎属中医学"痹证"范畴。《素问·痹论》云："风寒湿三气杂至，合而为痹也。"阐明了痹证是由于风、寒、湿三邪侵袭人体，留滞肌肉经络，导致气血闭阻，引起以肢体关节疼痛、肿胀、酸楚、麻木、重着以及活动不利为主要症状的病证，类风湿关节炎与中医学痹证的"历节病""白虎历节""痹""骨痹""筋痹""顽痹""鹤膝风"等极为相似。

【预防】

1. 防止受寒、淋雨和受潮，关节处注意保暖，不穿湿衣、湿鞋、湿袜等 夏季暑热，不要贪凉受露，暴饮冷饮等。秋季气候干燥，但秋风送爽，天气转凉，要防止受风寒侵袭。冬季寒风刺骨，注意保暖是最重要的。

2. 戒烟 不仅会引发类风湿关节炎，而且引发的程度非常严重。类风湿关节炎的患者吸烟会加重病情。另外，吸烟还会影响药物治疗效果，表现为抗风湿药物的反应差，疗效减退，故这类患者的预后较差，可因受损关节发生畸形而使致残率增高。

3. 喝茶 喝茶是一种修身养性的方法，往往人们都比较向往。但是有关专家研究显示，每日喝茶的量和浓度与类风湿关节炎的发生成正比。大量喝茶，尤其是大量喝浓茶，则可使类风湿关节炎患者病情波动，复发可能性增加。

4. 清淡饮食 少吃高脂肪类、海产类、过酸、过咸、辛辣、生冷类等食物。

【保健】

1. 中成药

（1）雷公藤片：每次 1 ～ 2 片，口服，每日 2 ～ 3 次。

（2）独活寄生合剂：每次 15 ～ 20mL，口服，每日 3 次。

（3）疏风定痛丸：每次 1 丸，口服，每日 2 次。

（4）寒湿痹冲剂：每次 10 ～ 20g，口服，每日 2 ～ 3 次。

（5）湿热痹冲剂：每次 10 ～ 20g，口服，每日 2 ～ 3 次。

2. 饮食疗法

（1）药酒一

原料：桂皮 6g，牛膝 6g，乌药 15g，松针 1 把。

制法：加 180mL 烧酒，泡 1 周以上，每次服半酒盅，久服有效。

（2）药酒二

原料：茄根 24g，枸杞子 15g，当归 6g，松节 6g，人参 6g，鳖甲 6g，龙骨 6g，牛膝 6g，羌活 6g，蚕沙 6g，独活 6g，防风 6g。

制法：共为粗末。用高粱酒 500mL，浸泡两周后用其擦患处，每日数次。

（3）药酒三

原料：生半夏 30g，生南星 30g，生川乌 30g，生草乌 30g。

制法：加入 50% 酒精 500mL，浸泡两周后用其擦患处，每日数次。

（4）药物蒸鸡

原料：穿山甲（穿山龙替代）6g，全蝎 6g，当归 6g，僵蚕 6g，麻黄 6g，桂枝 6g，牛膝 6g，木瓜 6g，杜仲 6g，川断 10g，红花 10g，甘草 3g，乌鸡（去内脏）1 只。

制法：将上药放鸡腹中，入锅内煮熟（不放盐），食肉喝汤。

3. 针灸疗法

取穴：上肢取外关为主穴，配曲池、合谷；下肢取阳陵泉为主穴，配绝骨、解溪；腰背取大杼为主穴，配大椎、身柱、至阳、阳关、命门。

药物及方法：用凤仙透骨草、骨碎补注射液，每次选 3 ～ 6 个穴位，每穴注药 0.5 ～ 0.8mL。10 次为 1 个疗程，隔日 1 次，3 个疗程后休息 2 ～ 4 周。

第十三节　骨关节炎

骨性关节炎是以中年后可动关节的关节软骨退行性变和继发性骨质增生为体征的慢性关节疾病，以关节疼痛、活动受限和关节畸形为主要症状，又称退行性关节炎、老年性关节炎，多见于 50 岁以上的中老年人，女性发病率高于男性，好发于膝关节、髋关节、指骨关节、踝关节等，以膝关节最常见。初期症状为轻微钝痛，休息后多可好转，随病情发展，疼痛逐渐加剧，难以缓解。晚期疼痛持续，可出现难以负重，肌肉萎缩，关节畸形，屈伸受限，可见膝内翻畸形。

骨性关节炎因其症状主要为疼痛，多属于"痹证"范畴，《黄帝内经》有"肾主骨""肝主筋""风寒湿三气杂至，合而为痹也"等记载。《素问·长刺节论》曰："病在骨，骨重不可举，骨髓酸痛，寒气至，名曰骨痹。"《素问·逆调论》曰："骨痹，是人当挛节也。"《景岳全书》亦曰："痹者，闭也，以气血为邪所闭，不得通行而病也。"主要病因是肝肾不足，筋骨痿弱，加之风寒湿邪侵袭，瘀血阻滞，痰瘀互结。病至后期关节痿弱少力，因此也可归属"痿症"范畴。

【预防】

1. 适度活动，控制体重 气血在于流动，适度运动能使气血流畅，且强筋健骨，也有利于控制体重。身体超重已成为当前较广泛的社会现象，负重关节负荷的增加，会加速骨关节炎的进展。

2. 调节关节的负荷 超过适当强度的长时间负荷会增加关节磨损，因此应当根据体质状态、年龄、习惯等调整运动情况，中年以后应当减少下蹲、上下楼梯、爬山等。

3. 避免过凉受寒 夏日使用空调的温度偏低易导致关节受凉而发病，空调温度以不低于26℃为宜，冬季注意保暖，尤其避免冬季关节处衣物穿着过少。

【保健】

1. 中成药

（1）壮骨伸筋胶囊：每次6粒，口服，每日3次。

（2）骨康胶囊：每次3～4粒，口服，每日3次。

（3）复方杜仲健骨颗粒：每次12g，开水冲服，每日3次。

2. 饮食疗法

（1）枸杞子炖猪腰汤

原料：枸杞子15g，猪腰1个，生姜10g。

制法：将猪腰洗干净，切成腰花，加生姜片及水适量入砂锅，煮沸后加入洗干净的枸杞子再炖半小时后调味而成。

功效：壮骨健肾。

主治：腰膝酸软，关节隐痛。

（2）核桃瘦肉汤

原料：核桃仁15～30g，杜仲10～15g，猪瘦肉120g。

制法：用料洗净，核桃去壳，同置砂锅中，加水适量，以慢火煮2～3小时，捞出杜仲，加调料后饮汤吃肉或佐餐食用。

功效：益肾，壮骨，补虚。

主治：适用于老年性关节炎及肾虚诸症。

（3）补肾猪髓汤

原料：猪骨髓1条，补骨脂10g，杜仲15g，油盐酌量。

制法：将猪骨髓洗净，与各用料一起置砂锅中，约煮两个小时，调味后饮用。

功效：补肾壮骨，益精填髓。

主治：适用于老年性关节炎。

3. 外治法

（1）疼痛剧烈时可以外用祛风散寒、活血通络药以缓解症状，如海桐皮汤或五加皮汤局部热敷、熏洗，外贴狗皮药膏、麝香壮骨膏等。

（2）理筋手法：用揉、推、拿、捏等手法在疼痛部位推拿按摩，以达到舒筋通络缓解疼痛的作用。

（3）针灸治疗可针刺膝眼、犊鼻、鹤顶、血海、阴陵泉、足三里、丰隆、梁丘、膝阳关、曲泉及局部阿是穴。

第十四节　痛风

痛风是由于嘌呤代谢紊乱，致使尿酸盐沉积在关节囊、滑囊、软骨、骨质、肾、皮下及其他组织而引发病损及炎症反应的一种疾病。主要特征为高尿酸血症伴急性痛风性关节炎反复发作，痛风石沉积，病程迁延则表现为慢性痛风性关节炎和关节畸形。常可累及肾，引起慢性间质性肾炎和尿酸肾结石形成。痛风性关节炎是痛风的主要临床表现，常急性发作和缓解交替，好发于跖趾关节、踝关节等处，多见于中、老年男性。

痛风性关节炎归属于中医学"痹证""痛风"范畴，"痛风"之名最早见于梁代陶弘景的《名医别录》："百节痛风无久新者。"《丹溪心法》描述痛风的症状为"四肢百节走痛是也"。《证治准绳·痛风》认为痛风是由"风湿客于肾经，血脉瘀滞所致"。现在中医学认为痛风与血气虚劳、外感风寒湿邪、瘀血、痰湿阻滞等有关。

【预防】

1. 避免过劳、紧张、寒冷、外伤等诱发因素。

2. 忌饮酒，多喝水，低嘌呤饮食。少食动物内脏、菠菜、豌豆及龙虾、蟹、牡蛎等海鲜水产品。多食碱性食物，如油菜、白菜与瓜类，可喝碱性饮料，促进尿酸转化。

3. 肥胖患者应控制饮食，适当减轻体重。有痛风家族史的男性应经常检查尿酸。

4. 局部痛风石破溃者，需及时就医外科处理。

【保健】

1. 中成药

（1）四妙丸：每次 6g（1 袋），口服，每日 2 次。

（2）通滞苏润江胶囊：每次 5 ～ 7 粒，口服，每日 2 次。

（3）益肾蠲痹丸：每次 8 ～ 12g，口服，每日 3 次。

2. 饮食疗法

（1）土茯苓骨头汤

原料：土茯苓 50g，猪脊骨 500g。

制法：猪脊骨加水煨汤，煎成 1000mL 左右，取出猪骨，撇去汤上浮油。土茯苓切片，以纱布包好，放入猪骨汤内，煮至 600mL 左右即可。每日饮 1 剂，可分 2 ～ 3 次饮完。

功效：清热解毒，补肾壮骨。

主治：可治疗高尿酸血症导致的痛风性关节炎。

（2）丹参苍皮汤

原料：丹参、苍皮（苍术皮）、柏枝各 25g，僵蚕、赤芍各 30g，怀牛膝 10g，木瓜 30g，延胡索、路路通各 20g，升麻、甘草根各 10g。

功效：除湿祛风，通络活血。

主治：该方法在患者急性痛风发作期可降低尿酸，还具有消肿止痛的效果。

（3）紫葳桂圆汤

原料：桂圆 30g，紫葳根 10g，钻地风、牛膝、毛竹叶各 25g。

制法：用水煎煮，用黄酒送服，需空腹饮用，每天 1 ～ 3 次，每次约 150mL。

功效：消肿止痛。

主治：缓解患者因风热引起的痛风肿胀、疼痛关节炎等症状。

3. 外治疗法

（1）急性期可用如意黄金散、四黄消肿软膏、双柏散等外敷。此外，活络水、风伤药水等舒筋活络、止痛消炎的药水均可用于外涂。

（2）针灸治疗，在痛风周围取穴及循经取穴，也可以在耳穴取压痛点。

（3）壮医综合疗法。壮医药线点灸是用苎麻线（壮医药酒泡制的）点燃后以珠火灼灸患者体表的病变部位或穴位，用来预防及治疗疾病的一种具有壮医特色的外治方法，它属于中医"灸"的范畴。药线点灸具有疏通经络、泄热止痛的功效。根据壮医理论来分析，它是以局部的刺激，通过人体"谷道""水道""气道""火路""龙路"的传导，使体内的邪毒排出体外，使疾病得以恢复。药线点灸目前多应用于治疗临床各科痛证，已成为壮医临床常用的一种止痛方法，临床与实验研究也证实其对急性痛风性关节炎具有较好的止痛及降血尿酸的效果。

先采用刺血疗法：取局部阿是穴。方法：局部常规消毒后，用 5 号一次性注射器针头点刺阿是穴，放出 10 ～ 15mL 的血量，如果出血量不够可加抽气法拔罐。

刺血结束后行壮医药线点灸（如不进行刺血，可直接进行药线点灸操作），在肿胀踝关节局部采用围灸法，即沿肿胀外围向中心点灸，相隔距离 2mm 点灸 1 壮。每天点灸 1 次，每穴点灸 1 壮，两周为 1 个疗程。

（4）理筋手法，选用点穴、舒筋、镇痛等手法，如有关节功能障碍者，运用活节展筋法配合舒筋法疏通关节经络。

第十五节　肩周炎

　　肩周炎又称肩关节周围炎，是以肩部逐渐产生疼痛，夜间为甚，逐渐加重，肩关节活动功能受限而且日益加重，达到某种程度后逐渐缓解，直至最后完全复原为主要表现的肩关节囊及其周围韧带、肌腱和滑囊的慢性特异性炎症。肩周炎是以肩关节疼痛和活动不便为主要症状的常见病证。本病的好发年龄在 50 岁左右，女性发病率略高于男性，多见于体力劳动者。

　　中医学认为肩周炎属于"痹证"范畴，由于风寒是本病的重要诱因，故常被称为"漏肩风"，其发生与体虚、劳损、风寒侵袭肩部等因素有关。

　　【预防】

　　1.因肩部感受风寒是本病的重要诱因，故需注意肩部防寒保暖，特别是肩部受伤后防止受凉、避寒湿，避免肩关节软组织产生粘连。

　　2.适当进行肩关节活动锻炼，如游泳、羽毛球、篮球等运动，肩部劳累后要适当放松，多活动肩关节。

　　3.肩部产生炎症反应疼痛时，为防止肩关节僵凝，应及早治疗本病。

　　【保健】

　　1. 中成药

　　（1）舒筋活血丹：每次 3～5 片，口服，每日 2 次。

　　（2）独活寄生丸：每次 9g，口服，每日 2 次。

　　（3）天麻丸：每次 2 粒，口服，每日 2 次。

　　2. 饮食疗法

　　（1）川乌粥

　　原料：生川乌头约 5g，粳米 50g，姜汁 10 滴，蜂蜜适量。

　　制法：川乌头捣碎，将其研成极细粉末留用；粳米泡水煮粥，粥快完成时加入川乌粉末并改用文火慢煎，出锅前两分钟加入姜汁及蜂蜜，搅拌均匀后稍煮即可。

　　功效：祛寒散湿温经，通利关节止痛。

　　主治：肩周炎遇寒加重者。

　　（2）白芍桃仁粥

　　原料：白芍 20g，桃仁 15g，粳米 60g。

　　制法：先用白芍煎取汁水 500mL 备用，桃仁去皮尖，再将其捣烂，加水研汁去渣，用白芍汁和桃仁汁混合加粳米煮为粥待食用。

　　功效：养血化瘀，通络止痛。

　　主治：肩周炎时间较长、气滞血瘀者。

　　（3）桑枝鸡汤

　　原料：老桑枝 60g，薏苡仁 10g，老母鸡 1 只。

制法：薏苡仁提前泡水约两个小时，将桑枝洗净，切成合适小段，两者与鸡下锅共煮至汤浓、鸡肉烂熟即可，加入调料，喝汤吃肉。

功效：祛风湿，补气血，通经络。

主治：肩周炎肿胀疼痛、手臂难举者。

（4）附桂猪蹄汤

原料：附片 10g，桂枝 10g，桑枝 30g，羌活 15g，猪蹄 1 对。

制法：猪蹄去毛清洗剁块备用，以上药材用纱布包裹在一起，放入锅中与猪蹄一起炖煮至猪蹄烂熟。弃药包，调味服食。

功效：祛寒止痛，温经止痛。

主治：肩周炎疼痛遇寒加重者。

3. 推拿疗法　先用捏法、拿法、压法等推拿肩部肌肉，使其逐渐放松，然后用大鱼际揉法按揉肩井、曲池、肩髃、肩髎、肩贞、肩前诸穴，并用擦法推揉肩肌、三角肌、肱二头肌处各 5 分钟，同时牵拉患者上肢做上举、外展、内旋、外旋等活动，每日 1～2 次。

4. 针灸疗法　以肩前、肩髃、肩髎、肩贞、阿是穴、曲池、阳陵泉等为主穴，先在曲池、阳陵泉进行针刺强刺激，行针后活动患侧肩关节，肩部穴位可以加用电针止痛，可在肩部穴位采用艾灸、温针灸、雷火灸等方法，加强祛风散寒的效果。

5. 运动疗法　可每天练习肩周炎防治操。

（1）旋肩：取站立姿态，上臂自然下垂，肘部伸直，由前向上向后划圈，幅度由小到大，反复数遍，两上肢交替操作。

（2）甩手：背部靠墙站立，或仰卧在床上，上臂贴身、屈肘，以肘点作为支点，进行往外旋转的活动。

（3）手指爬墙：面对墙壁站立，用手指沿墙缓缓向上爬动，使上肢尽量高举到最大限度，在墙上做 1 个记号，然后再徐徐向下回原处，反复进行，逐渐增加高度。

（4）体后拉手：患者自然站立，在一侧上肢内旋并向后伸的姿势下，另一侧手拉对侧手或腕部，逐步拉向对侧并向上牵拉，左右上肢交替进行。

（5）站立展臂：上肢自然下垂，双臂伸直，手心向下缓缓外展，向上用力抬起，到最大限度后停 10 分钟，然后回原处，反复进行。

（6）后伸脊柱：自然站立，上肢内旋并向后伸，屈肘、屈腕，中指指腹触摸脊柱棘突，由下逐渐向上至最大限度后呆住不动，两分钟后缓缓向下回原处，反复进行，逐渐增加高度。

（7）梳头：站立或仰卧均可，上肢肘屈曲，前臂向前、向上并旋前（掌心向上），尽量用肘部擦额部，即擦汗动作。

（8）双手内收外展：操作者盘坐或者单腿弓步，两手十指交叉，掌心向上，放在头后脑勺，先使两肘尽量内收，然后再尽量外展。

第十六节　腰椎病

腰椎病涵盖了腰椎间盘突出症、腰椎管狭窄症、腰椎骨质增生、腰肌劳损、腰扭伤、腰椎结核等疾患，其典型症状是腰痛及腿部放射性疼痛，但由于各自病理特点、机体状态及个体敏感等不同，临床表现也有一定差异。本节主要论述腰痛及腿部症状的预防与保健。

本病中医学亦称为"腰痛"，是指腰部感受外邪，或因劳伤，或由肾虚而引起气血运行失调，脉络绌急，腰府失养所致的以腰部一侧或两侧疼痛为主要症状的一类病证。病因多归结于外邪侵袭、气滞血瘀、肾虚体亏三个要素。临床表现以自觉一侧或两侧腰痛为主症，或痛势绵绵，时作时止，遇劳则剧，得逸则缓，按之则减；或痛处固定，胀痛不适；或如锥刺，按之痛甚。

【预防】

1. 保持正确的坐姿，适度拉伸，增强身体柔韧性，避免腰部过度受力。

2. 腰部保暖，避风寒湿，忌过度劳累，节制房事。

3. 做好腰部保护，防止腰部受到外伤，尽量不弯腰提重物，减轻腰部负荷。

4. 使用软硬合适的床垫。

5. 避免长期使用肾上腺皮质激素等药物，该类药物可加速腰椎的退行性变，促使椎骨疏松、产生骨刺及椎间盘脱出。

【保健】

1. 中成药

（1）寒湿腰痛：伤湿止痛膏，外敷，每日1次。

（2）湿热腰痛：四妙丸，1次6g，口服，1日2次。

（3）肾虚腰痛：壮腰健肾丸，1次1丸，口服，1日2～3次。

2. 饮食疗法

（1）当归红枣羊肉汤

原料：羊排500g，当归20g，红枣20颗，桂圆肉10g，枸杞子10g，姜小片。

制法：将羊排清洗干净，切成块状，开水焯一下，撇去浮沫；把姜去皮，红枣去核，桂圆肉、当归、枸杞用水清洗干净；把所有材料放进汤锅中，注入适量清水，大火煮开后转中小火煮1.5～2小时即可，于三餐时饮汤食肉。

功效：补气生阳，散寒除湿。

主治：寒湿腰痛。

（2）丝瓜瘦肉汤

原料：丝瓜150g，猪里脊肉100g。

制法：将丝瓜洗净，刮皮，滚刀切块；猪里脊肉洗净后切薄片，葱洗净切段备用；锅中倒入适量油烧热后，爆姜片及葱段，放入高汤、盐，然后加入肉片；加入丝瓜后改小火焖煮约 5 分钟，盛出服用。

功效：清热利湿。

主治：湿热腰痛。

（3）桃仁红花粥

原料：桃仁 15g，红花 10g，粳米 100g。

制法：先将桃仁捣烂如泥，与红花一并煎煮，去渣取汁，同粳米煮为稀粥，加红糖调味。每日正餐服用。

功效：活血通经，祛瘀止痛。

主治：瘀血腰痛。

（4）干姜羊肉汤

原料：羊肉（瘦）150g，干姜 30g。

制法：羊肉切块，与干姜共炖至肉烂，调入盐、葱花、花椒面即可。适量服用。

功效：温肾散寒，益气补虚。

主治：肾虚腰痛。

3. 针灸疗法　急性期可采用针灸疗法：取穴肾俞、大肠俞、委中为主穴针刺，待有针感后留针 20 ～ 30 分钟，腰痛较剧烈者可加用电针，伴腿麻者加刺夹脊、环跳等穴。痛处固定可加用拔罐、腰痛遇寒加重者须经常艾灸腰部。

4. 推拿疗法　腰椎病推拿疗法是通过不同大小、方向的外力，施于人体体表部位，具有调整内脏功能、平衡阴阳、活血化瘀、促进气血生成和组织代谢、解除肌肉紧张、松解粘连、理筋复位的作用。腰椎病的基本推拿手法与颈椎病的手法相同，常用的有摩法、揉法、拿法、提法、扳法。

（1）取俯卧位，用掌根自上而下揉按双侧腰大肌 3 分钟；再用拇指指端点按肾俞、大肠俞、膀胱俞、次髎、委中穴各 30 下，以酸胀微热为度；最后用指擦法擦两侧次髎穴各两分钟。

（2）取仰卧位，用指拿法拿两下肢太溪、照海穴各 1 分钟，以胀感沿肾经上行为度。

5. 功能锻炼　加强腰背肌功能锻炼，要注意持之以恒。主要锻炼方法有卧位直腿抬高，交叉蹬腿及五点支撑、飞燕式的腰背肌功能锻炼，根据患者的具体情况进行指导。

（1）飞燕式锻炼：患者俯卧位，双下肢伸直，两手贴在身体两旁，下半身不动，抬头时上半身向后背伸，每日 3 组，每组做 10 次。逐渐增加为抬头上半身后伸与双下肢直腿后伸同时进行。腰部尽量背伸，形似飞燕，每日 5 ～ 10 组，每组 20 次。

（2）五点支撑锻炼：患者取卧位，以双手叉腰作为支撑点，两腿半屈膝 90°，脚掌置于床上，以头后部及双肘支撑上半身，双脚支撑下半身，成半拱桥形，当挺起躯干架桥时，膝部稍向两旁分开，速度由慢而快，每日 3 ～ 5 组，每组 10 ～ 20 次。适应后增加至每日 10 ～ 20 组，每组 30 ～ 50 次，以锻炼腰、背、腹部肌肉力量。

第十七节　偏头痛

偏头痛是临床最常见的原发性头痛类型，临床以发作性中重度、搏动样头痛为主要表现，头痛多为偏侧，一般持续 4 ～ 72 小时，可伴有恶心、呕吐，光、声刺激或日常活动均可加重头痛，安静环境、休息可缓解头痛。偏头痛是一种常见的慢性神经血管性疾患，多起病于儿童和青春期，中青年期达发病高峰，女性多见，男女患者比例为 1：（2 ～ 3），人群中患病率为 5% ～ 10%，常有遗传背景。

偏头痛为中医学"头痛"范畴，临床表现为患者自觉头部包括前额、额颞、顶枕等部位疼痛，为本病的证候特征。按部位有在太阳、阳明、少阳经的，或在太阴、厥阴、少阴经的，或痛及全头的，但以偏头痛者居多。按头痛的性质有掣痛、跳痛、灼痛、胀痛、重痛、头痛如裂或空痛、隐痛、昏痛等。按头痛发病方式，有突然发作，有缓慢而病。疼痛时间有持续疼痛，痛无休止的，有痛势绵绵，时作时止的。

【预防】

1. 自我缓解压力，很多人是因为生活、工作压力大引发的偏头痛。

2. 规律运动，有氧运动可以帮助人体稳定神经系统，缓解焦虑症状和肌肉紧绷的现象。

3. 规律睡眠，正常的生物钟休息是对于偏头痛患者以及预防偏头痛最重要的一点。

4. 多吃鱼类食物，避免过度食用高热量食物、糖类食品、保健品等。

【保健】

1. 中成药

（1）正天丸，1 次 6g，口服，饭后服用，1 日 2 ～ 3 次。

（2）血府逐瘀胶囊，1 次 6 粒，口服，1 日 2 次。

（3）元胡止痛胶囊，1 次 4 ～ 6 粒，口服，1 日 3 次。

2. 饮食疗法

（1）归参烧鳝鱼

原料：鳝鱼 1 条，当归、党参各 15g。

制法：将鳝鱼放空血液，除去脊骨和内脏，切丝，焯水后置于砂锅中，加入当归和党参，以清水大火烧沸，去除浮沫，加料酒和调味品再以文火煎熬 1 小时，调味合适后食鱼饮汤，分餐食用。

功效：补气，养血，通脉。

主治：偏头痛气血偏虚型。

（2）枸杞子炖羊脑

原料：枸杞子 50g，羊脑 1 具。

制法：将羊脑去膜，加入枸杞子，配葱、姜、盐和料酒放入碗中，隔水炖熟。每日 2 次，佐餐食之。

功效：补益肝肾，益脑安神。

主治：偏头痛肝肾亏虚型。

（3）牛蒡子红糖煎汁

原料：牛蒡子 30g，红糖 30g。

制法：将牛蒡子炒黄研成细末，放入红糖加水煎汁，趁热温服。

功效：祛风解表，散寒止痛。

主治：风寒头痛。

3. 针灸疗法

（1）电针

取穴：患侧风池、率谷、头维、丝竹空，双侧合谷、太冲，百会，阿是穴。

操作：主穴采用平补平泻手法，配穴按补虚泻实的原则，针刺后风池与率谷、丝竹空与头维、两个阿是穴接上电针治疗仪，采用密波。其余腧穴（未采取电针）10 分钟行针 1 次，共两次；留针 30 ～ 45 分钟（如果疼痛在 15 分钟内缓解，就留针 30 分钟，如果疼痛在 30 分钟内缓解就留针 45 分钟），如果痛甚，可延长留针时间至 1 小时。隔天 1 次，每周 3 次，如疼痛减轻，可每周两次；如果 4 周之内痛止，仍需继续巩固治疗，每周 1 次。4 周为 1 个疗程。

（2）放血疗法

取穴：阿是穴或显露的耳背静脉。

操作：用三棱针或一次性针头点刺阿是穴或显露的耳背静脉，挤出少许血液，3 天 1 次，如疼痛减轻，可每周 1 次。4 周为 1 个疗程。

（3）壮医药线点灸

取穴：与针刺腧穴相同。

操作：将线端珠火对准穴位，取穴与电针同，顺应手腕和拇指屈曲动作，拇指指腹稳健而敏捷地将带有珠火的线头直接点按在预先选好的穴位上，一按火灭即起为一壮，每穴点灸 1 壮，隔天 1 次，每周 3 次，如疼痛减轻，可每周两次；如果 4 周之内痛止，仍需继续巩固治疗，每周 1 次。4 周为 1 个疗程。

4. 日常保健

（1）揉太阳穴。每天晨起和晚上入睡前，用双手拇指或中指按太阳穴转圈揉动，先顺时针揉 9 圈，再逆时针揉 6 圈。

（2）梳摩五经。将双手打开，呈鹰爪状，五指指尖稍弯曲，放在头两侧，像梳头那样进行轻度的快速按摩，每次梳摩 100 个来回，每天早、中、晚饭前各做 1 次，可疏通头部经络，达到预防头痛的目的。

（3）热水浸手。偏头痛发作时，可将双手浸没于一壶热水中（水温以手入水后能忍受的极限为宜），坚持浸泡半个小时左右，便可使手部血管扩张，脑部血液相应减少，从而使偏头痛逐渐减轻。

（4）冰袋冷敷。将冰块放在冰袋里或用毛巾包好，敷在头疼部位。等冷却的头部血管收缩后，能够有效地缓解偏头痛。

（5）中药塞鼻。取川芎、白芷、炙远志各 15g，焙干，再加冰片 7g，共研成细粉后装瓶备用。在治疗偏头痛时，可用绸布包少许药粉塞右鼻，一般塞鼻后 15 分钟左右便可止痛。

（6）吃含镁食物。偏头痛患者应经常吃些含镁比较丰富的食物，如核桃、花生、大豆、海带、橘子、杏仁、杂粮和各种绿叶蔬菜等，这对缓解偏头痛症状有一定作用。

（7）饮浓薄荷茶。取干薄荷叶 15g 放入茶杯内，用刚烧开的开水冲泡 5 分钟后服用，早、晚各服 1 次，对治疗偏头痛也有一定作用。

（8）用白萝卜的皮贴在两面的太阳穴上，每晚贴 20 分钟，可治偏头痛。

（9）选用菊花枕头。菊花（干品）1000g，川芎 400g，牡丹皮、白芷各 200g，装入枕套内，使药物缓慢挥发，具有活血行气、清热凉血、祛风解表、生肌止痛之功效。

第十八节　带状疱疹

带状疱疹是由水痘－带状疱疹病毒引起的急性感染性皮肤病，部分患者被感染后成为带病毒者而不发生症状，由于病毒具有亲神经性，感染后可长期潜伏于脊髓神经后根神经节的神经元内，当抵抗力低下或劳累、感染、感冒时，病毒可再次生长繁殖，并沿神经纤维移至皮肤，使受侵犯的神经和皮肤产生强烈的炎症。皮疹一般有单侧性和按神经节段分布的特点，由集簇性的疱疹组成，并伴有疼痛；年龄愈大，神经痛愈重。本病好发于成人，春秋季节多见。发病率随年龄增大而呈显著上升。

中医学称之为"缠腰火龙""缠腰火丹"，俗称"蜘蛛疮""蛇丹"。由于情志内伤，肝气郁结，久而化火，肝经火毒蕴积，夹风邪上窜头面而发；或夹湿邪下注发于阴部及下肢；火毒炽盛者多发于躯干。《外科正宗》认为"心火妄动，三焦风热乘之，发于肌肤"。可因神经内伤以致肝胆火盛，另因肺湿内蕴，外受毒邪而诱发。疼痛原因是毒邪化火，与肝火、湿热搏结，阻于经络，气血不通，不通则痛；或者说肝火脾湿郁于内，毒邪乘之诱于外，气血瘀阻为其果。毒火稽留血分，发为红斑，湿热困于肝脾，遂起水疱，气血阻于经络，则现疼痛。年老体弱者，常因血虚肝旺，湿热毒蕴，致气血凝滞，经络阻塞不通，以致疼痛剧烈，病程迁延。本病初期以湿热火毒为主，后期是正虚血瘀夹湿为患。

【预防】

1. 因带状疱疹发病基础是抵抗力低下，所以要多加锻炼，增强抵抗力。

2. 注意个人卫生清洁，勤洗澡及更换衣物，接触带状疱疹人群需做好防护。

3. 作息规律，尽量避免熬夜，因为熬夜等坏习惯容易使身体内分泌等系统发生紊乱，使得身体更容易被病毒侵袭。

4. 合理饮食，尽量避免吃辛辣的食物，多吃新鲜水果、蔬菜以及多喝水，尤其是在发病期间。

【保健】

1. 中成药

（1）季德胜蛇药片：先取药片适量研成细末，用高浓度的乙醇或者白酒搅拌成糊状外敷，涂于患处，每日早、晚各 1 次。此法适用于急性期疱疹未结痂时。

（2）龙胆泻肝丸：1 次 3 ～ 6g，口服，1 日 2 次。

（3）如意金黄散：外用，用清茶或植物油调敷适量，适用于带状疱疹中前期。

（4）京万红软膏：外用，每日 1 次，适用于带状疱疹中后期。

2. 饮食疗法

（1）绿豆百合汤

原料：绿豆 50g，百合 30g，冰糖 30g。

制法：加水，绿豆煮熟，再加百合煮熟，加冰糖溶化，适量服用。

功效：清热解毒。

主治：适用于疱面皮肤燎红，水疱破损，滋水浸渍，伴有感染。

（2）枸杞金银花饮

原料：冰糖 30g，金银花 30g，枸杞子 20g。

制法：水煎代茶饮。

功效：清肝利胆。

主治：适用于肝火旺，目糊不明，结膜充血，水疱混浊，皮肤感染。

（3）木耳绿茶煮鸡蛋

原料：白木耳 30g，绿茶 10g，鸡蛋两个。

制法：以水两碗煮 1 碗，1 次服，可食蛋和木耳。

功效：补益脾肺。

主治：适用于肺脾两虚，疮面残留刺痛不除，小便溲短刺痛。

3. 针灸疗法

（1）电针疗法：阿是穴、夹脊穴、支沟、阳陵泉。阿是穴围刺加电针刺激、夹脊穴取疱疹区域相应节段脊神经出口位置，留针 30 分钟。

（2）壮医药线点灸：此法适用于带状疱疹发病各阶段，早期应用有托毒外出、消肿止痛之效，中期有促进疱疹结痂，预防扩散，后遗神经痛期有通络止痛之功。

（3）放血疗法：主穴：阿是穴、夹脊穴。配穴：肝经郁热者配行间、肝俞；脾经湿热者配脾俞、内庭。功效：局部取穴可疏调局部经络气血，梅花针叩刺后加拔火罐可以引火毒外出，取相应的夹脊穴，可泻火解毒，通络止痛。

第十九节　湿疹

湿疹是由多种内外因素引起的瘙痒剧烈的一种皮肤炎症反应，分急性、亚急性、慢性三期。急性期具渗出倾向，慢性期则浸润、肥厚。有些患者直接表现为慢性湿疹，皮损具有多形性、对称性、瘙痒和易反复发作等特点。

占代中医文献无"湿疹"之病名，根据其临床特征，主要归属于"浸淫疮""湿毒"之范畴，又据其发病部位不同而名称各异，如生于小腿的叫"臁疮"，生于肘窝或腋窝部叫"四弯风"，生于阴囊叫"绣球风"等名称不下十余种。但归纳病因病机主要为内有心火，脾湿为患，外感风湿热邪，内外夹攻而为病。

【预防】

1. 避免自身可能的诱发因素。

2. 避免各种外界刺激，如热水烫洗，过度搔抓、清洗及接触可能敏感的物质，如皮毛制剂等。少接触化学成分用品，如肥皂、洗衣粉、洗涤精等。

3. 避免可能致敏和刺激性食物，如辣椒、浓茶、咖啡、酒类。

4. 如有发病，在专业医师指导下用药，切忌乱用药。

【保健】

1. 中成药

（1）黄柏胶囊：1次3～4粒，口服，1日3～4次。

（2）苦参胶囊：1次4～6粒，口服，1日3次。

（3）湿毒清胶囊：1次3～4粒，口服，1日3次。

（4）肤痒颗粒：1次6g/袋，开水冲服，1日3次。

2. 饮食疗法

（1）马齿苋煎

原料：鲜马齿苋30～60g。

制法：水煎，每日分数次服用，并可配合外洗。

功效：清热除火，消炎止痛。

主治：湿疹热盛型。

（2）绿豆海带粥

原料：绿豆30g，水发海带50g，红糖适量，糯米适量。

制法：水煮绿豆、糯米成粥，调入切碎的海带末，再煮3分钟加入红糖即可。每日适量服用。

功效：清热利湿，散结止痛。

主治：湿疹湿盛型。

（3）苍耳子防风红糖煎

原料：苍耳子60g，防风60g，红糖25g。

制法：将苍耳子、防风加水浓煎熬膏，加红糖，每次两汤匙，开水冲服。

功效：祛风散寒，活血止痒。

主治：湿疹风盛型。

3. 针灸疗法

（1）放血疗法

取穴：肺俞、膈俞、曲池、血海。

操作：点刺放血，亦可采用梅花针叩刺，然后在局部拔罐加强放血效果，每3天放血1次，直到湿疹缓解或消失。

（2）壮医药线点灸：治疗湿疹取梅花穴或莲花穴点灸法，即沿着湿疹边缘围灸一圈，再向里点灸，对于湿疹面积较大的，可以用药线沿着湿疹表面扫灸。

4. 日常保健

（1）湿疹患者常伴有强烈的瘙痒感，往往无法忍受湿疹瘙痒而用手去搔抓，越挠越痒、越痒越挠，这样会造成湿疹病情的加重，并且由于手上往往会带有细菌，还有可能造成皮肤的感染，引发其他疾病。

（2）患者在治疗湿疹时不要盲目治疗，乱用药物。由于湿疹的治疗时间往往是比较长，并没有能够一蹴而就的特效药，滥用药物可能会导致病情的加重，造成对于身体的再次伤害。

（3）湿疹患者洗澡的次数不要太多，洗澡的时间也不要太长。这是因为洗澡次数过多，容易造成皮肤表面保护油脂的消失，皮肤失去保护，使得皮肤更加脆弱。同时也要注意，不要用太热的水洗澡，洗澡时也不要使用带有刺激的肥皂，特别是碱性强的肥皂，这样会加重湿疹的症状。

第二十节 荨麻疹

荨麻疹俗称风疹块，是由于皮肤、黏膜小血管扩张及渗透性增加而出现的一种局限性水肿反应，通常在2～24小时内消退，但会反复发生新的皮疹。病程迁延数日至数月。常先有皮肤瘙痒，随即出现风团，呈鲜红色或苍白色，少数患者有水肿性红斑。本病以皮肤上出现瘙痒性风团，发无定处，骤起骤退，消退后不留任何痕迹为临床特征。一年四季均可发病，老幼都可罹患，有15%～20%的人一生中发生过本病。临床上可分为急性和慢性，急性者骤发速愈，慢性者可反复发作。

中医学称为"瘾疹""赤白游风",俗称"风疹块"。《诸病源候论》说:"人皮肤虚,为风邪所折,则起隐疹。"《医宗金鉴·外科心法要诀》云:"此证俗名鬼饭疙瘩,由汗出受风,或露卧乘凉,风邪多中表虚之人。"本病是一种以皮肤出现鲜红色或苍白色风团为主要特征的皮肤病,因其小则如麻如豆,大则成块成片,每因遇风而发,故又称"风疹块"。中医学认为荨麻疹发病由内、外因所致,内因机体不耐受,外因由各种致病因素而诱发。

【预防】

1. 避免自身可能的诱发因素。

2. 避免各种外界刺激,如热水烫洗,过度搔抓、清洗及接触可能敏感的物质如皮毛制剂等。少接触化学成分用品,如肥皂、洗衣粉、洗涤精等。

3. 避免过度进食可能致敏和刺激性食物,如海鲜、发物等。

4. 避免情绪波动,精神紧张,应合理安排作息。

【保健】

1. 中成药

(1)消风止痒颗粒:口服,1岁以内1日1袋,1～4岁1日2袋,5～9岁1日3袋,10～14岁1日4袋,15岁以上1日6袋,分2～3次服。

(2)荨麻疹丸:1次10g,口服,1日2次。

(3)肤痒颗粒:1次6g/袋,开水冲服,1日3次。

2. 饮食疗法

(1)玉米须酒酿

原料:玉米须30g,甜酒酿100g,白糖少许。

制法:将玉米须放入铝锅之中,加水煮20分钟后将玉米须捞起,再放入甜酒酿,再次入锅煮沸之后放入白糖进行调味。适量服用。

功效:解热透疹。

主治:主要治疗荨麻疹的偏风热型,疹色红,灼热瘙痒,遇热尤剧,得冷则轻,伴发热口干。

(2)荸荠清凉散

原料:荸荠200g,鲜薄荷叶10g,白糖10g。

制法:先将荸荠用水清洗干净后去皮并且切碎再搅拌成汁,之后放入鲜薄荷叶和白糖进行捣烂,最后再加入200mL水后饮用即可。

功效:祛风泄热止痒。

主治:主要治疗血热型荨麻疹,皮疹红色,灼热瘙痒,口干心烦,发热,舌红苔黄。

(3)牛肉南瓜条

原料:牛肉300g,南瓜500g。

制法：牛肉炖七成熟，捞出切条，南瓜去皮、瓤，洗净切条，与牛肉同炒即可。

功效：固表御风。

主治：属风寒型荨麻疹者，皮疹色淡呈丘疹状，遇寒尤剧者。

3. 针灸疗法

（1）体针

取穴：曲池、合谷、血海、膈俞、三阴交。

风热犯表加大椎、风门；风寒束表加风门、肺俞；血虚风燥加风门、脾俞、足三里；肠胃实热加内关、支沟、足三里；喉头肿痒、呼吸困难加天突、天容、列缺、照海；女性经期风疹伴月经不调加关元、肝俞、肾俞。

操作：每次选用 3～5 个穴。毫针刺用泻法，风寒束表者可在风门、大椎加用灸法。留针 15～30 分钟，急性者每日针刺 1～2 次，慢性者可隔日针刺 1 次。急性者无疗程可言，慢性者 10～15 次为 1 个疗程，荨麻疹发作与月经有关者可在每次月经来潮前 3～5 天开始针刺治疗。

（2）皮肤针

取穴：风池、曲池、血海、夹脊穴。

操作：毫针刺，中强手法叩刺，至皮肤充血或隐隐出血为度。每日或隔日 1 次。

（3）耳穴

取穴：肺、胃、肠、肝、肾、肾上腺、神门、风溪。

操作：以毫针浅刺，中强刺激；也可在耳前静脉放血数滴；每日 1 次。或用埋针法、压丸法，2～3 日 1 次。

（4）自血疗法：在荨麻疹患者的静脉抽取 5～10mL 血液，直接注入患者的曲池、足三里穴中。

第八章　中医药应急知识

第一节　中医现场急救

一、中医急救原则及治法

急症是指急、重、危、险的病证，中医治疗应遵循"护神、养气、活血、保津"的原则，中医急症常用的治疗方法有以下几种。

（一）清热法

清热法常用清营泄热法（代表方清营汤）、凉血散血法（代表方犀角地黄汤）、气营两清法（代表方清瘟败毒饮或加减玉女煎）、清热解毒法（代表方加减普济消毒饮）。

（二）开窍法

表现为神志昏迷、胡言乱语等精神神经危重证候，急用安宫牛黄丸、紫雪丹、至宝丹开通心窍。

（三）固脱法

固脱法常用益气敛阴（代表方生脉散）、回阳固脱（代表方生附龙牡汤）。

（四）通下法

通下法分为泄热通下法（代表方大承气汤、小承气汤、调胃承气汤）、宣化通下法（代表方宣白承气汤）、扶正通下法（代表方新加黄龙汤）、导赤通下法

（代表方导赤承气汤）、开窍通下法（代表方牛黄承气汤）、增液通下法（代表方增液承气汤）、化瘀通下法（代表方桃仁承气汤）。

（五）清暑法

清暑法常用辛温复辛凉法（代表方新加香薷饮）、辛凉解暑法（代表方白虎汤）、清暑化湿法（代表方白虎加苍术汤）、清暑益气法（代表方清暑益气汤）、辛凉芳香法（代表方清络饮）、芳香开窍法（代表方安宫牛黄丸、紫雪丹）。

（六）祛痰法

祛痰法常用清热化痰法（代表方清金化痰丸、礞石滚痰丸）、燥湿化痰法（代表方涤痰汤、半夏白术天麻汤）、治风消痰法（代表方牵正散、定痫丹）、豁痰开窍法（代表方安宫牛黄丸、紫雪丹、至宝丹、苏合香丸）、降逆化痰法（代表方瓜蒌薤白半夏汤）。

（七）止血法

止血法常用补气摄血法（代表方独参汤）、凉血止血法（代表方十灰散）。

（八）滋阴法

滋阴法常用滋养肺胃法（代表方沙参麦冬汤和益胃汤）、滋补肝肾法（代表方加减复脉汤）。

二、常见中医急症

（一）中暑

中暑是感受暑邪引起的以高热汗出、肤燥无汗、烦躁、口渴、神昏抽搐、呕恶腹痛为主要临床表现的疾病。

处置：

1.搬移 迅速将患者抬到通风、阴凉处，使其平卧，松开或脱去衣服。

2.降温 患者头部可盖上冷毛巾，可用50%酒精、白酒、冰水或冷水进行全身擦浴，然后用风扇或电扇吹风，加速散热。有条件的也可用降温毯给予降温。但不要快速降低患者体温，当体温降至38℃以下时，要停止一切冷敷等强降温措施。

3.补水 患者仍有意识时，可给一些清凉饮料（如绿豆汤等），口服藿香正气水，在补充水分时，可加入少量盐或小苏打水。不可急于补充大量水分，以免引起呕吐、腹痛、恶心等症状。

4.刮痧疗法 刮百会、大椎、关元、神阙、曲泽、内关、劳宫、委中、涌泉诸穴，各刮 50～80 下。

5.按摩疗法　拇指指端按揉天柱、合谷、大椎、曲池、人中诸穴各 3～5 分钟。如突然晕倒、神志不清或神昏严重者，应先掐人中穴，待神志清醒后再按揉其他穴位。

6.针刺法　中暑阳证及暑厥"闭"，暑风"痉"，以针刺为主，针刺百合、人中、风池、风府、大椎、少商、商阳、神门、足三里、三阴交等穴。暑风患者，可针刺百会、人中、大椎，在少商、商阳、委中放血。中暑阴证及暑脱，可以灸气海、关元等穴位。

7.转送　对于重症中暑患者，必须立即送往医院救治。若呼吸停止，应立即实施人工呼吸。搬运患者时，应用担架运送，同时运送途中要注意，尽可能地用冰袋敷于患者额头、枕后、胸口、肘窝及大腿根部，积极进行物理降温，以保护大脑、心肺等重要脏器。

（二）痉证

凡高热伴抽搐、牙关紧闭、颈项强直，甚则角弓反张者称为"痉"，即热盛动风。乃热邪亢盛，引动肝风，风火相煽所致。法当急治其标，可选用下列方法，同时应配合退热、增液等方法。

1.针刺　主穴为百会、人中、大椎，配穴为少商、委中。

2.灯火蘸法　用灯心草蘸清油点燃，以明火对准印堂、人中、颊车、角孙、神阙、大椎等穴，一触即起，可听见"啪"声。

3.琥珀抱龙丸　每次 1 丸，每日 3 次。

4.至宝丹　每次 1 粒，每日 3 次。

5.紫雪散　每次 1 支，每日 3 次。

（三）神昏

神昏是昏迷不醒、神昏谵语、猝倒不省、暴仆、神志如蒙、奄奄忽急、其状如尸等症状。可发生于多种疾病中，如中风、鼓胀、癃闭、时疫温病、厥证、痛证、中暑、中毒、消渴、肺胀、疫毒痢等病的危重阶段。

处置：

1.速使患者安静平卧，下颌抬高以保持呼吸通畅。

2.松解腰带、领扣，将头偏向一侧，随时清除口腔分泌物，呼吸暂停者立即给予人工呼吸。

3.掐按人中或针刺人中、涌泉、足三里。

4.注意保暖，尽量少搬动患者。

5.尽快建立有效静脉通道，血压低者注意抗休克。

6.发生在院外者尽快呼叫 120 或送医院抢救。

辨证施治：

神昏系临床常见危重病证之一，常因热、痰、湿、瘀血、疫毒阻闭清窍，扰乱神明而出现神志不清或人事不省。多种急性疾病，如伤寒、温病及中风、厥证、癫痫等均可出现此证，治应审因论治，以开窍醒神为先。在昏迷的抢救过程中重视辨证施治，把握闭脱虚实及标本缓急，是其关键所在。

1. 中药注射液

（1）醒脑静注射液：具有芳香开窍、醒神止痛、化痰通瘀、清热解毒之功。

（2）清开灵射液：具有清热解毒、化痰通络、醒神开窍之功。

2. 中成药

（1）急救三宝：安宫牛黄丸、至宝丹、紫雪丹。主治：中风、中气或感受时行瘴疠之气，以致突然昏倒不语、牙关紧闭、不省人事者；中寒气闭，心腹猝痛，欲吐泻而不得，甚则昏厥；小儿惊厥、昏迷。

（2）牛黄清心丸：功擅清心化痰，镇惊祛风。主治诸风缓纵不遂，言謇心忪，健忘恍惚，头晕目眩，惊恐悲忧，或发狂癫，神情昏乱，时发时醒，癫痫惊风，痰涎壅盛，痰迷心窍，痰火痰厥等。

（3）犀角散：主治中风，角弓反张，心神烦乱，口噤不语。

3. 针灸

（1）十二井穴点刺放血；

（2）百会、四神聪针刺；

（3）百会、神阙艾灸；

（4）电针：常用穴为脑户、大敦；脑户穴向下斜刺进针 5 分至 1 寸；大敦穴针刺 5 分，用提插、捻转之法，持续刺激数分钟，并通电针行强刺激。每日 2 次，4～5 日为 1 个疗程。同时应用常规西医治疗药物。

4. 中药保留灌肠疗法 昏迷患者神志不清，不能配合口服给药，且患者多因邪热内盛，致使腑气不通。使用具有豁痰开窍、清热通腑功效的中药保留灌肠，使邪从下泄，可促使昏迷患者神志清醒，以减少并发症，降低死亡率。常用药物有生大黄、全瓜蒌、牛膝等，可煎汁备用，每次取用 100～150mL。

（四）厥脱证

脱证是临床急危重症，应立即进入抢救程序，院内患者给予吸氧、打开静脉通道、监护等处理。中医按四诊信息辨证救治。

1. 气脱

证候：面色苍白，神志淡漠，声低息微，倦怠乏力，汗漏不止，四肢微冷，舌淡，苔白润，脉微弱。

病机：真气亏虚，散乱欲脱。

治法：益气固脱。

方药：独参汤、参附汤。

针灸：针刺加艾灸关元、气海、内关、涌泉。

2. 阴脱

证候：神情恍惚或烦躁不安，面色潮红，心烦潮热，口干欲饮，便秘尿少，皮肤干燥而皱，舌红而干，脉微细数。

病机：真阴枯竭，虚阳欲脱。

治法：救阴固脱。

方药：生脉散。

针灸：针刺关元、肾俞、三阴交，艾灸涌泉。

3. 阳脱

证候：突然大汗不止或汗出如油，神情恍惚，心慌气促，声短息微，四肢逆冷，二便失禁，脉微欲绝。

病机：真阳欲脱。

治法：回阳救逆。

方药：参附汤加味。

针灸：针刺关元、肾俞、内关、三阴交，艾灸涌泉。

厥证：针灸治疗对于厥证的抢救有着十分重要的意义，如针刺人中、涌泉，十宣放血，手法要强，一般十宣放血三指即可收效，最好先刺中指。

（五）闭证

高热闭证，即热入心包，多为热邪内陷所致，每见神昏谵语，口噤目闭，两手握固，痰壅气粗。治当醒神开窍，可选用下列方法（同时应配合退热、增液等法治之）。

1. 针刺 用三棱针于十宣放血；或刺人中、曲泽、委中，使之出血；亦可针刺人中、涌泉、素髎。

2. 安宫牛黄丸 每次 1 丸，每日 3 次，用于热闭。亦可用万氏牛黄清心丸、紫雪丹，用法同上。

3. 清开灵注射液 每次用 10 ～ 20mL，加入 5% 葡萄糖溶液 500mL 中静脉滴注，用于热闭，亦可用于痰闭。

4. 鲜竹沥液 每次 30mL，每日 3 次，口服；或加服人工牛黄粉 3g。适用于痰闭者。

（六）急性有机磷农药中毒

根据患者症状、体征、有机磷农药接触史等进行确诊，予以彻底洗胃、采用特效解毒药物、对症支持治疗。中医急救措施干预，具体如下。

1. 中毒早期，即中毒 1 小时内，予以瓜蒂散进行催吐，将 50 ～ 100g 瓜蒂散加入温水中（1000～2000mL）中灌服或口服，采用棉签刺激患者咽部，使其恶心呕吐，直至患者呕吐清水或者呕吐无异物，便可停止。抢救急性有机磷农药中毒时，可配合使用中医泻下法承气汤类方或番泻叶30g取汁灌胃或鼻饲，促使泻下，促进毒素排出。

2.中期患者临床症状好转或者呈现出阿托品样症状时，汗流不止予以玉屏风散加味，对于胃失调和、脾胃虚弱者，予以甘草泻心汤，对于肠胃失和、余邪未尽者予以导赤散加味。

3.后期患者，即患者急性中毒症状基本缓解，对于中气不足者予以补中益气汤。对于有机磷农药中毒迟发性多神经病，在常规处理基础上加用黄芪注射液可改善患者肌无力及神经传导速度。

第二节　中医药防治自然灾害后常见病方案

自然灾害发生后，灾区容易发生烂裆、湿疮、腹泻等疾病，中医药防病简单易行、可大面积推广应用。

（一）烂裆

本病证是因皮肤皱褶处潮湿、摩擦或汗液浸渍而发生的皮炎，发生于腹股沟、外阴、会阴部和肛门周围部位，俗称"烂裆"，包括汗渍疮、水渍疮、阴癣，相当于西医学的间擦疹、湿疹、股癣等。

1.临床表现　好发于腹股沟，可蔓延到阴囊、臀部、大腿、下腹部等，基本损害为红斑、肿胀、丘疹、丘疱疹、水疱、浸渍、糜烂、渗出、瘙痒。

2.治疗　红斑丘疹无渗出者，外扑青黛滑石粉（青黛、滑石各等份）、六一散、松花粉等，外涂炉甘石洗剂。糜烂渗出者，用淡盐水（5g盐，500mL水）、芒硝水（5g芒硝，500mL水）、枯矾水（10g枯矾，500mL温水）放凉外洗或湿敷；或用苦参、马齿苋、黄柏加水煮沸后继续煎煮20分钟，放凉外洗或湿敷；或鲜马齿苋洗净捣烂外敷；或皮肤康洗液（1∶50稀释）外洗。湿敷后擦干皮肤，外扑青黛滑石粉（各等份）、六一散、松花粉等。可配合内服清热除湿解毒中药，如苦参丸、龙胆泻肝丸、二妙丸等。

3.预防及注意事项　注意个人卫生，保持局部干燥，经常外扑干燥性粉剂。经常更换内衣，避免不良理化因素的刺激，如潮湿、搔抓、烫洗等。注意避免皮肤癣菌的传染。

（二）湿疮

湿疮是一种具有渗出倾向的瘙痒性皮肤病，其特点是皮疹多形、对称分布、渗出倾向、剧烈瘙痒、反复发作，相当于西医学的湿疹。

1. 临床表现 灾区常见急性、亚急性湿疮。急性湿疮起病急，皮损广泛，呈多形性，如红斑、丘疹、水疱、糜烂、渗出、痂皮、脱屑等，常数种形态同时存在。亚急性湿疮皮损渗出较少，以丘疹、丘疱疹、结痂、鳞屑为主。有轻度糜烂面，颜色较暗红；亦可见轻度浸润。慢性湿疮有明显的肥厚浸润，表面粗糙，或呈苔藓样变，颜色褐红或褐色，周围散在少数丘疹、丘疱疹等。

2. 治疗

（1）湿热浸淫证

主证：发病急，皮损处潮红灼热，瘙痒无休，渗液流汁，伴身热，心烦口渴，大便干，尿短赤。舌质红，苔薄白或黄，脉弦滑或数。

治法：清热除湿。

基本方药及参考剂量：龙胆草 6g，栀子 10g，黄芩 10g，赤芍 12g，地肤子 15g，白鲜皮 10g，马齿苋 30g，车前草 15g，生甘草 5g。

常用中成药：龙胆泻肝丸、皮肤病血毒丸等。

外用药：红斑丘疹无渗出者，外扑青黛滑石粉（青黛、滑石各等份）、六一散等，外涂炉甘石洗剂。糜烂渗出者，用苦参、马齿苋、黄柏加水煮沸后继续煎煮 20 分钟，放凉外洗或湿敷；或鲜马齿苋洗净捣烂外敷；或皮肤康洗液（1：50 稀释）外洗。擦干后外用植物油调黄柏面 30g，青黛面 30g，寒水石面 15g 等外用。

针灸治疗：以皮损局部和足太阴经腧穴为主（曲池、脾俞、肺俞、足三里、三阴交、阴陵泉、皮损局部）。操作：经穴常规针刺。皮损局部用皮肤针叩刺出血后，可加拔火罐。

（2）脾虚湿蕴证

主证：发病较缓，皮损潮红，瘙痒，搔后糜烂渗出，可见鳞屑。伴有纳少，神疲，腹胀便溏。舌体胖，舌质淡苔白或腻，脉弦缓。

治法：健脾除湿。

基本方药及参考剂量：苍术 15g，厚朴 10g，陈皮 10g，泽泻 10g，茯苓 15g，炒薏米 30g，白术 10g，滑石 20g，防风 10g，黄柏 10g。

常用中成药：二妙丸或四妙丸合参苓白术丸等。

外用药同湿热浸淫证。

针灸治疗：以皮损局部和足太阴经腧穴为主（曲池、脾俞、太白、胃俞、足三里、水道、三阴交、阴陵泉、皮损局部）。操作：经穴常规针刺。皮损局部用皮肤针叩刺出血后，可加拔火罐。

3. 预防及注意事项 避免搔抓，忌用热水烫洗或用肥皂等刺激物清洗。忌烟酒、辛辣、海鲜等发物。注意个人卫生，保持皮肤及环境的干燥。

（三）腹泻

腹泻是灾后常见多发病。

1. 临床表现 大便稀溏或稀水样，每日 3 次以上，或伴有腹痛、里急后重，或有脓血样便，或伴发热。

2. 治疗

（1）寒湿中阻证

主证：泄泻清稀，甚至为水样便，腹痛肠鸣，脘闷食少，或伴有恶寒发热，鼻塞头痛，肢体酸痛等，苔薄白或白腻，脉濡缓。

治法：温化寒湿。

基本方药及参考剂量：藿香 10g，厚朴 10g，姜半夏 10g，苍术 15g，茯苓 20g，草豆蔻 10g，白芷 10g。

常用中成药：藿香正气水或胶囊、十滴水、保济口服液、附子理中丸等。

食疗方：大蒜、生姜适量。

外治法：①艾灸：关元、神阙、天枢。②穴位按摩：中脘、气海、关元、足三里、上巨虚、脾俞、胃俞。③脐疗：以花椒、干姜、丁香、胡椒研末敷于肚脐上，并用伤湿止痛膏贴敷。每日 1 次，每次贴敷 4 ～ 6 小时。

针灸治疗：以手阳明大肠经的俞穴、募穴、下合穴为主（天枢、神阙、大肠俞、脾俞、阴陵泉、上巨虚、三阴交）。操作：经穴常规针刺，可施隔姜灸、温和灸或温针灸。神阙宜用隔盐灸或隔姜灸。

（2）湿热内蕴证

主证：泄泻腹痛，泻下急迫，或泻而不爽，粪色黄褐而臭，或有脓血便，肛门灼热，烦热口渴，舌苔黄腻，脉濡数或滑数。

治法：清热利湿。

基本方药及参考剂量：葛根 15g，黄芩 15g，黄连 10g，白头翁 15g，马齿苋 30g，白芍 10g，木香 6g，砂仁 3g（后下）。

常用中成药：枫蓼肠胃康、葛根芩连微丸、香连片等。

食疗方：大蒜、马齿苋适量。

外治法：拔罐，选天枢、大肠俞。

针灸治疗：以手阳明大肠经的俞穴、募穴、下合穴为主（合谷、天枢、神阙、大肠俞、血海、上巨虚、下巨虚、三阴交）。操作：经穴常规针刺。

3. 预防及注意事项 注意个人卫生，饭前便后洗手。不要饮用不洁的河水、井水等；不要食用馊腐变质的食物。不要在过于寒凉湿冷的地方坐卧过久。食疗：鲜马齿苋煎服、凉拌；大蒜适量，生吃；花椒，水煎服。

主要参考书目

1. 郑洪新 . 中医基础理论 .4 版 . 北京：中国中医药出版社，2016.

2. 孙涛，何清湖 . 走出亚健康 . 北京：中国中医药出版社，2011.

3. 孙涛，何清湖 . 亚健康学基础 . 北京：中国中医药出版社，2009.

4. 吕立江，邰先桃 . 中医养生保健学 . 北京：中国中医药出版社，2016.

5. 钟赣生 . 中药学 .4 版 . 北京：中国中医药出版社，2016.

6. 蒋燕 . 家庭常备中成药速查手册 . 北京：金盾出版社，2015.

7. 高树中，杨骏 . 针灸治疗学 .4 版 . 北京：中国中医药出版社，2016.

8. 范炳华 . 推拿治疗学 . 北京：中国中医药出版社，2019.

9. 毛嘉陵 . 中医文化传播学 . 北京：中国中医药出版社，2014.

10. 何清湖 . 亚健康临床指南 . 北京：中国中医药出版社，2009.

11. 何清湖 . 中医体质学说研究与应用 . 北京：中国中医药出版社，2012.

12. 何清湖 . 健康教育中医基本内容 . 北京：中国中医药出版社，2015.

13. 王琦 . 中医体质学 . 北京：人民卫生出版社，2005.

14. 谈勇 . 中医妇科学 .4 版 . 北京：中国中医药出版社，2016.

15. 马融 . 中医儿科学 .4 版 . 北京：中国中医药出版社，2017.

16. 张伯礼，吴勉华 . 中医内科学 .4 版 . 北京：中国中医药出版社，2016.

17. 于春泉，王泓午 . 中医养生保健 . 北京：中国中医药科技出版社，2018.

18. 陈红风 . 中医外科学 .4 版 . 北京：中国中医药出版社，2016.